Ulrich Hecker

Ohr-, Schädel-, Mund-, Hand-Akupunktur

Ohr-, Schädel-, Mund-, Hand-Akupunktur

Somatotopien in der Akupunktur

Ulrich Hecker

197 Abbildungen

Hippokrates Verlag Stuttgart

Die Deutsche Bibliothek – CIP-Einheitsaufnahme

Hecker, Hans-Ulrich:
Ohr-, Schädel-, Mund-, Hand-Akupunktur : Somatotopien in der Akupunktur
/ Hans-Ulrich Hecker. – Stuttgart : Hippokrates-Verl., 1996
ISBN 3-7773-1150-2

Anschrift des Verfassers:

Dr. med. Hans-Ulrich Hecker
Segeberger Landstraße 81
24145 Kiel

Beitragsautor:

Soz.-Päd. Karsten Strauß
Leitender Arzt der Rehaklinik Agethorst
Dorfstraße 17
25560 Agethorst

Graphik:

Martin Wunderlich
Moorblöcken 10
24149 Kiel

Wichtiger Hinweis: Wie jede Wissenschaft ist die Medizin ständigen Entwicklungen unterworfen. Forschung und klinische Erfahrung erweitern unsere Erkenntnisse, insbesondere was Behandlung und medikamentöse Therapie anbelangt. Soweit in diesem Werk eine Dosierung oder eine Applikation erwähnt wird, darf der Leser zwar darauf vertrauen, daß Autoren, Herausgeber und Verlag große Sorgfalt darauf verwandt haben, daß diese Angabe dem Wissenstand bei Fertigstellung des Werkes entspricht.
Für Angaben über Dosierungsanweisungen und Applikationsformen kann vom Verlag jedoch keine Gewähr übernommen werden. Jeder Benutzer ist angehalten, durch sorgfältige Prüfung der Beipackzettel der verwendeten Präparate und gegebenenfalls nach Konsultation eines Spezialisten festzustellen, ob die dort gegebene Empfehlung für Dosierungen oder die Beachtung von Kontraindikationen gegenüber der Angabe in diesem Buch abweicht. Eine solche Prüfung ist besonders wichtig bei selten verwendeten Präparaten oder solchen, die neu auf den Markt gebracht worden sind. Jede Dosierung oder Applikation erfolgt auf eigene Gefahr des Benutzers. Autoren und Verlag appellieren an jeden Benutzer, ihm etwa auffallende Ungenauigkeiten dem Verlag mitzuteilen. Geschützte Warennamen (Warenzeichen) werden nicht besonders kenntlich gemacht. Aus dem Fehlen eines solchen Hinweises kann also nicht geschlossen werden, daß es sich um einen freien Warennamen handele.

ISBN 3-7773-1150-2

Printed in Germany 1996
Satz: Kittelberger GmbH, 72768 Reutlingen
Druck: Kohlhammer GmbH, 70329 Stuttgart

Inhalt

Vorwort

In diesem Buch werden die wichtigsten in der Praxis angewandten Somatotopieformen der Akupunktur dargestellt. Es entstand aus den Erfahrungen des Lernenden und Lehrenden.

Ein ganz wesentlicher Schwerpunkt dieses Buches liegt in der optischen Darstellung des zu vermittelnden Inhaltes. Daneben werden ohne viel Füllmaterial die wesentlichen Aspekte in einem klaren didaktischen Stil und leicht verständlich dargestellt. Dadurch kommen in einem überschaubaren praktischen Konzept die wesentlichen Inhalte der verschiedenen Akupunktursomatotope zur Darstellung.

Einer Seite Text ist eine Seite Fotografie bzw. Zeichnung gegenübergestellt, so daß der Text sein optisches Korrelat auf der gegenüberliegenden Seite findet. Dies hat den großen Vorteil, daß das lästige Blättern weitgehend entfällt und der Lernende schrittweise ohne großes Suchen und große Verwirrungen durch die Teilgebiete der Somatotope geführt wird.

Dieses Buch konnte nur in enger Zusammenarbeit des Autors mit dem Grafikbüro, dem Fotografen und dem Verlag entstehen.

Mein Dank gilt allen, die an der Verwirklichung dieses Buchprojektes mitgewirkt haben. Danken möchte ich besonders Herrn *Martin Wunderlich* für die optimal gelungene grafische Darstellung der Bilder und Herrn *Axel Nikolaus* für die fotografische Umsetzung.

Das Kapitel „Der Einsatz von Akupunktur in der Behandlung des Drogenentzugssyndroms" verdanke ich Herrn *Karsten Strauß*, Ltd. Arzt der Rehaklinik Agethorst.

Herrn Dr. med. *Erwin Groke*, Herrn Dr. med. *Thomas Weinschütz*, Frau Dr. med. *Karen Spiegel* und Frau *Iris Honopolus-Neumann* gilt mein Dank für die redaktionelle Mitarbeit und die Durchsicht des Manuskriptes. Herrn Prof. *Härle*, Universität Kiel, danke ich für die Überlassung der „Mundfotografien", Herrn Dr. med. *Jochen Gleditsch* und Frau Dr. med. *Marić-Oehler* für die Korrekturen und die kritische Durchsicht.

Dem Hippokrates-Verlag und Frau *Dorothee Seiz* gilt mein Dank für die produktive Diskussion und die verlegerische Umsetzung.

Für die viele Schreibarbeit vom Rohentwurf bis zum Original vor Drucklegung gilt mein besonderer Dank Frau *Gilleberg*.

Kiel, Oktober 1995 *Ulrich Hecker*

1
Ohrakupunktur

Einleitung

Die Ohrakupunktur stellt eine Sonderform der Akupunktur dar. Ihr liegt ein in sich geschlossenes Gedankenmodell zugrunde. Häufig wird die Ohrakupunktur ergänzend zur Körperakupunktur eingesetzt.

Erste Hinweise über die Behandlung von Erkrankungen über die Ohrmuschel stammen aus dem alten China. Nach Überlieferungen waren Kauterisationen im Bereich der Ohrmuschel zur Behandlung schmerzhafter Erkrankungen auch schon im 17. bis 18. Jahrhundert in unserem abendländischen Kulturkreis bekannt. Hinweise dazu finden wir u. a. bei *Hippokrates*.

Zweifelsohne ist es das Verdienst des französischen Arztes *Nogier*, die Systematik in der Ohrakupunktur erforscht und einer breiteren Öffentlichkeit dargestellt zu haben. Durch seine Arbeiten in den späten 50er Jahren erlangte diese Methode Aufmerksamkeit und wurde weiterentwickelt.

Heute existieren mehrere Schulen der Ohrakupunktur: die Schule um *Nogier* und *Bahr*, die chinesische Schule und die russische Schule um *R. A. Durinjan*.

Man darf die teilweise etwas unterschiedlichen Forschungsergebnisse nicht als konkurrierende Ergebnisse darstellen, sondern sie sind aus dem Denken und der Herangehensweise häufig unterschiedlich zu interpretieren. So stellen teilweise chinesische Punkte die funktionellen Zusammenhänge dar, die *Nogier*-Punkte eher das anatomische Korrelat.

Es möge jedem selber überlassen sein, die Wirksamkeit der Akupunkturpunkte zu überprüfen und sich seine eigene Symbiose aus französischer, chinesischer und russischer Schule über die Praxis zu erwerben.

Eines ist sicher: Dogmatismus tut keinem gut, am wenigsten der Akupunktur.

Grundlagen

Anatomie der Ohrmuschel

Die äußere Form der Ohrmuschel bildet die Krempe (Helix). Sie entspringt auf dem Boden des Cavum conchae und steigt als Helixwurzel (Crus helicis) auf, gefolgt vom Helixkörper und absteigend zum Ohrläppchen hin dann vom Helixschwanz. Die Helix geht in das Ohrläppchen über (Lobulus auriculae). Im oberen Teil der Helix finden wir meist eine hervorspringende Erhebung bzw. Verbreiterung des Helixrandes, das Tuberculum Darwinii.

Parallel zur Helix läuft die Anthelix. Sie entspringt mit zwei Schenkeln, dem Crus anthelicis inferius und dem Crus anthelicis superius, im kranialen Anteil der Ohrmuschel. Zwischen den beiden Anthelixschenkeln befindet sich die Fossa triangularis. Die Anthelix geht im unteren Teil des Ohres in den Antitragus über. Die Grenze bildet die Postantitragale Furche.

Zwischen der Helix und dem Crus anthelicis superius sowie der Anthelix befindet sich die Scapha.

Der Tragus wird von der Incisura intertragica und von der Incisura supratragica begrenzt.

Am Boden der Ohrmuschel befindet sich das Cavum conchae. Durch den aufsteigenden Helixast wird das Cavum conchae in zwei Anteile geteilt, das Cavum conchae superius, auch „Cymba conchae" genannt, und das Cavum conchae inferius.

Der äußere Gehörgang liegt im Cavum conchae inferius und wird bei Aufsicht durch den Tragus verdeckt.

Anatomie der Ohrmuschel

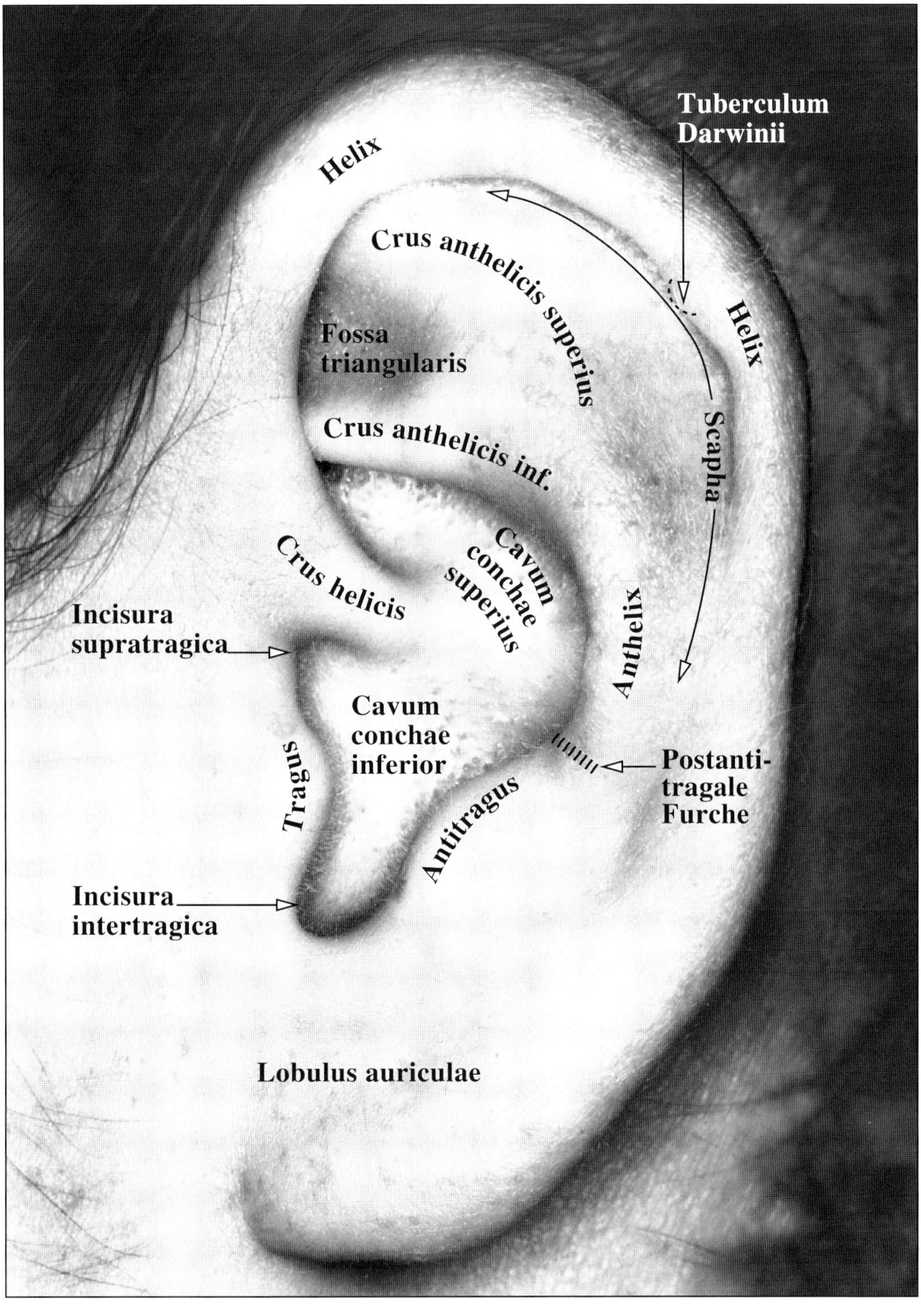

Innervationszonen der Ohrmuschel nach *Nogier*

Die Ohrmuschel wird von drei Nerven innerviert:

- Ramus auricularis des N. vagus,
- N. auriculotemporalis des N. trigeminus,
- N. auricularis magnus aus dem Plexus cervicalis.

Der Ramus auricularis des N. vagus innerviert die Concha. Hier stellen sich die „entodermalen Organe“ dar. Der N. auricularis magnus aus dem Plexus cervicalis versorgt das Ohrläppchen, den äußeren Helixrand bis ungefähr zum Tuberculum Darwinii und die Ohrrückseite. Dies entspricht dem ektodermalen Keimblatt.
Der übrige und damit größte Teil des Ohres wird vom N. auriculotemporalis des N. trigeminus innerviert. Hier stellen sich die „mesodermalen Organe“ dar.

Nach *Nogier* werden die unterschiedlichen Zonen bestimmten Bereichen zugeordnet:
entodermale Zone → Stoffwechsel,
mesodermale Zone → Motorik,
ektodermale Zone → Kopf und Zentralnervensystem.

Entsprechend dieser Dreiteilung fand *Nogier* Regulationspunkte für je einen Bereich; dies sind die Omega-Punkte *(S. 98)*.

Innervationszonen der Ohrmuschel nach *Nogier*

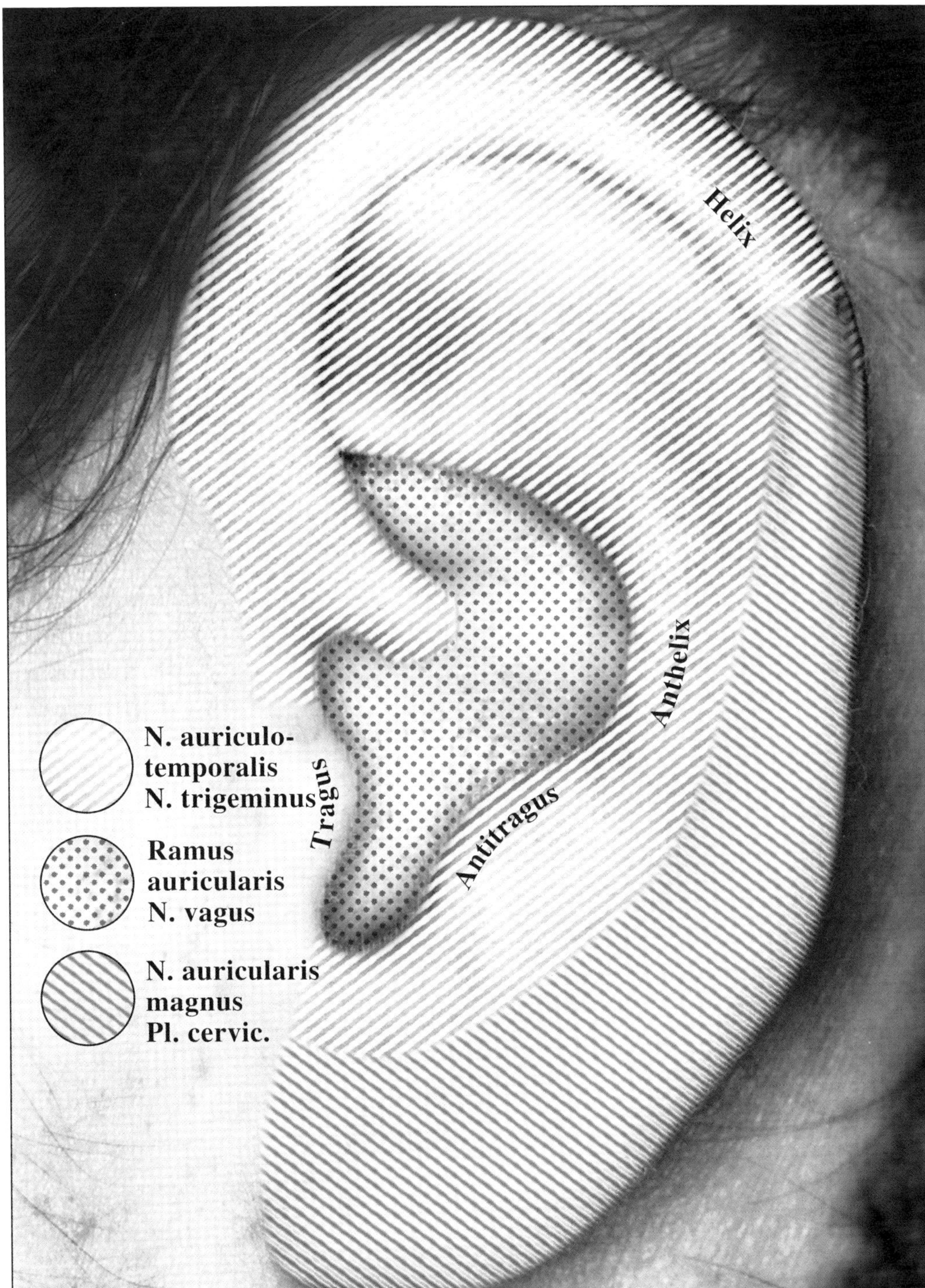

Innervationszonen der Ohrmuschel nach *R. A. Durinjan*

Die Beschreibung der Innervationszonen des Ohres und der verschiedenen somatotopen Darstellungen der russischen Schule geht auf *R. A. Durinjan* zurück. Die erste umfassende deutschsprachige Darstellung dieser russischen Aurikulotherapie stammt von *R. Umlauf* und ist 1988 in der Deutschen Zeitschrift für Akupunktur erschienen.
Nach *Durinjan* sind folgende fünf Nerven an der Innervation der Ohrmuschel beteiligt:

- Fasern des Plexus cervicalis,
- N. trigeminus,
- N. intermedius aus dem N. facialis,
- N. glossopharyngeus,
- Ramus auricularis des N. vagus.

Anhand der Innervationszonen sehen wir eine deutliche Überlagerung aller Innervationsgebiete der beteiligten fünf Nerven. Es existiert also keine Zone der Ohrmuschel, die ausschließlich von einem Nerven innerviert wird.

Dies kann auch ein Erklärungsversuch für die vorkommenden Doppel- und Mehrfachprojektionen von Akupunkturpunkten unterschiedlicher Funktionen an der gleichen anatomischen Stelle sein. Ebenfalls sind Projektionen des gleichen Organs an unterschiedlichen Lokalisationsorten beschrieben. So finden wir Projektionszonen, die z. B. dem Organparenchym entsprechen, daneben Projektionen der entsprechenden nervalen Innervation und schließlich Projektionszonen, die den funktionellen Zustand des Organs wiedergeben.
Auf Grund der unterschiedlichen Ohrmuschelausprägungen ist auch eine individuell vorliegende Überlappung der Innervationszonen gut vorstellbar. Die immer wieder beschriebenen Punkte sind somit eigentlich keine Punkte, sondern Zonen, in denen nach jeweils individuellen Gegebenheiten der aktive Ohrakupunkturpunkt gesucht werden muß. Dieser Ansatz ist zweifellos das Verdienst von *Nogier*, der mit seinem Modell des RAC versucht hat, eine individuelle Darstellung der Akupunkturpunkte zu finden *(S. 30)*.

Innervationszonen der Ohrmuschel nach *R. A. Durinjan*

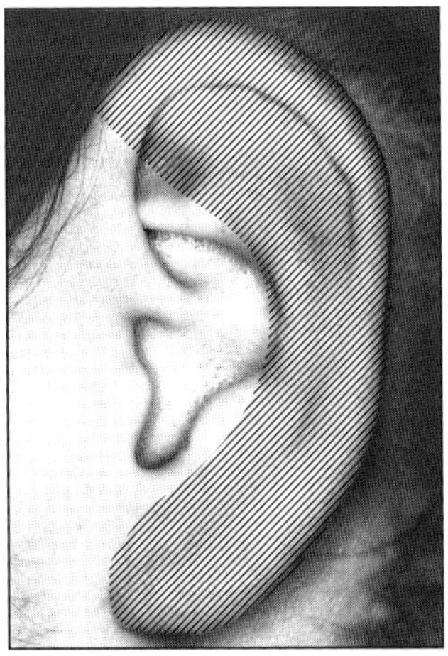

Plexus cervicalis

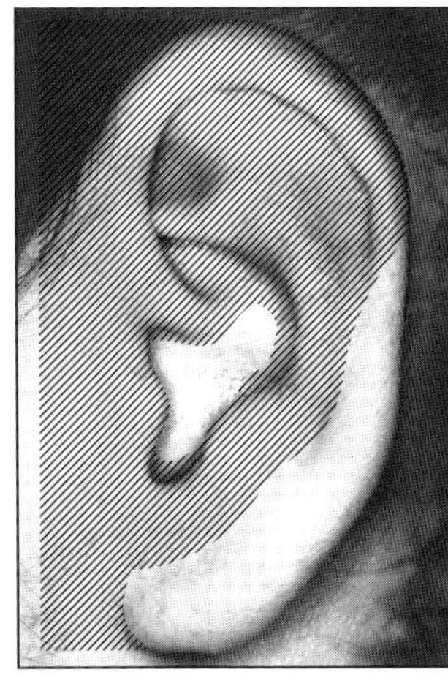

N. trigeminus

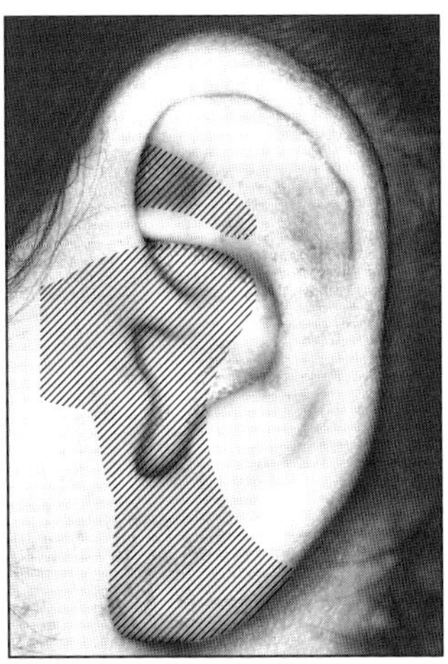

N. glossopharyngeus

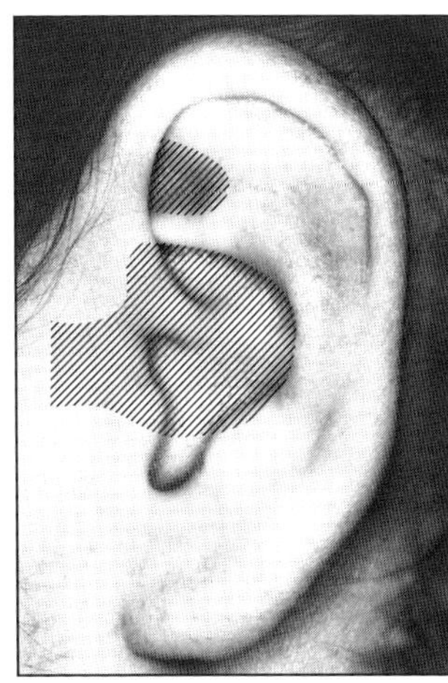

N. vagus

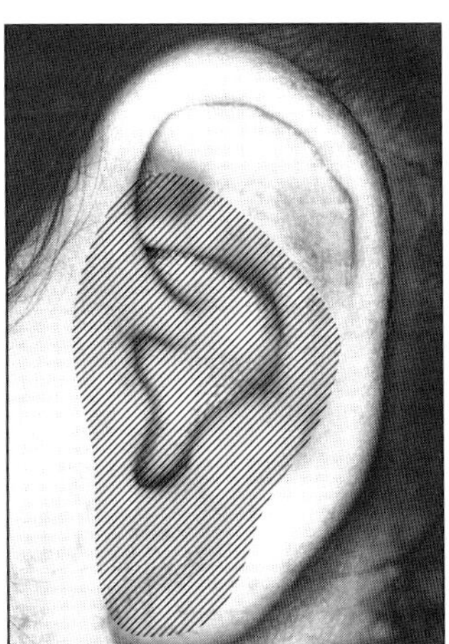

N. intermedius
(N. facialis)

Topographische Lage der Reflexzonen an der Ohrmuschel

Die Ohrakupunkturpunkte verteilen sich im Bereich der Ohrmuschel nach einem bestimmten Muster. Dabei entspricht die Lage der einzelnen Organe bzw. Körperregionen der bei einem auf dem Kopf stehenden Fötus:

- Die Punkte im Bereich des Lobulus stehen mit Kopf und Gesicht in Verbindung.
- Im Bereich der Scapha projiziert sich die obere Extremität.
- Die Punkte der Anthelix incl. der beiden Crura anthelicis stehen in Verbindung mit dem Körperstamm und der unteren Extremität.
- In das Cavum conchae projizieren sich die inneren Organe.
- In der Fossa triangularis stellt sich nach *Nogier* die untere Extremität dar, bei den Chinesen finden sich hier die Beckenorgane.
- Im Bereich der Helixwurzel befindet sich nach *Nogier* die sympathische Innervation der Eingeweide. Bei den Chinesen ist dieser Bereich dem Diaphragma zugeordnet.
- Unterschiedlich ist auch die Aufteilung der hormonell wirksamen Punkte: Bei den Chinesen werden sie nur als endokrine Region dargestellt, *Nogier* differenziert noch in hypothalamische Projektionen der Nebenniere, Schilddrüse, Nebenschilddrüse und Mamma.

Diese etwas unterschiedlichen anatomischen Gegebenheiten stellen in sich keinen Widerspruch dar, sondern können als unterschiedliche Reaktionsorte aufgefaßt werden. Dabei kann zwischen funktionellen und organpathologischen Störungen unterschieden werden. Die *Nogier*-Punkte sind häufig wohl den organpathologischen Projektionen zuzuordnen, die chinesische Schule stellt eher die funktionellen Zusammenhänge dar.
Nach *Nogier* projizieren sich auf die Rückseite der Ohrmuschel die motorischen Elemente, auf der Vorderseite der Ohrmuschel die sensorischen Elemente. Der motorische Anteil eines Organes befindet sich also exakt gegenüber dem sensiblen Organareal der Ohrmuschelvorderseite.

Wichtig:
Abhängig von der „Schulzugehörigkeit" variiert die Lokalisation der einzelnen Punkte teilweise erheblich. Dies ist u. a. unter dem Gesichtspunkt zu sehen, daß die Ohrakupunkturpunkte eigentlich Zonen sind, in denen dann der jeweilige aktive Punkt lokalisiert wird.

Topographische Lage der Reflexzonen an der Ohrmuschel

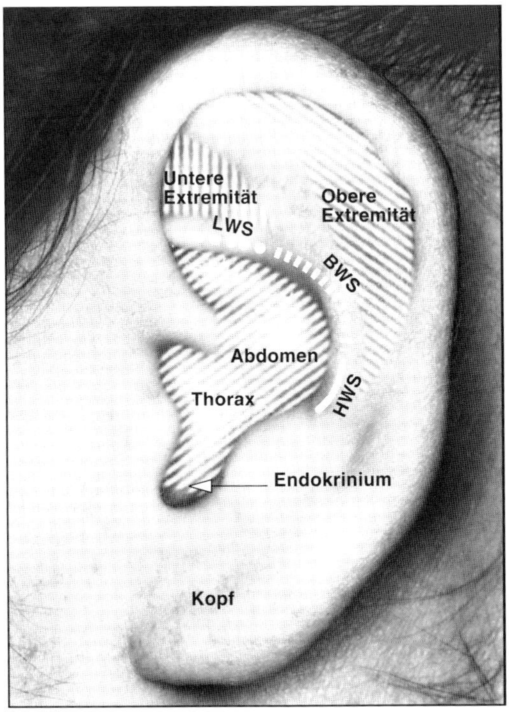

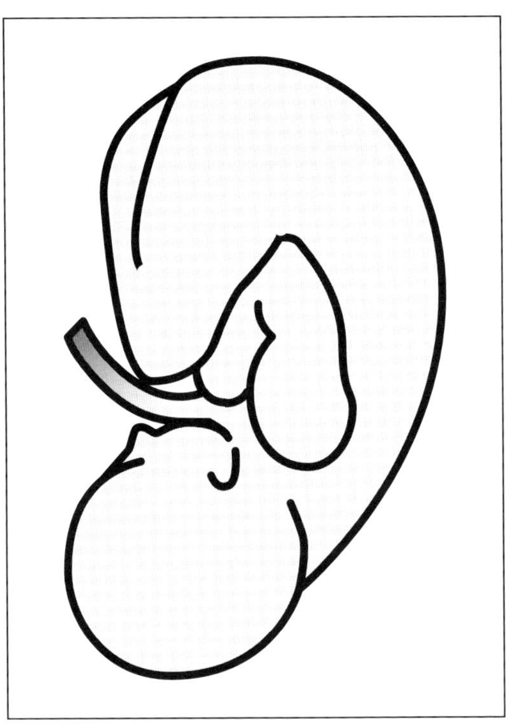

Topographische Lage wichtiger Projektionszonen nach *Nogier*

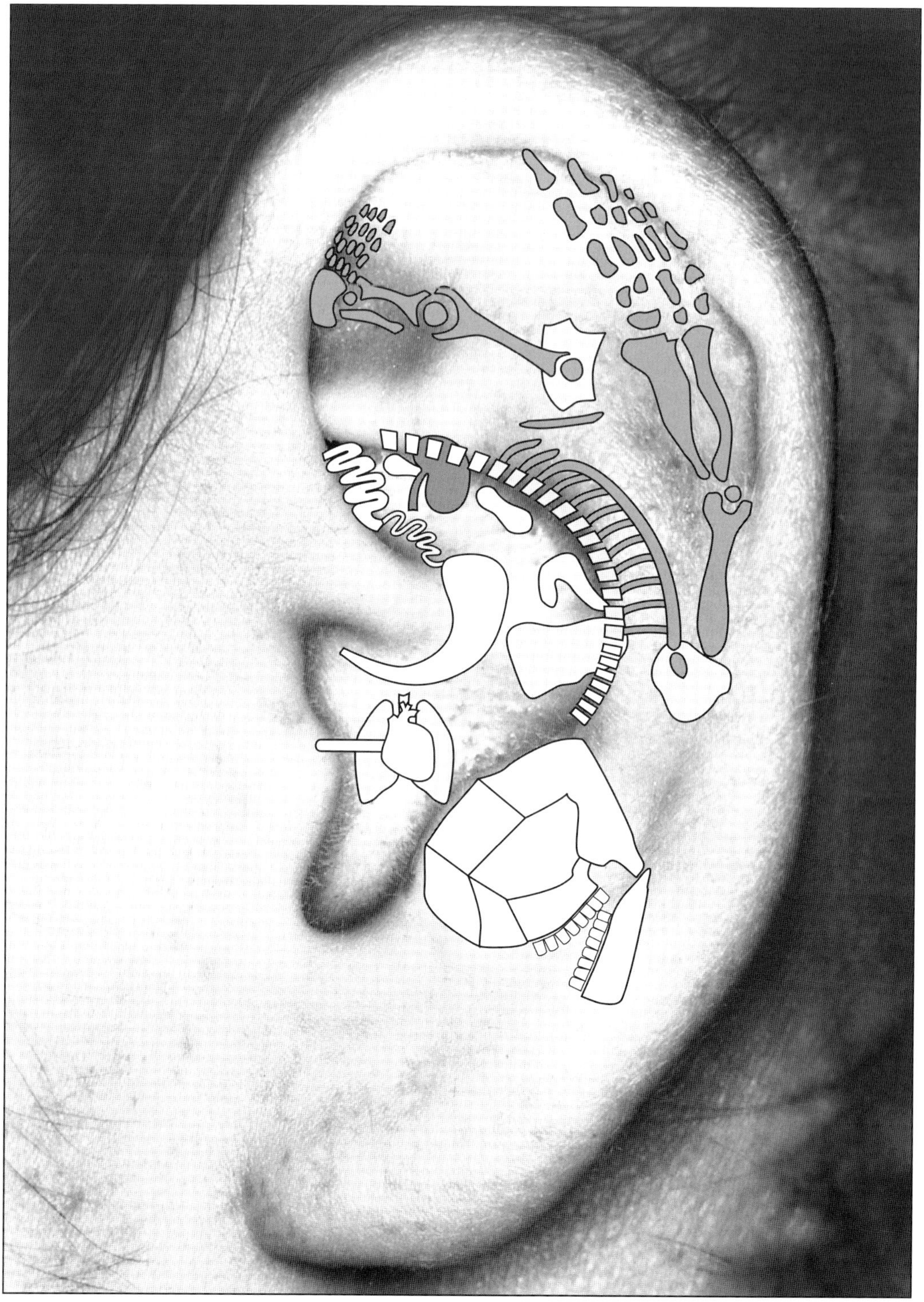

Topographische Lage wichtiger Projektionszonen nach *Nogier*

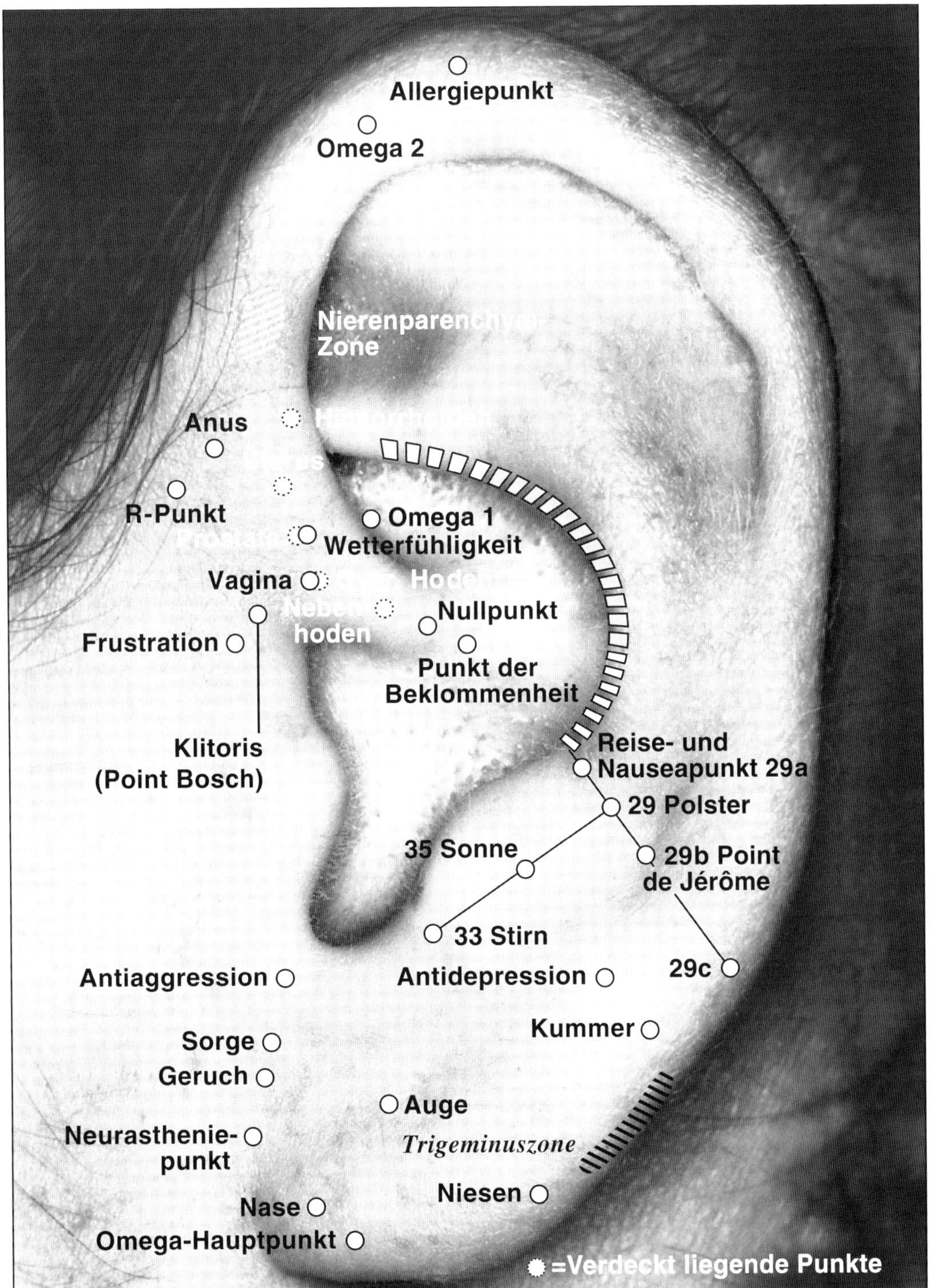

Topographische Lage der Ohrakupunkturpunkte nach chinesischer Nomenklatur

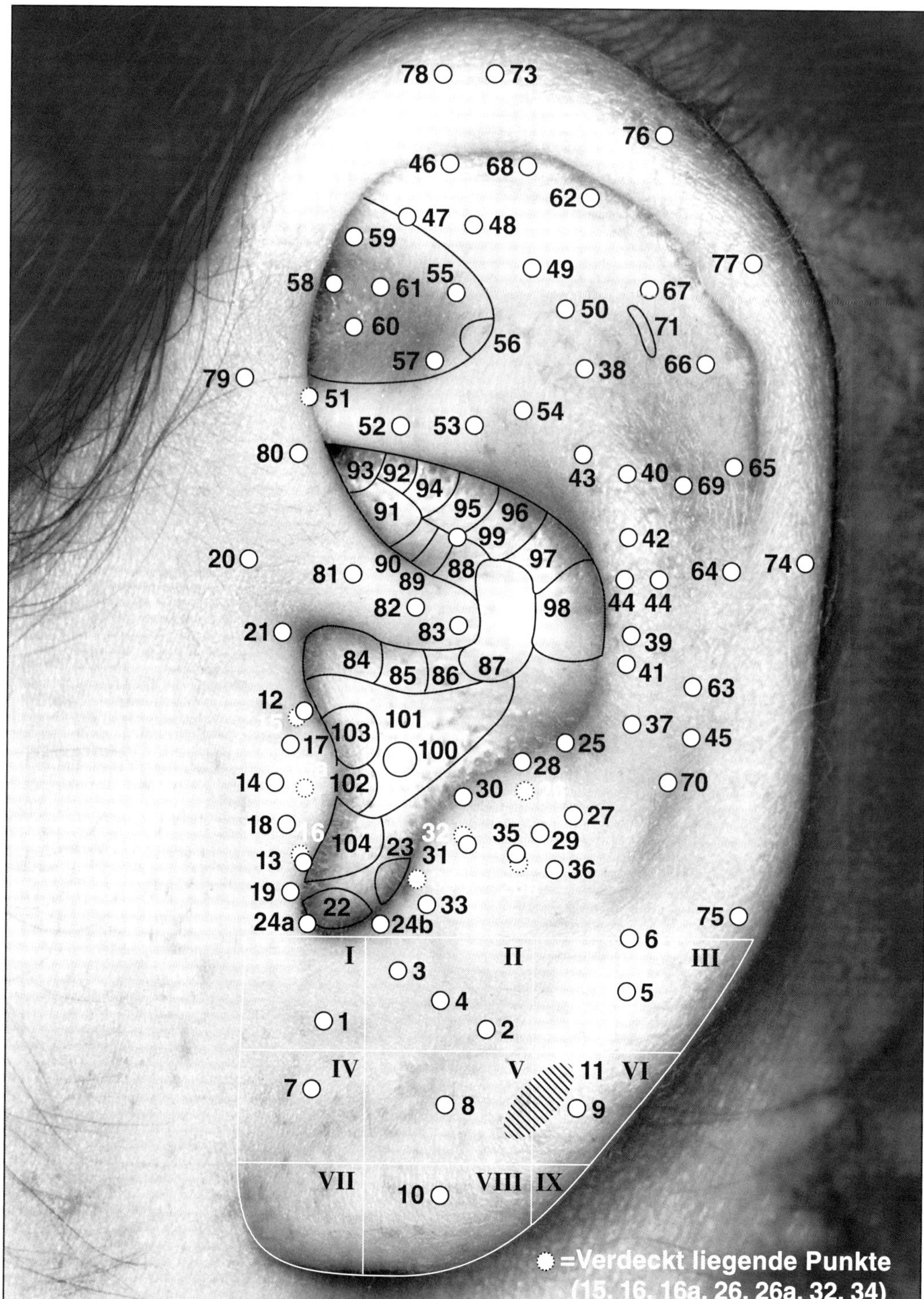

Punkt Nr.	Name
1	Analgesiepunkt bei Zahnextraktionen
2	Gaumen
3	Mundboden
4	Zunge
5	Maxilla
6	Mandibula
7	Analgesiepunkt bei Zahnextraktionen
8	Auge
9	Innenohr
10	Tonsillen
11	Wange
12	Tragusgipfel
13	Nebenniere
14	Äußere Nase
15	Larynx, Pharynx
16	Innere Nase
16a	N. auriculotemporalis
17	Durstpunkt
18	Hungerpunkt
19	Hypertonuspunkt
20	Außenohr
21	Herzpunkt
22	Endokrinium
23	Ovar
24a	Auge 1
24b	Auge 2
25	Hirnstamm
26	Zahnschmerzpunkt
26a	Hirnanhang
27	Larynx und Zahn
28	Hirn
29	Polster
30	Parotis
31	Asthma
32	Hoden
33	Stirn
34	Graue Substanz
35	Sonne
36	Dach
37	Halswirbelsäule
38	Kreuz- und Steißbeinwirbel
39	Brustwirbelsäule
40	Lendenwirbelsäule
41	Hals
42	Thorax
43	Abdomen
44	Mamma
45	Thyreoidea
46	Zehe
47	Ferse
48	Knöchel
49	Kniegelenk
50	Hüftgelenk
51	Vegetativum
52	N. ischiadicus
53	Gesäß
54	Lendenschmerzpunkt
55	Tor der Götter, Shen-Men
56	Cavum pelvis
57	Hüfte
58	Uterus
59	Blutdrucksenkender Punkt
60	Dyspnoe-Punkt
61	Hepatitispunkt
62	Finger
63	Klavikula
64	Schultergelenk
65	Schulter
66	Ellenbogen
67	Handwurzel
68	Appendix 1
69	Appendix 2
70	Appendix 3
71	Urtikariazone
72 (1–6)	Helix
73	Mandel 1
74	Mandel 2
75	Mandel 3
76	Leber 1
77	Leber 2
78	Ohrspitze
79	Äußere Genitalien
80	Urethra
81	Rektum
82	Zwerchfell
83	Verzweigungspunkt
84	Mund
85	Ösophagus
86	Kardia
87	Magen
88	Duodenum
89	Dünndarm
90	Appendix 4
91	Kolon
92	Blase
93	Prostata
94	Ureter
95	Niere
96	Pankreas und Gallenblase
97/98	Leber
97/98	Milz
99	Aszites
100	Herz
101	Lunge
102	Bronchus
103	Trachea
104	Dreifacher Erwärmer
105	Blutdruck-senkende Furche
106	Unterer Rücken
107	Oberer Rücken
108	Mittlerer Rücken

► Die Punkte 105 bis 108 befinden sich auf der Ohrmuschelrückseite.

Topographische Lage der Reflexzonen an der Ohrmuschel nach *R. A. Durinjan*

Die russische Schule hat ein anderes Einteilungsschema der Ohrmuschel vorgeschlagen. Hierbei wird eine Gerade vom Nullpunkt durch den Allergiepunkt (Punkt 78 »Ohrspitze« nach chin. Nomenklatur) gezogen. Dann werden im Abstand von 30 Grad zum Helixrand weitere Geraden gezogen, so daß das Ohr schließlich durch zwölf Geraden geteilt wird, die zusammen einen Winkel von 360 Grad ergeben. Innerhalb dieser Zonen erfolgt dann die Projektion der einzelnen Körperabschnitte.

Projektionszonen des Sexualsystems

I Gebärmutter, Prostata
II Hauptsexualzone
III Thalamische Zone
IV Hypothalamische Zone
V Libido- und Laktationszone
VI Zone der Libido und äußeren Geschlechtsorgane
VII Nebennierenzone
VIII Antistreßzone
IX Zone der Prostata, des Eierstocks und des Gebärmutterkörpers
X Libidogrundzone
XI Zone der sensorischen Einflüsse auf Sexualfunktionen
XII Zone der Sinneseinwirkungen auf sexuelle Funktionen

Projektionszonen der inneren Organe

1 Taktile und gustative Zone der Lippen, Zunge und Mundhöhle
2 Pharynx und Ösophagus
3 Magen
4 Duodenum
5 Leber
6 Gallenblase
7 Pankreas
8 Niere
9 Blase
10 Dickdarm
11 Diaphragma
12 Dünndarm
13 Äußere Geschlechtsorgane

Projektionszonen von Kopf- und Bewegungsapparat

1–5 Finger und Zehen
6 Handgelenk
7 Unterarm, Ellenbogengelenk und Oberarm
8 Schultergelenk, Thorax
9 Nackenbereich
10 Bereich des Fußes
11 Unterschenkel, Kniegelenk
12 Oberschenkel, Hüftgelenk
13 Lumbosakralbereich
14 Oberer Rücken und Bauchbereich
15 Unterer Gesichtsbereich und Larynx
16 Oberer Gesichtsbereich und Kopf mit den dazugehörigen Organen

Topographische Lage wichtiger Projektionszonen nach *R. A. Durinjan*

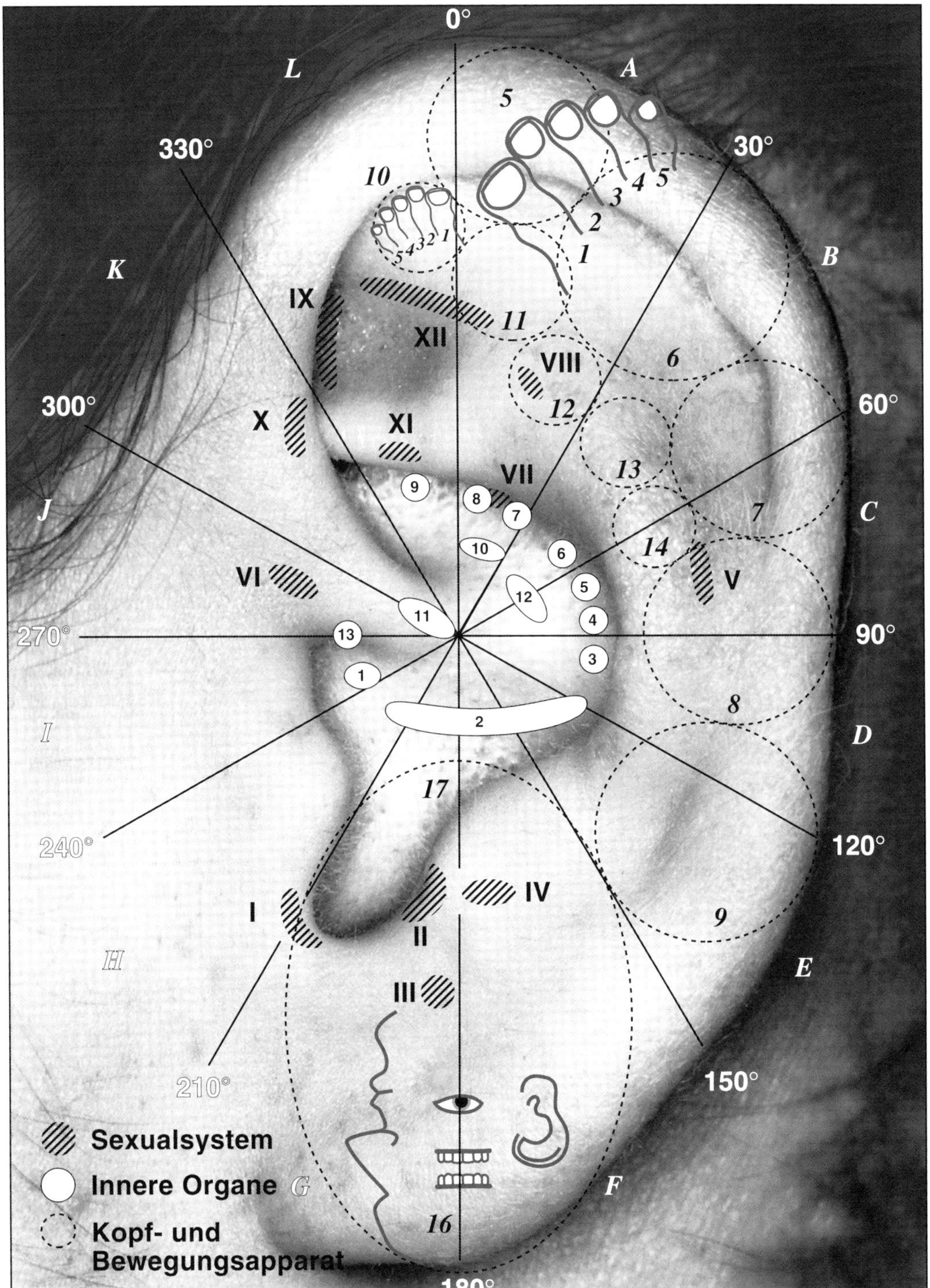

Projektionszonen auf der Ohrmuschelrückseite

Nach *Nogier* projizieren sich auf die Rückseite der Ohrmuschel motorische Elemente, auf der Vorderseite der Ohrmuschel die sensorischen Elemente. Der motorische Anteil eines Organes befindet sich also exakt gegenüber dem sensiblen Organareal der Ohrmuschelvorderseite.
Zur gesamten Erfassung eines Organes müßte demnach der sensible Anteil an der Ohrmuschelvorderseite und der motorische Anteil auf der Ohrmuschelrückseite genadelt werden.
Bahr beschreibt die sogenannte Zangentechnik. Dabei werden die sensiblen Punkte der Ohrmuschelvorderseite mit einer Goldnadel gestochen, die motorischen Punkte der Ohrmuschelrückseite mit einer Silbernadel.
Da das Auffinden der motorischen Zonen häufig auf Grund der unterschiedlichen anatomischen Gegebenheiten der Ohrmuschel sehr schwierig ist, empfiehlt *Bucek* zur Markierung der Motorikpunkte die Lasertherapie des Sensorischen Punktes. Dabei läßt sich dann leicht der entsprechende motorische Punkt auf der Ohrmuschelrückseite lokalisieren.

Motorische Punkte für Thorax und Abdomen auf der Ohrmuschelrückseite (nach *Nogier*)

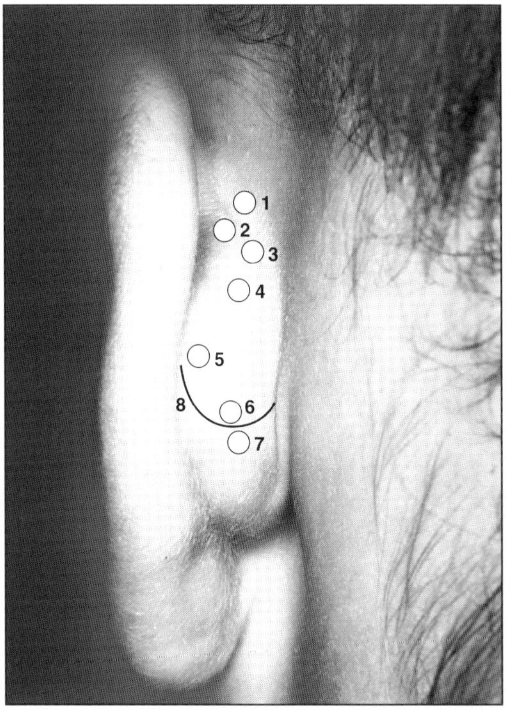

Motorische Punkte am linken Ohr

1 Rektum
2 Blase
3 Kolon
4 Jejunum
5 Herz
6 Magen
7 Lunge
8 Zwerchfell (Linie)

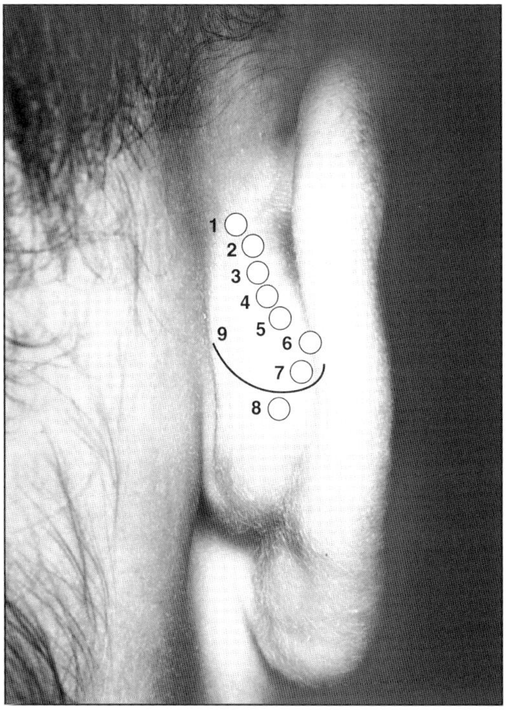

Motorische Punkte am rechten Ohr

1 Rektum
2 Kolon
3 Ileum
4 Duodenum
5 Gallenblase
6 Herz
7 Magen
8 Lunge
9 Zwerchfell (Linie)

Motorische Punkte für Muskulatur und Gelenke auf der Ohrmuschelrückseite (nach *Nogier*)

Motorische Punkte für die Muskulatur

1 M. masseter
2 M. deltoideus
3 M. pectoralis major
4 M. biceps brachii
5 M. rectus abdominus
6 M. latissimus dorsi
7 M. psoas major
8 M. glutaeus maximus
9 M. quadriceps femoris
10 M. adductor pollicis

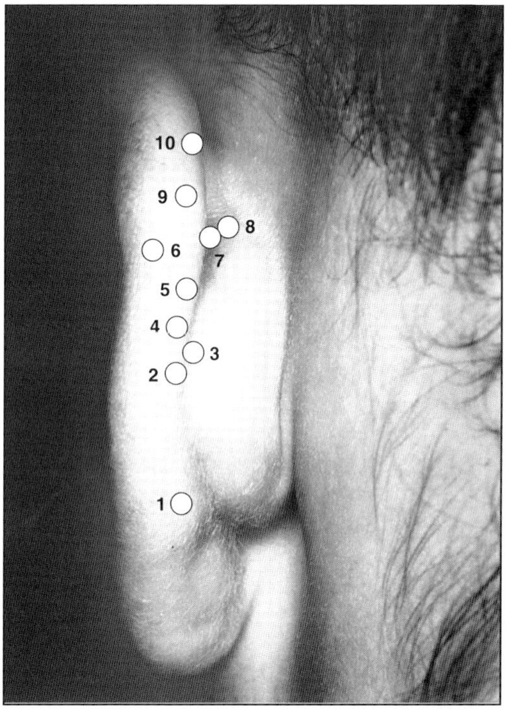

Motorische Punkte für die Gelenke

1 Hand
2 Ellenbogen
3 Schulter
4 Sprunggelenk
5 Knie
6 Hüfte

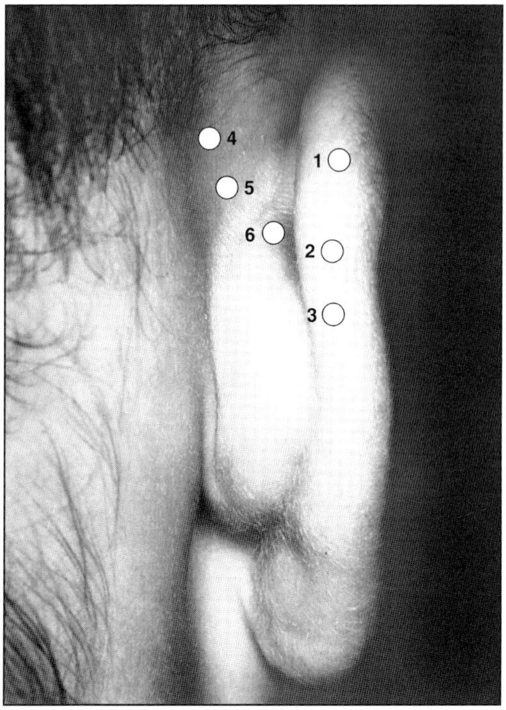

Die Projektion der Wirbelsäule im Bereich der Ohrmuschel

Die Wirbelsäule projiziert sich nach *Nogier* in die Kante der Anthelix und des Crus inferius der Anthelix. Dabei projiziert sich das Atlanto-okzipitalgelenk (C 0, C 1) in den Bereich der Postantitragalen Furche. Den 7. Halswirbelkörper finden wir auf der Anthelix in Höhe einer Geraden durch den oberen Rand des Gehörganges. So lassen sich also die Wirbelsäulenabschnitte, angefangen von C 1 bis C 7, genau lokalisieren. Die entsprechenden Wirbelkörper C 2 bis C 6 liegen in gleichen Abständen dazwischen.
Weiter nach kranial schließt sich die Projektion der Brustwirbelsäule an. Ab hier ändert sich der Querschnitt durch die Anthelix. Die Krümmungslinie verändert sich. Der Übergang Brustwirbelsäule-Lendenwirbelsäule befindet sich ungefähr unterhalb des Schnittpunktes des Crus inferius und des Crus superius. In diesem Bereich ist meist eine kleine Kerbe tastbar. Die Brustwirbel 2 bis 11 projizieren sich dann wiederum in gleichen Abständen zwischen die Projektion des 1. und des 12. Brustwirbelkörpers.
Weiter projizieren sich dann in den letzten Abschnitt der Anthelix, den am weitesten kranial liegenden Anteil, die Lendenwirbelsäule und das Kreuzbein. Die Projektion des Os sacrum und des Os coccygis liegt zum Teil verdeckt in der Helixkrempe.

Areale der Wirbelsäule und der Vegetativen Rinne nach *Nogier*

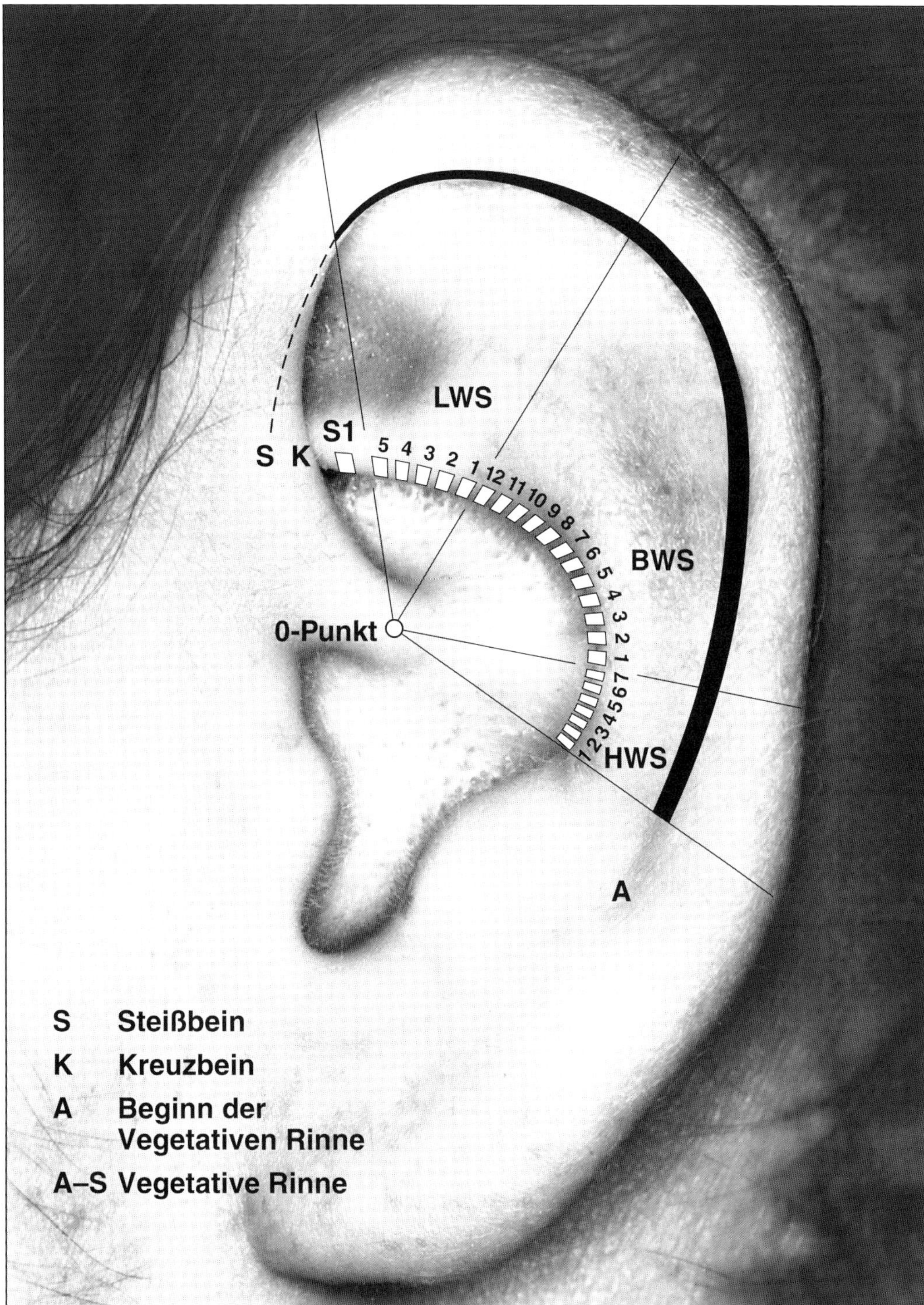

Darstellung des Ohrreliefquerschnitts und der Zonen I bis VIII nach *Nogier*

Auf Grund der unterschiedlichen Krümmungsverhältnisse der Anthelix von kaudal nach kranial, entsprechend HWS, BWS und LWS, ergeben sich bei Querschnitten durch die Anthelix unterschiedliche Reliefformen. Es lassen sich verschiedene Projektionszonen im Bereich Scapha, Anthelix und Concha unterscheiden.

Auf die Kante der Anthelix projizieren sich die Wirbelkörper. In Richtung der Concha schließen sich die Zwischenwirbelscheiben an. Weiter in Richtung Concha erfolgt die Projektion der nervalen Steuerungspunkte der endokrinen Drüsen, die Zone der paravertebralen sympathischen Grenzstrangganglien.

In die Concha selbst projiziert sich die Zone des Organparenchyms.

Im Bereich der Scapha finden wir die Entsprechungszonen der paravertebralen Muskeln und Bänder. Die Medulla spinalis projiziert sich in die Krempe mit ihren motorischen autonomen und sensiblen Bahnen.

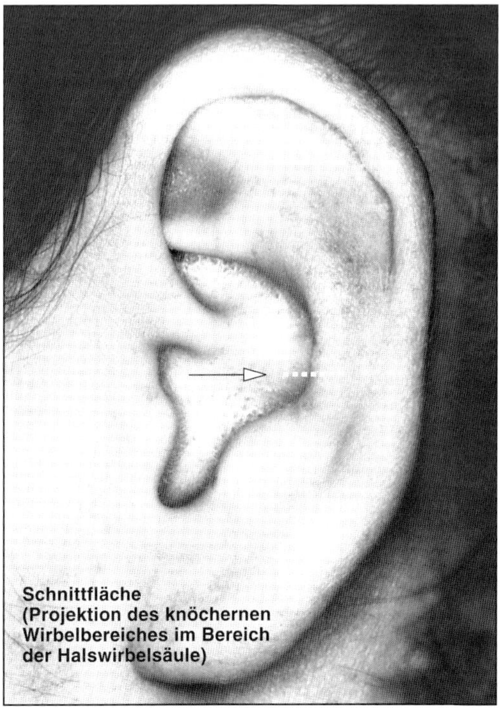

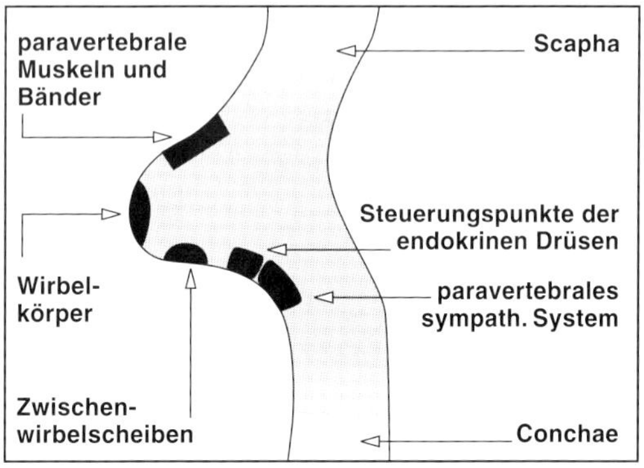

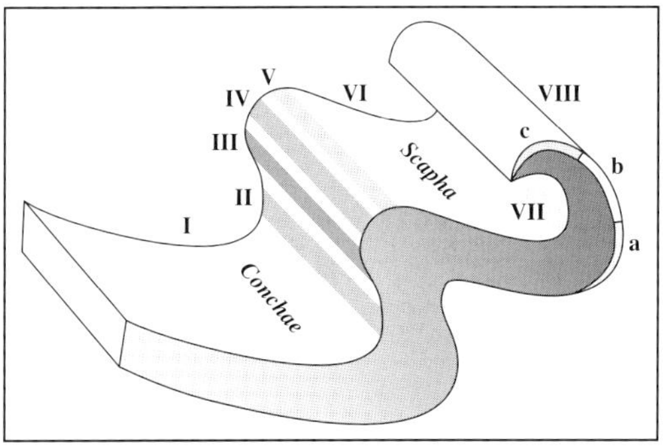

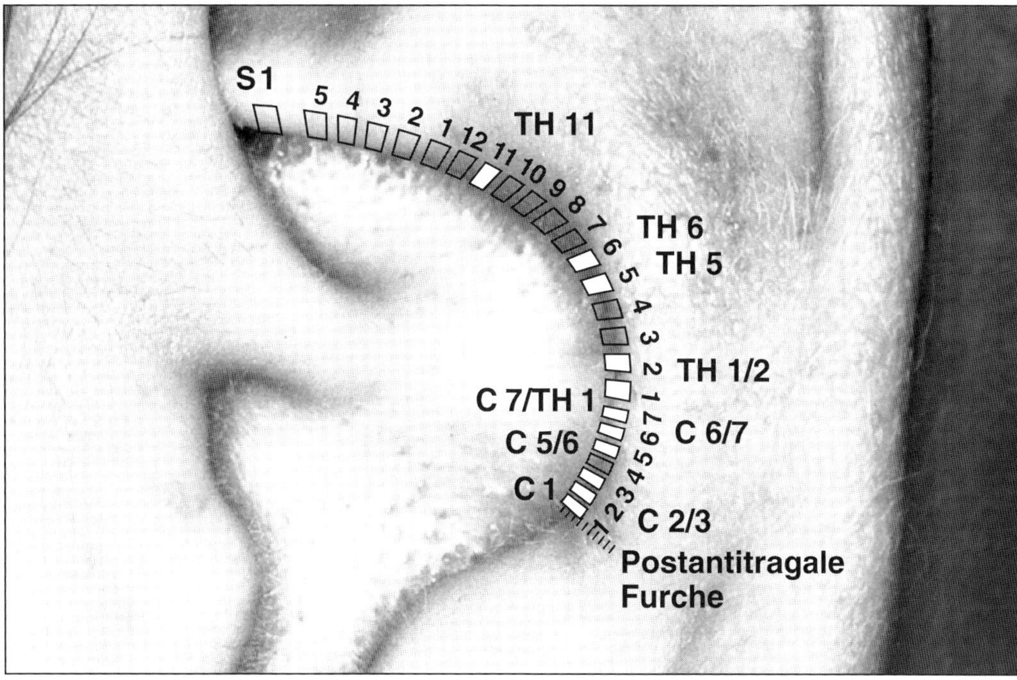

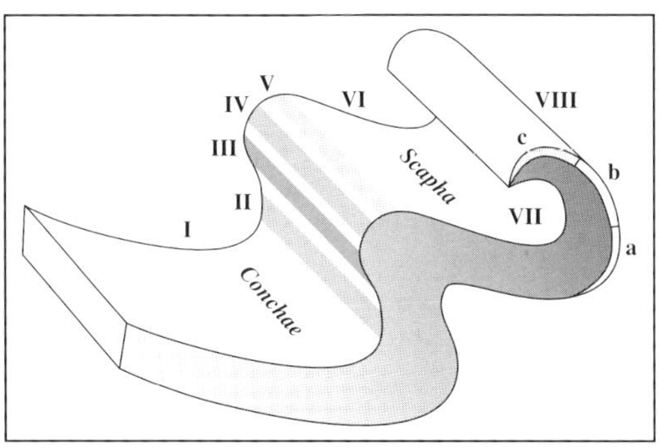

Nervale Steuerungspunkte der endokrinen Drüsen

TH 11	Zone III, Nebennieren
TH 6	Zone III, Pankreas
TH 5	Zone III, Mamma
TH 1/2	Zone III, Thymus
C 6/7	Zone III, Thyreoidea
C 5/6	Zone III, Parathyreoidea

Das Ohrrelief im Querschnitt (Zone I bis VIII)

I	Zone des Organparenchyms
II	Nervale Organpunkte der paravertebralen sympathischen Ganglienkette
III	Nervale Steuerungspunkte der endokrinen Drüsen
IV	Zone der Bandscheiben
V	Zone der Wirbelkörper
VI	Zone der paravertebralen Muskeln und Bänder
VII	Vegetative Rinne (sympathische Ursprungskerne)
VIII	Projektion der Medulla spinalis (a: motorische Bahnen, b: autonome Bahnen, c: sensible Bahnen)

Nervale Organpunkte der paravertebralen sympathischen Ganglienketten

C1	Zone II, Ganglion cervicale superius
C2/3	Zone II, Ganglion cervicale medium
C7/TH 1	Zone II, Ganglion stellatum

Bedeutung der Lateralität

Bei der Prüfung der Reflexzonen im Ohr werden wir im rechten bzw. linken Ohr in der Regel unterschiedliche Reaktionspunkte finden. Prinzipiell finden wir bei der Ohrakupunktur unabhängig von der Lateralität nur dann aktive Ohrakupunkturpunkte, wenn eine entsprechende Störung in dem entsprechenden Körperteil bzw. funktionellen Zusammenhang besteht. Bei einem gesunden, im Gleichgewicht stehenden Patienten ist im besten Fall kein Ohrakupunkturpunkt aktiv nachweisbar. Daraus ergibt sich neben der therapeutischen Wertigkeit auch eine diagnostische Relevanz.

- ▶ Die schulmedizinische Diagnostik besitzt absolute Priorität. Die Diagnostik über die Ohrmuschel bzw. andere Somatotope kann zusätzlich wertvolle Informationen geben.

Die meisten Patienten sind Rechtshänder mit einer dominanten linken Hirnhemisphäre. Wir finden hier in der Regel eine erhöhte Reagibilität im Bereich des rechten Ohres. Beim Linkshänder finden wir häufig eine erhöhte Reagibilität im Bereich des linken Ohres.
Allgemein läßt sich sagen, daß Störungen organpathologischer Ursache über die Ohrseite behandelt werden, auf der sich auch die organpathologische Veränderung befindet. So werden z.B. Schmerzen im Bereich des rechten Kniegelenkes in der Regel über das rechte Ohr behandelt, Schmerzen im Bereich des linken Kniegelenkes über das linke Ohr. Dies bedeutet, daß unabhängig von der Händigkeit des Patienten die Störung je nach organpathologischer Lokalisation homolateral behandelt wird.
Dies trifft ebenso für die inneren Organe zu. Schmerzen im Bereich der rechten Niere beispielsweise werden über das rechte Ohr therapiert, Schmerzen im Bereich der linken Niere über das linke Ohr.
Schwieriger gestaltet sich die Frage der Lateralität bei Organen, die in der Mitte liegen, also Blase, Prostata, Uterus, Trachea. In der Regel erfolgt die Behandlung beim Rechtshänder über das rechte Ohr, beim Linkshänder über das linke Ohr. Als übergeordnete Regel kann gelten, daß die Therapie über das „nach Behandlung schreiende Ohr", also das Ohr, in dem die reagibelsten Punkte zu finden sind, führend ausgeübt wird.
Häufig ist es sehr schwierig, die genaue Lateralität festzulegen. In solche Fällen empfiehlt es sich, über beide Ohren zu therapieren.
Dem in der Aurikulomedizin geschulten und erfahrenen Akupunkteur steht mit dem *Nogier*-Reflex (RAC) ein wichtiges Hilfsmittel zur Bestimmung der Lateralität zur Verfügung *(vgl. S. 30)*.
Es sei darauf hingewiesen, daß das Problem der Lateralität zwischen den unterschiedlichen Schulen sehr kontrovers diskutiert wird.
Der alleinige Maßstab für das richtige Vorgehen ist der Erfolg der Therapie. Erfolge und Mißerfolge, unabhängig von der „Schulzugehörigkeit", kennzeichnen den Weg jedes erfahrenen Akupunkteurs.

Lateralitätsstörungen

Bei Lateralitätsstörungen finden wir eine unklare Zuordnung von aktiven Ohrakupunkturpunkten in beiden Ohren. Eine eindeutige Dominanz ist auf Grund des erhobenen Befundes nicht nachweisbar. Wir finden also nicht entsprechend aktive Ohrakupunkturpunkte im führenden Ohr, sondern aktive Ohrakupunkturpunkte in beiden Ohren. Therapeutisch wird in solchen Fällen häufig der **Lateralitätssteuerungspunkt** genadelt. Dieser befindet sich ungefähr 2,5 cm vor der Tragusmitte Richtung Gesicht.

In Kombination mit Lateralitätsstörungen stellt sich im Ohr häufig eine Hyper- bzw. eine Hyporeagibilität dar. Bei der Hyperreagibilität stellt sich fast jeder Punkt als aktiver Punkt dar, bei der Hyporeagibilität ist evtl. gar kein aktiver Punkt zu finden.

In solchen Fällen hat sich die Nadelung mit Silber- bzw. Goldnadel bewährt: Bei der Hyperreagibilität erfolgt die Nadelung des Nullpunktes mit einer Silbernadel, bei der Hyporeagibilität mit einer Goldnadel.

Einfache **Methoden** zur Ermittlung der Lateralität sind hinlänglich bekannt, so beispielsweise

- der Klatschversuch: Die führende Hand wird beim Klatschen oben liegen.
- die Prüfung der Feinmotorik: Mit welcher Hand werden die schwierigeren Aufgaben gelöst?

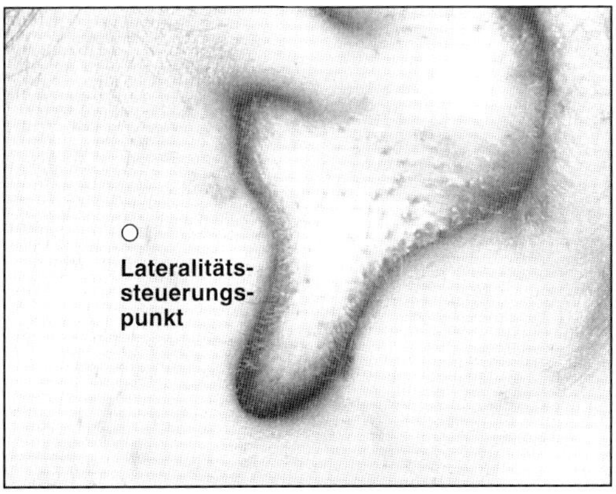

Regeln bei der Auswahl der Ohrakupunkturpunkte

Chinesische Schule

Entsprechend den unterschiedlichen Schulen in der Ohrakupunktur gibt es verschiedene Vorgehensweisen bei der Auswahl der zu nadelnden Akupunkturpunkte. Sie erfolgt häufig entsprechend ihrer „Bedeutung" bzw. Entsprechungszonen. So wird bei Magenbeschwerden der Ohrakupunkturpunkt Magen genadelt, bei Wirbelsäulenbeschwerden der entsprechende Akupunkturpunkt der Wirbelsäule.
Die Untersuchung des Patienten und des Ohres geht jeder Behandlung voraus. Im Bereich der Ohrmuschel finden wir bei der Untersuchung häufig druckschmerzhafte bzw. druckdolente Stellen (Triggerpunkte). Diese können uns auch diagnostische Hinweise geben. Entsprechend dem Untersuchungsbefund werden diese sich als besonders auffällig darstellenden Punkte in das Behandlungsschema miteinbezogen.
Eine weitere Möglichkeit der Punktwahl setzt die Kenntnis und das Verständnis der Traditionellen Chinesischen Medizin voraus. Hierbei können die Punkte entsprechend den Zusammenhängen, wie sie sich in der Traditionellen Chinesischen Medizin darstellen, ausgewählt werden. Bei Hauterkrankungen wird z. B. der Lungenpunkt genadelt, da die Haut nach der Theorie der Fünf Elemente mit der Lunge in Verbindung steht. Entsprechend den Kopplungsverhältnissen der Traditionellen Chinesischen Medizin (Yin-/Yang-Kopplung, Oben-/Unten-Kopplung) ergeben sich weitere Möglichkeiten der Punktauswahl.

Die Ohrakupunkturpunkte können somit nach unterschiedlichen Kriterien ausgewählt werden:

1. Nach strukturellen Gesichtspunkten:
   Störungen beispielsweise im Bereich der HWS → Nadelung des entsprechenden Akupunkturpunktes der HWS.
2. Nach funktionellen Gesichtspunkten.
   Hier kommen die Regeln der Traditionellen Chinesischen Medizin zur Anwendung, z. B.:
   - Funktionelle Herzbeschwerden → Behandlung über die Yin-Yang-Achse Herz – Dünndarm.
   - Schlafstörungen → Herzpunkt.
3. Nach pathophysiologischen Gesichtspunkten:
   - Dysmenorrhö → Punkt Endokrinium, Punkt Hirnanhang.
   - Hypertonus → Zone RR-senkende Furche.
4. Nach klinischen Erfahrungen:
   Entzündliche Augenerkrankungen → Punkt Auge.

Schule nach *Nogier* Ohrgeometrie nach *Nogier*

Nach *Nogier* finden wir häufig wichtige Schmerz- und Behandlungspunkte im Bereich des Ohres, die alle auf einer Linie liegen. Ausgehend vom Nullpunkt erfolgt das Aufsuchen des gestörten Wirbelsäulensegmentes. Vom Nullpunkt wird eine Gerade durch diesen Punkt (gestörtes WS-Segment) zur Vegetativen Rinne hin gelegt. Der Endpunkt dieser Linie liegt dann in der Vegetativen Rinne. Von dieser Linie aus wird in einem Winkel von 30 Grad bzw. einem Mehrfachen von 30 (60, 90 Grad) eine zweite Unterstützungslinie gezogen. Die Schnittstellen dieser Hilfslinie mit der Vegetativen Rinne und der
Helix stellen weitere wichtige Steuerungspunkte dar.
Nogier und *Bourdiol* bezeichnen die Vegetative Rinne als „Zone der neurovegetativen Medullarzentren“.

Der *Nogier*-Reflex (RAC) (Réflexe auriculocardiac)

Dem *Nogier*-Reflex liegt ein kutivaskulärer Reflex zugrunde, den *Nogier* 1968 entdeckte. Er stellte bei Reizungen gestörter Ohrpunkte bzw. -zonen eine Änderung der Pulswelle der A. radialis fest. Dabei beobachtete er zwei Phänomene: das Stärkerwerden des Pulses, das er als *positiven RAC-Reflex* bezeichnete, und das Schwächerwerden des Pulses, den sogenannten *negativen RAC*. Fällt der RAC positiv aus, so zeigt er damit die gestörte behandlungsbedürftige Zone an.
Dies ist für die Schule nach *Nogier* das wichtigste diagnostische Vorgehen bei der Auswahl der Akupunkturpunkte. Hierdurch unterscheidet sich die Schule der Aurikulomedizin in ganz wesentlichen Teilen von der chinesischen Schule.

Ohrgeometrie nach *Nogier*

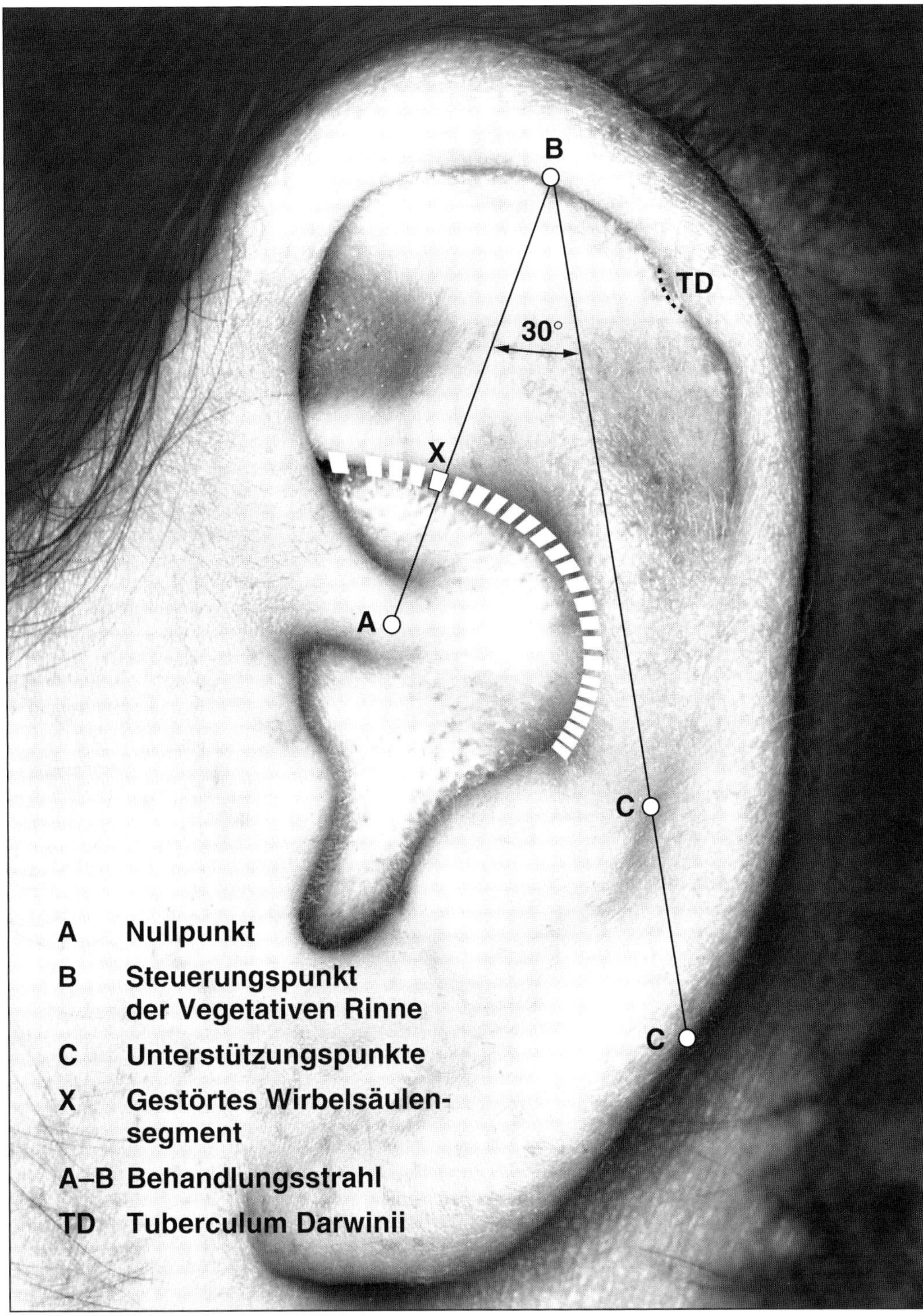

Punktsuche, Stichtechnik und Nadelmaterial

Bei der **Punktsuche** wird das Ohr zuerst optisch begutachtet. Bei Erkrankungen des Organismus finden wir häufig Reaktionen im Bereich der Ohrmuschel in Form von Abschilferungen, Bläschen, Rhagaden oder farblichen Veränderungen. Die Inspektion der Ohrmuschel hat also auch einen diagnostischen Wert.
In einem zweiten Schritt wird die Ohrmuschel auf Druckdolenz untersucht. „Gestörte" Organe bzw. Segmente sind als entsprechender Triggerpunkt nachweisbar.
Die dritte Möglichkeit der Punktsuche ist die mittels eines Widerstandsmeßgerätes. Ähnlich wie bei der Körperakupunktur besitzen die Ohrakupunkturpunkte einen erniedrigten Hautwiderstand. Die Aktivität des Ohrakupunkturpunktes tritt aber nur bei einer entsprechenden Erkrankung auf. So lassen sich mit Hilfe eines Widerstandsmeßgerätes aktive Ohrakupunkturpunkte finden.

Für die **Stichtechnik** gilt: Die Nadel wird in der Regel senkrecht eingestochen. Dabei liegt die Stechtiefe intracutan unter Schonung des Knorpels. Auf äußerste Sterilität ist dabei zu achten. Die Anzahl der Nadeln sollte so gering wie möglich gehalten werden. Als Richtlinie kann gelten, daß pro Ohr nicht mehr als fünf Akupunkturpunkte genadelt werden sollen.

Die **Ohrakupunkturdauer** beträgt ähnlich wie bei der Körperakupunktur 20 bis 30 Minuten. Das Behandlungsintervall richtet sich nach den Beschwerden. Bei akuten Erkrankungen sollte man häufig, d.h. evtl. täglich, bei chronischen Erkrankungen eher in größeren Abständen, z.B. 1 mal wöchentlich, nadeln.
Die Verwendung von Ohrdauernadeln stellt sich problematisch dar, da hierbei ein nicht unerhebliches Risiko einer Perichondritis besteht.

Die Wahl des **Nadelmaterials** wird in den unterschiedlichen Schulen verschieden beurteilt. In China wird überwiegend mit Stahlnadeln akupunktiert. Die französische Schule mißt den Materialien Gold, Silber, Molybdän eine große Bedeutung zu. Eine elegante Methode ist die Anwendung der Laserakupunktur. Dort stehen bei unterschiedlichen Erkrankungen verschiedene Frequenzen zur Verfügung.
Aus der Traditionellen Chinesischen Medizin wissen wir, daß Goldnadeln eine allgemein tonisierende, Silbernadeln eine allgemein sedierende Wirkung haben. Diesen Erfahrungen entsprechend werden die Nadeln eingesetzt. Bei Schwächezuständen, wo eine Tonisierung sinnvoll ist, wird überwiegend eine Goldnadel benutzt, bei Yang-Zuständen überwiegend zur Sedierung eine Silbernadel.
Nach *Bahr* werden Schmerzpunkte überwiegend als Gold-Punkte gefunden. Das gleiche gilt für die Therapie von Entzündungen und Infekten. Organunterfunktionen werden in der Regel ebenfalls mit einer Goldnadel behandelt. Demgegenüber stehen Yang-Zustände bzw. Organüberfunktionen. Diese werden mit Silbernadeln behandelt. Ausschlaggebend dabei ist allerdings immer der entsprechende Befund über den *Nogier*-Reflex.
Weiter gibt *Bahr* an, daß die zu Störherden – im Sinne der Neuraltherapie – gehörenden Punkte immer als Gold-Punkte zu finden sind. Dabei wird häufig der entsprechende Punkt in Gold auf der führenden Ohrseite und in Silber am anderen Ohr gestochen.
Es sei nochmals ausdrücklich erwähnt, daß es in unterschiedlichen Schulen auch zur Frage der Gold- und Silbernadeln unterschiedliche Überlegungen gibt.

Indikationen

Wie bei der Körperakupunktur gilt:

- Je akuter die Erkrankung, um so größer die Erfolgsaussicht, je chronischer die Erkrankung, um so schwieriger die Behandlung.

Prinzipiell sind alle Erkrankungen therapierbar, bei denen der Körper noch selbst regulieren kann. Erfahrungsgemäß lassen sich akute Schmerzzustände besonders gut über die Ohrakupunktur behandeln. Aber auch chronische Erkrankungen und funktionelle Erkrankungen sind über die Ohrakupunktur behandelbar.

Die Ohrakupunktur läßt sich sehr gut mit anderen Naturheilverfahren kombinieren. Insbesondere die Chirotherapie und die Neuraltherapie sind häufig angewandte begleitende Therapieverfahren.

Kontraindikationen

Zu nennen sind hier vitalgefährdende oder schwere entzündliche Erkrankungen, so z. B. Asthmaanfall, Lungen-Tbc, Lungenentzündung und entzündliche Veränderungen im Bereich der Ohrmuschel.
Die extreme Druckschmerzhaftigkeit bzw. Überempfindlichkeit einzelner Punkte sollte den Behandler zu höchster Vorsicht mahnen. Weiter gelten Zonen als kontraindiziert, deren nervale Versorgung stark vom Vagus beeinflußt wird. Dies ist vor allem der äußere Gehörgang.
Während der Schwangerschaft sind Hormonpunkte und die Punkte des Urogenitaltraktes kontraindiziert.
Eine weitere Kontraindikation sind schwere psychische Veränderungen.

Therapiehindernisse

Neben Störfeldern i. S. der Neuraltherapie sind Lateralitätsstörungen, Dysbiosen des Darms, Regulationsstarren, Amalgambelastungen und andere „Vergiftungen“ sowie Blockierungen der 1. Rippe häufig vorkommende Therapiehindernisse.

2

Die topographische Lage der Ohrakupunkturpunkte geordnet nach Regionen und ihre Indikationen

Punkte am Lobulus (Punkte 1 bis 11) nach chinesischer Nomenklatur

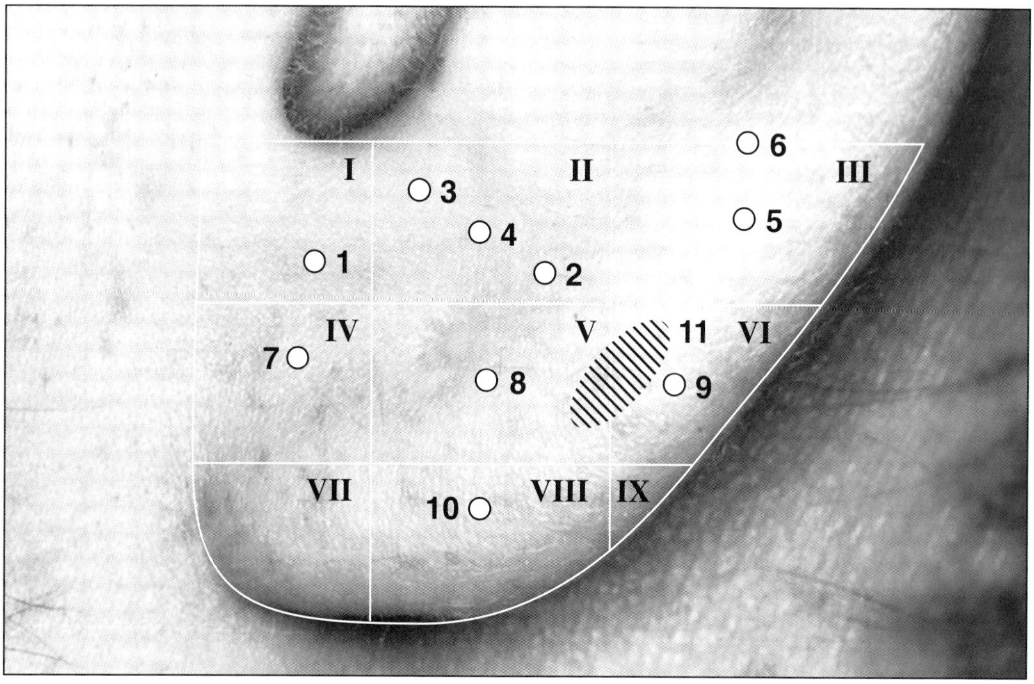

Unterteilen wir das Ohrläppchen durch drei waagerechte und zwei senkrechte Linien, so erhalten wir mit der natürlichen Begrenzung des Ohrläppchens neun Felder, in denen sich die elf Akupunkturpunkte des Lobulus befinden.

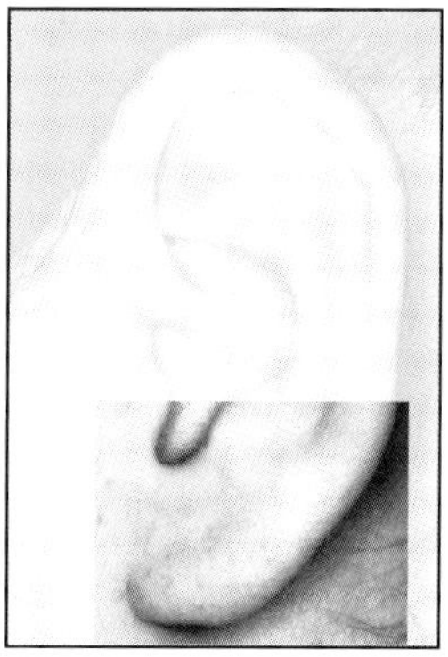

1 Analgesiepunkt bei Zahnextraktionen
Lokalisation: 1. Quadrant.
Indikation: Analgesie bei Zahnextraktionen.

2 Gaumen
Lokalisation: 2. Quadrant.
Indikation: Trigeminusneuralgie, Zahnschmerzen.

3 Mundboden
Lokalisation: 2. Quadrant.
Indikation: Trigeminusneuralgie, Zahnschmerzen.

4 Zunge
Lokalisation: 2. Quadrant.
Indikation: Stomatitis, Zahnschmerzen.

5 Maxilla
Lokalisation: 3. Quadrant.
Indikation: Trigeminusneuralgie.

6 Mandibula
Lokalisation: 3. Quadrant.
Indikation: Trigeminusneuralgie, Zahnschmerzen.

7 Analgesiepunkt bei Zahnextraktionen
Lokalisation: 4. Quadrant.
Indikation: Zahnextraktion, Migräne.

8 Auge
Lokalisation: 5. Quadrant.
Indikation: Entzündliche Augenerkrankungen, Hordeolum, Glaukom, bei Zephalgien, die »ins Auge ziehen«.

9 Innenohr
Lokalisation: 6. Quadrant.
Indikation: Schwindel, Tinnitus, Schwerhörigkeit.

10 Tonsillen
Lokalisation: 8. Quadrant.
Indikation: Lymphatisch wirksamer Punkt.

11 Wange
Lokalisation: 5. und 6. Quadrant.
Indikation: Fazialisparese, Trigeminusneuralgie.

Zum Vergleich die Punkte am Lobulus nach Nogier (S. 38)

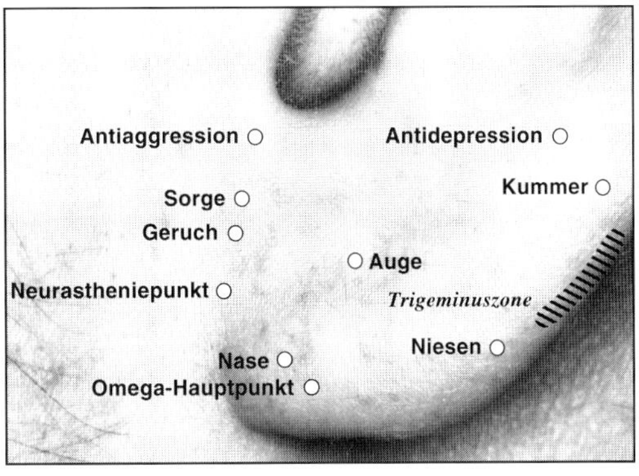

Wichtige Punkte am Lobulus nach *Nogier*

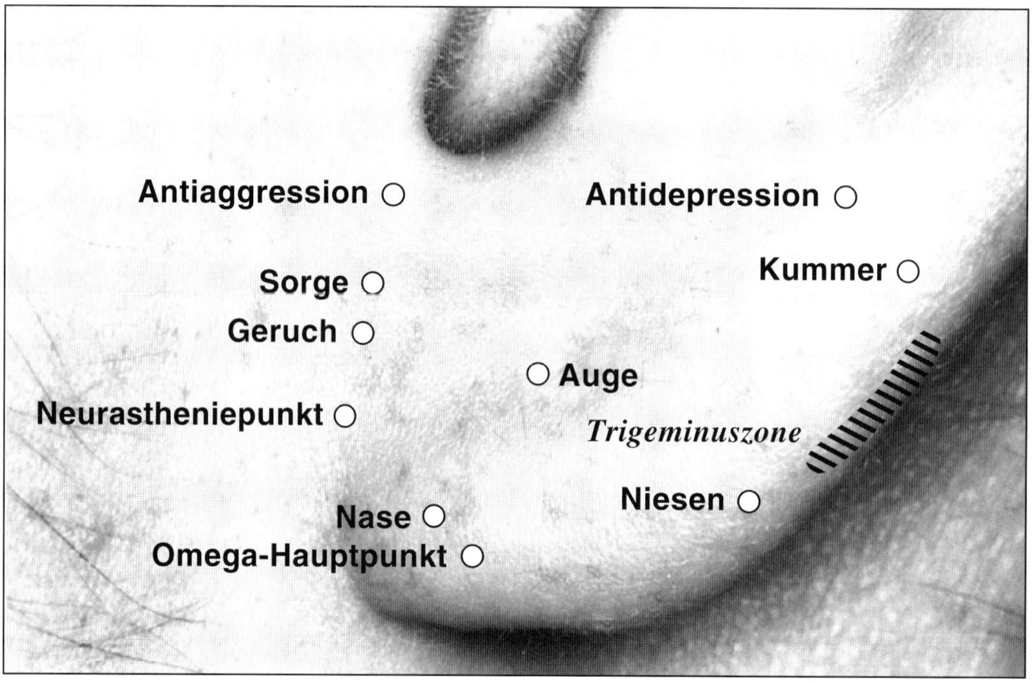

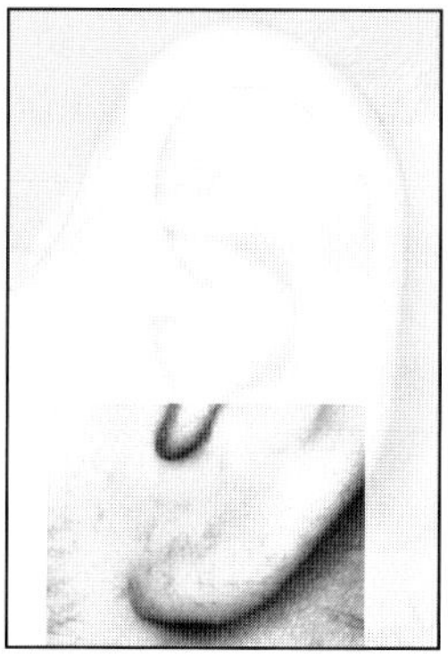

Trigeminuszone
Lokalisation: Am lateralen Rand des Lobulus.
Indikation: Trigeminusneuralgie.
- ▶ Sticheltechnik: Mit der Nadel im Bereich der Trigeminuszone »sticheln« und eventuell bluten lassen.

Auge
Lokalisation: In der Mitte des Lobulus.
Indikation: Augenerkrankungen, Migräne, Pollinosis.

Nase und Niesen
Lokalisation: Im unteren Lobulusanteil, Ohrrand – Niesen, gesichtswärts – Nase.
Indikation: Pollinosis.

Antiaggressionspunkt
Lokalisation: Am Unterrand der Incisura intertragica, gesichtswärts.
Indikation: Wichtiger psychotroper Punkt, Suchtbehandlung.

Geruch
Lokalisation: Am Lobulusrand gesichtswärts.
Indikation: Geruchsstörungen, Anosmie.

Omega-Hauptpunkt
Lokalisation: Unterer, gesichtswärtiger Lobulusteil.
Indikation: Wichtiger psychotroper Punkt, tiefgreifende Wirkung, vegetativ harmonisierend.

Zone der Angst und Sorge
Lokalisation: Unterhalb des Antiaggressionspunktes.
Indikation: Angst, Sorge.
Beim Rechtshänder:
- ▶ Angst – Behandlung über das rechte Ohr;
- ▶ Sorge – Behandlung über das linke Ohr.

Beim Linkshänder: entsprechend umgekehrt.

Zone von Kummer und Freude
Lokalisation: Okzipitaler Anteil des Lobulus, auf gleicher Höhe wie Zone der Angst.
Indikation: Gestörte Lebensfreude, Kummer.
Beim Rechtshänder:
- ▶ Gestörte Lebensfreude – Behandlung über das rechte Ohr;
- ▶ Kummer – Behandlung über das linke Ohr.

Beim Linkshänder: entsprechend umgekehrt.

Neurastheniepunkt
Lokalisation: Unterhalb des Punktes Geruch, gesichtswärts.
Indikation: Vegetativ harmonisierende Wirkung.

Antidepressionspunkt
Lokalisation: In Verlängerung der Vegetativen Rinne, in einer waagrechten Linie mit dem Antiaggressionspunkt.
Indikation: Depressive Verstimmung.

Zum Vergleich die Punkte 1 bis 11 am Lobulus nach chinesischer Nomenklatur (S. 36)

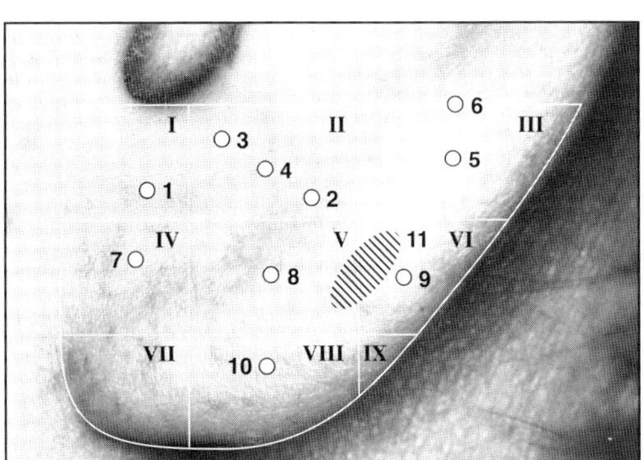

Die Punkte am rechten Ohr nach Nogier (Rechtshänder)

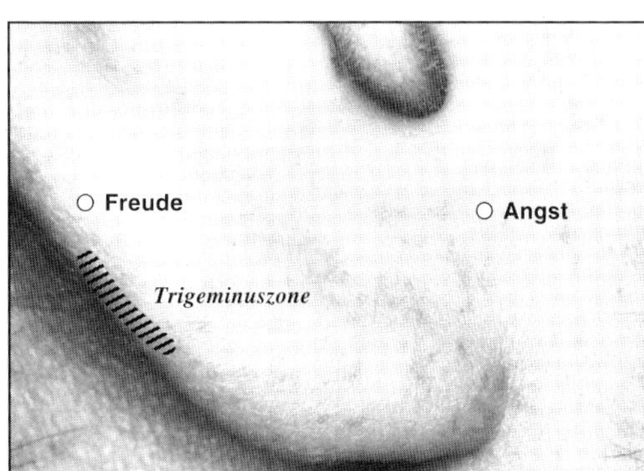

Punkte an Tragus (12 bis 19) und Incisura supratragica (20 und 21) nach chin. Nomenklatur

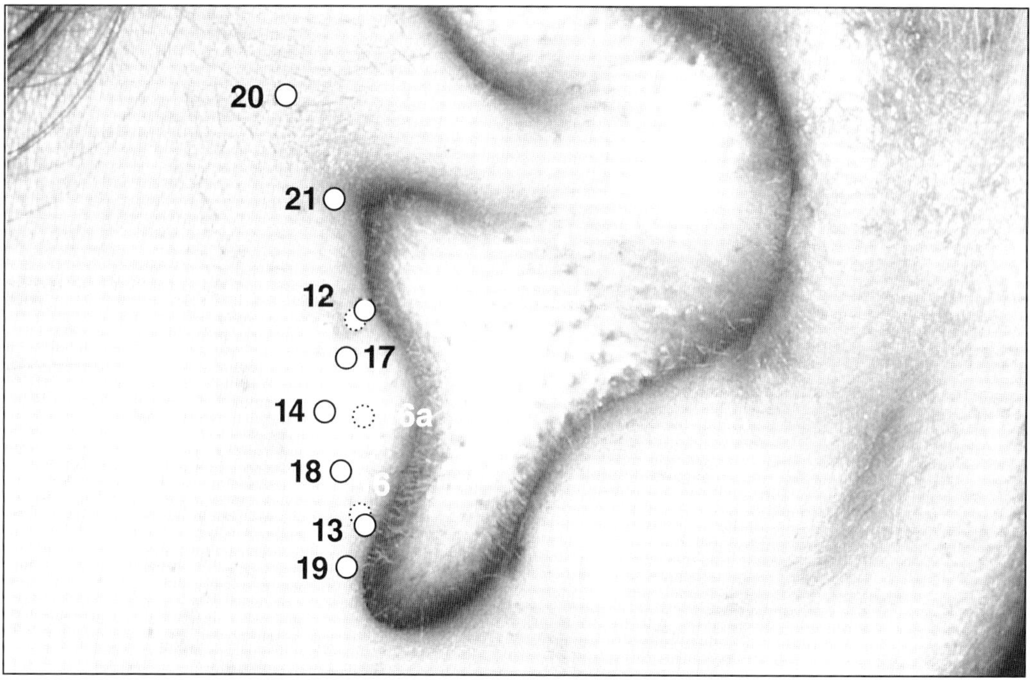

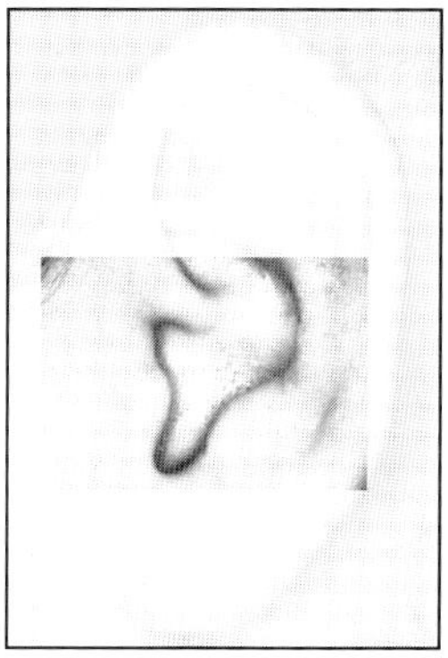

12 Tragusgipfel

Lokalisation: Bei eingipfeligem Tragus am kranialen Schenkel, bei zweigipfeligem Tragus am kranialen Gipfel.
Indikation: Analgesie, entzündungshemmend.

13 Nebenniere

Lokalisation: Bei eingipfeligem Tragus im unteren Tragusdrittel, bei zweigipfeligem Tragus kaudale Tragusspitze.
Indikation: Allergische Diathese, Gelenkerkrankungen, chronische Entzündungen, Kreislaufdysregulation, Paresen, Neuralgien. Allgemein indiziert bei allen Formen der Nebennierendysfunktion.

14 Äußere Nase

Lokalisation: Mitte der Traguswurzel.
Indikation: Lokale Affektionen der Nase (Ekzem, Rhinophym, etc.).

15 Larynx, Pharynx

Lokalisation: Innenseite des Tragus in Höhe des Punktes 12.
Indikation: Pharyngitis, Tonsillitis.
► *Cave:* Kollapsgefahr (Vagusreizung).

16 Innere Nase

Lokalisation: Innenseite des Tragus, in Höhe Punkt 13.
Indikation: Rhinitis, Sinusitis.
► *Cave:* Kollapsgefahr (Vagusreizung).

16a N. auriculotemporalis

Lokalisation: Zwischen den Punkten 15 und 16, innenliegend.
Indikation: Neuralgie im Innervationsgebiet des Nerven.

17 Durstpunkt

Lokalisation: In der Mitte zwischen den Punkten 12 und 14.
Indikation: Durst, Eßsucht.

18 Hungerpunkt

Lokalisation: In der Mitte zwischen den Punkten 13 und 14.
Indikation: Hunger (z. B. Gewichtsreduktion).

19 Hypertonuspunkt

Lokalisation: Am Übergang in die Incisura intertragica.
► Nach *Nogier* liegt an dieser Stelle der ACTH-Punkt.
Indikation: Hypertonus.

20 Außenohr

Lokalisation: Entspricht dem Punkt 3E 23 (nach *Bischko*) der Körperakupunktur.
Indikation: Entzündungen des äußeren Ohres, Tinnitus, Schwerhörigkeit.

21 Herzpunkt

Lokalisation: In der Mitte der Verbindungslinie der Punkte 20 bis 12.
Indikation: Funktionelle Herzbeschwerden.

Zum Vergleich die Punkte an Tragus und der Incisura supratragica nach Nogier und Bahr (S. 42)

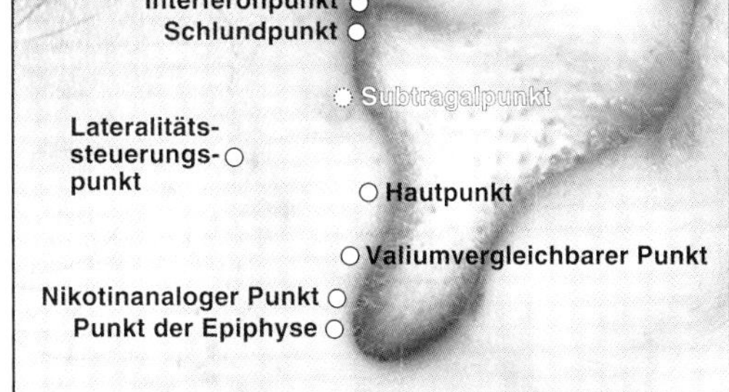

Punkte an Tragus und Incisura supratragica nach *Nogier* und *Bahr*

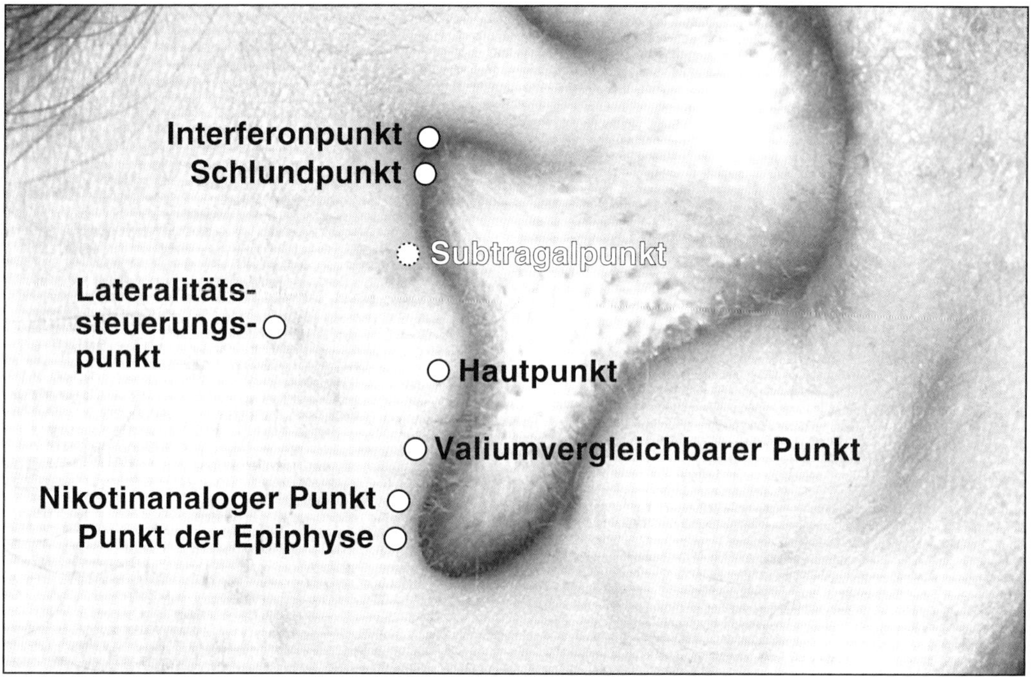

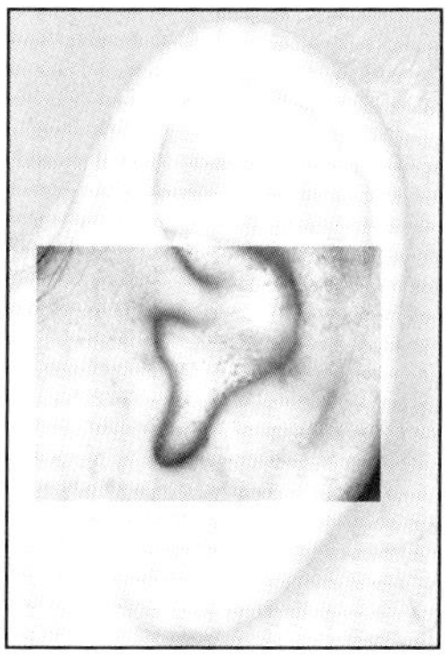

Hautpunkt
Lokalisation: Mittelpunkt der Tragusspitze.
Indikation: Hauterkrankungen.

Schlundpunkt
Lokalisation: Am oberen Ende des Tragus.
Indikation: Affektionen im Bereich des Halses, Globusgefühl, Zahnschmerzen.

Interferonpunkt
Lokalisation: In der Spitze der Incisura supratragica.
Indikation: Immunmodulierende Wirkung, entzündungshemmend.

Valiumvergleichbarer Punkt
Lokalisation: Am absteigenden Schenkel des Tragus.
Indikation: Suchttherapie, allgemein sedierende Wirkung.

Nikotinanaloger Punkt
Lokalisation: Knapp unterhalb des valiumvergleichbaren Punktes.
Indikation: Suchttherapie.

Punkt der Epiphyse
Lokalisation: Am unteren Rand der Incisura intertragica.
Indikation: Unterstützende Wirkung bei hormonell bedingten Erkrankungen.

Subtragalpunkt
Lokalisation: Am kranialen Schenkel des Tragus, innenseitig.
Indikation: Steuerungspunkt der Formatio reticularis, insgesamt vegetativ harmonisierende Wirkung.

Lateralitätssteuerungspunkt
Lokalisation: Ungefähr 2,5 cm horizontal vor der Tragusmitte.
Indikation: Lateralitätsstörungen.

Zum Vergleich die Punkte 12 bis 21 an Tragus und der Incisura supratragica nach chinesischer Nomenklatur (S. 40)

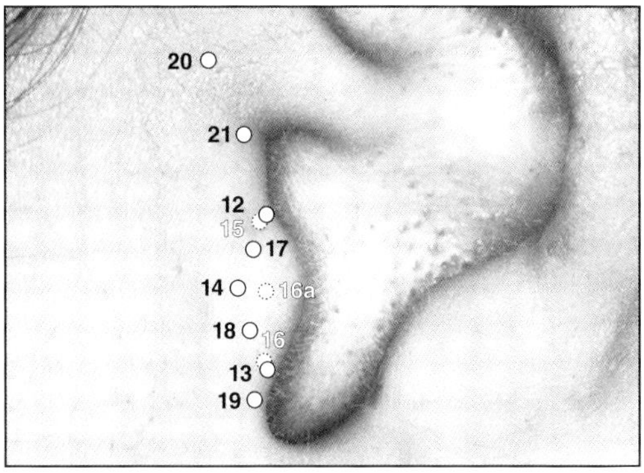

Punkte der Incisura intertragica (Punkte 22 bis 24) nach chinesischer Nomenklatur

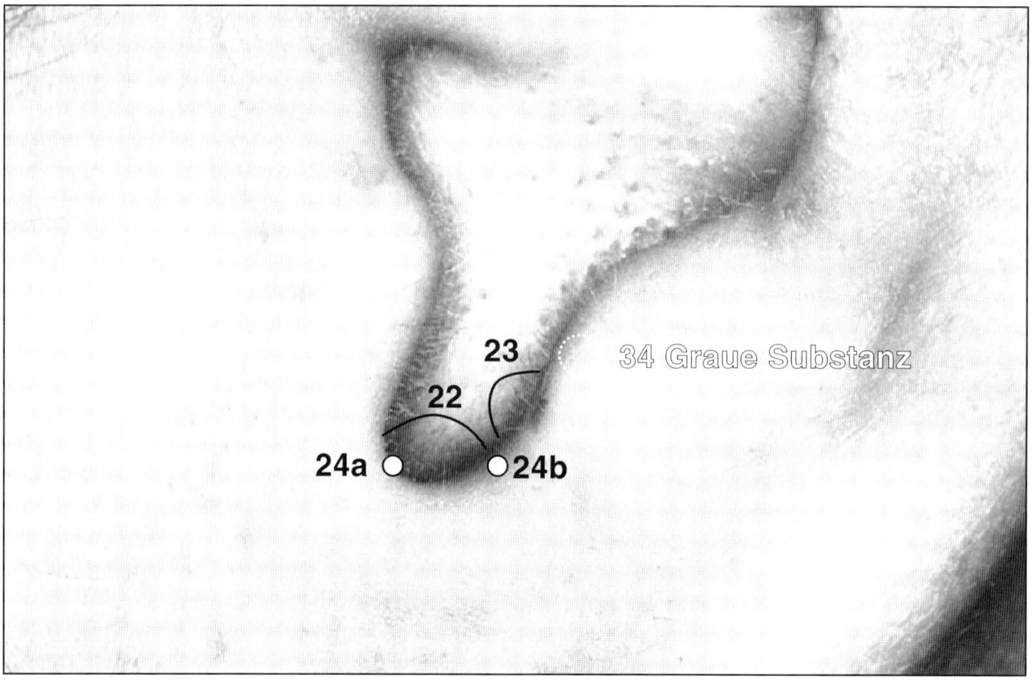

22 Endokrinium

Lokalisation: Am gesichtsseitigen Bodenanteil der Incisura intertragica.

Indikation: Bei allen endokrinologischen Störungen (Gynäkologie, Rheumatologie, Allergien, Hauterkrankungen).

► Diese Zone entspricht nach *Nogier* den Punkten Nebenniere, Schilddrüse, Nebenschilddrüse.

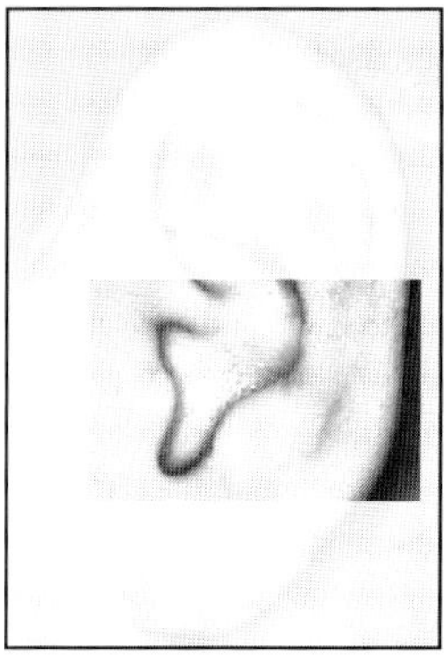

23 Ovar (Gonadotropinpunkt nach *Nogier*)

Lokalisation: Zwischen den Punkten 22 und 34 am Boden der Incisura intertragica.

Indikation: Störungen der Ovarialfunktion, regelabhängige Migräne und Hauterkrankungen.

24a, 24b Auge 1, Auge 2

Lokalisation: Unterhalb der Incisura intertragica.

Indikation: Nichtentzündliche Augenerkrankungen, eventuell Myopie, Astigmatismus, Optikusatrophie.

34 Graue Substanz

Lokalisation: Innenseite des Antitragus.

Indikation: Allgemein ausgleichende Wirkung, antiphlogistisch wirksam, analgetisch wirksam.

Wichtige Punkte der Incisura intertragica nach *Nogier*

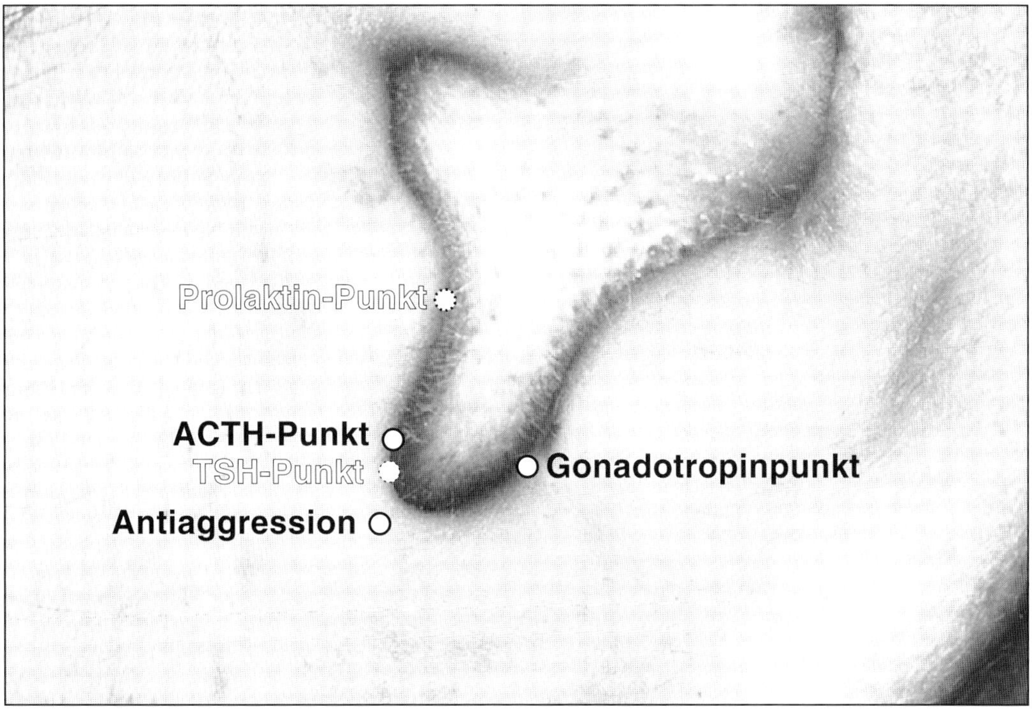

TSH-Punkt

Lokalisation: Innenwandseitig der Incisura intertragica.
Indikation: Störungen der Schilddrüsenfunktion, Urogenitalerkrankungen, Hauterkrankungen, Eßsucht.

ACTH-Punkt

Lokalisation: Entspricht dem Punkt 19 (Hypertonuspunkt), kaudales Ende des Tragus.
Indikation: Wichtiger Punkt bei der Behandlung von rheumatischen Erkrankungen, Asthma bronchiale, Hauterkrankungen

Gonadotropinpunkt

Lokalisation: Am vorderen Ansatz des Antitragus.
Indikation: Störungen der Sexualfunktion, Dysmenorrhö, Amenorrhö.

Prolaktinpunkt

Lokalisation: Innenseitig der Tragusspitze.
Indikation: Laktationsschwäche, Mastopathie.

Antiaggressionspunkt

Lokalisation: Am Unterrand der Incisura intertragica, gesichtswärts.
Indikation: Wichtiger psychotroper Punkt, Suchtbehandlung.

Punkte am Antitragus (Punkte 25 bis 36) nach chinesischer Nomenklatur

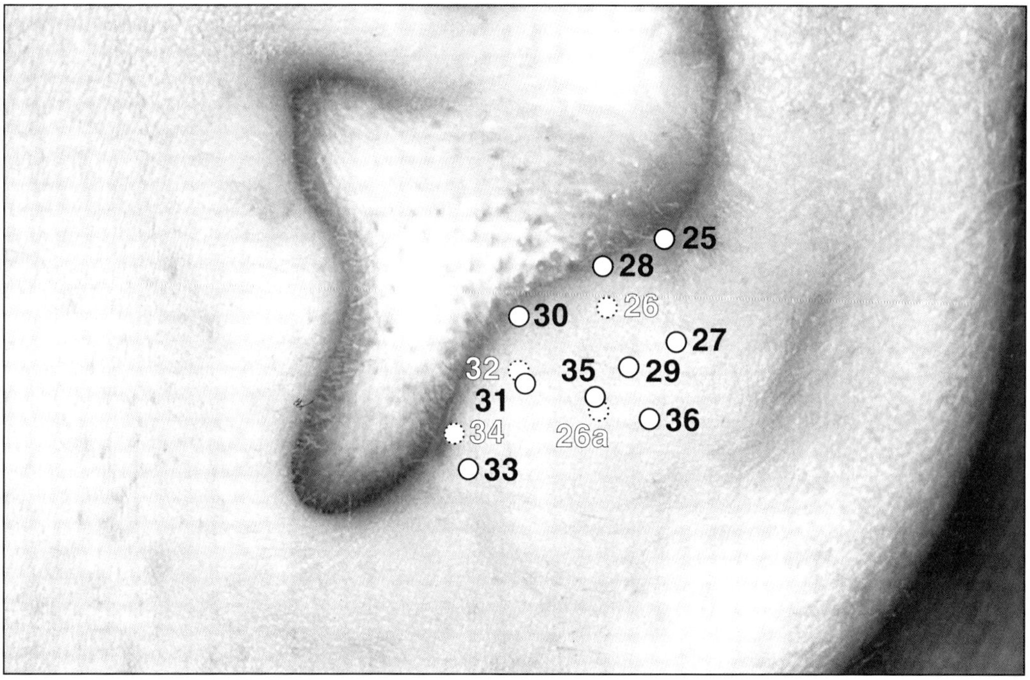

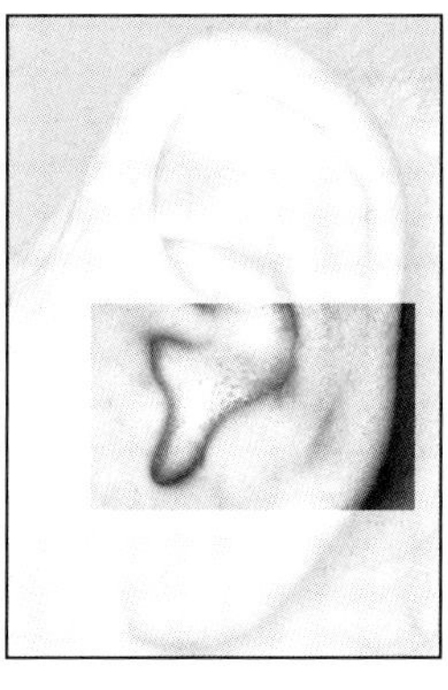

25 Hirnstamm

Lokalisation: Übergang Antitragus zur Anthelix, etwas mehr zum Antitragus gelegen.
Indikation: Meningeale Reizzustände, kindliche Entwicklungsstörungen, Folgezustände nach Commotio cerebri.

26 Zahnschmerzpunkt

Lokalisation: Innenseite des Antitragus, kranialer Schenkel.
Indikation: Zahnschmerzen.

26a Hirnanhang (Thalamus nach *Nogier*)

Lokalisation: Entspricht innenseitig der Lokalisation des Punktes 35.
Indikation: Allgemeiner Analgesiepunkt.

- ▶ Nach *Nogier* Beeinflussung der homolateralen Körperseite.
- ▶ Kontraindiziert während der Schwangerschaft.

27 Larynx und Zahn

Lokalisation: Außenseite des Antitragus.
Indikation: Unterstützende Wirkung bei Affektionen im Mundbereich.

28 Hirn (Hypophysenpunkt)

Lokalisation: In der Mitte der Strecke Antitragusgipfel – Anthelix.
Indikation: Hormonstörungen.

29 Polster

Lokalisation: Außenseite des Antitragus, unterhalb der Postantitragalen Furche.

► *Nogier* lokalisiert den Punkt Polster in die Postantitragale Furche, in die Mitte zwischen die Punkte 29a und 29b.

Indikation: Wichtiger Punkt mit breitem Wirkungsspektrum. Bei Schmerzzuständen, Hauterkrankungen, Kreislaufdysregulation, Allergien, Schwindel, vegetativer Dysfunktion, Rekonvaleszenzphasen.

30 Parotis

Lokalisation: Spitze des Antitragus.
Indikation: Pruritus (starke juckreizstillende Wirkung), Entzündungen der Parotis, Mumps.

31 Asthma

Lokalisation: Zwischen Punkt 30 und 33.
Indikation: Bronchitis, Asthma, Wirkung auf das Atemzentrum.

32 Hoden

Lokalisation: Innenseite des Antitragus, entsprechend der Außenlokalisation des Punktes 31.
Indikation: Impotenz, Orchitis.

33 Stirn

Lokalisation: Am vorderen Antitragusschenkel.
Indikation: Störungen im Bereich der Stirn (-algie, -itis), entspricht dem Os frontale nach *Nogier*. Schwindel.

34 Graue Substanz

Lokalisation: Innenseite des Antitragus.
Indikation: Allgemein ausgleichende Wirkung, antiphlogistisch wirksam, analgetisch wirksam.

35 Sonne

Lokalisation: In der Mitte der Basis des Antitragus.
Indikation: Sehr häufig verwendeter Punkt. Zephalgien, Migräne, Augenerkrankungen, Schwindel, Schlafstörungen.

36 Dach

Lokalisation: Unter Punkt 29.
Indikation: Scheitelkopfschmerz.

► Die Punkte 29 (Polster), 35 (Sonne) und 33 (Stirn) finden im Rahmen der Kopfschmerztherapie häufig Anwendung. Nach *Gleditsch* sollten diese Punkte besser nach der Lokalisation benannt werden:

29 Okzipitalpunkt

35 Temporalpunkt

33 Frontalpunkt

► Die Verbindungslinie der Punkte 29, 33 und 35 bezeichnet *Nogier* als *Sensorielle Linie.*

Zum Vergleich die Punkte am Antitragus nach Nogier (S. 48)

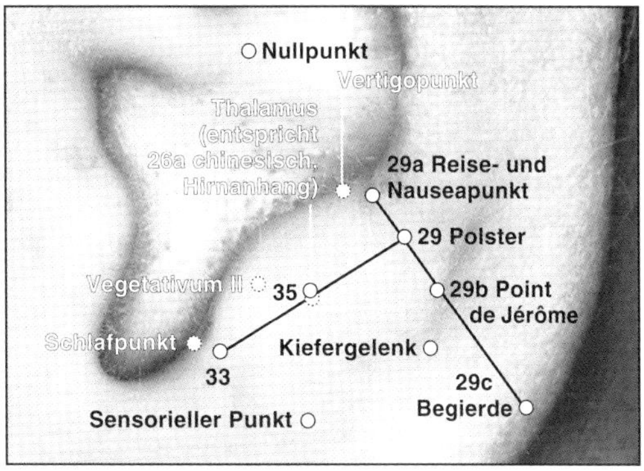

Punkte am Antitragus nach *Nogier*

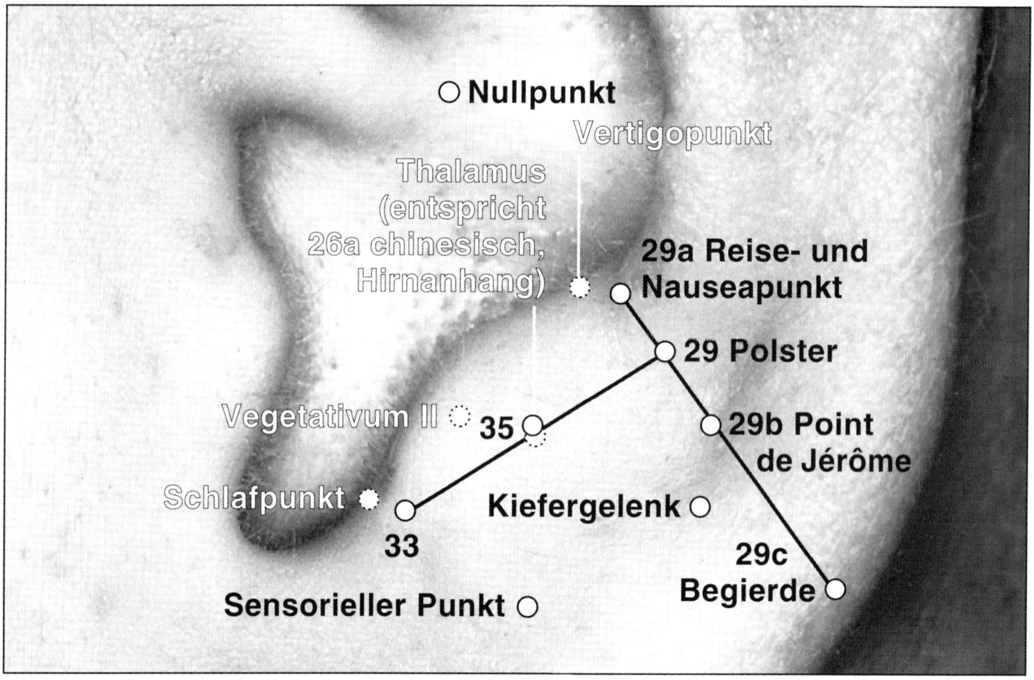

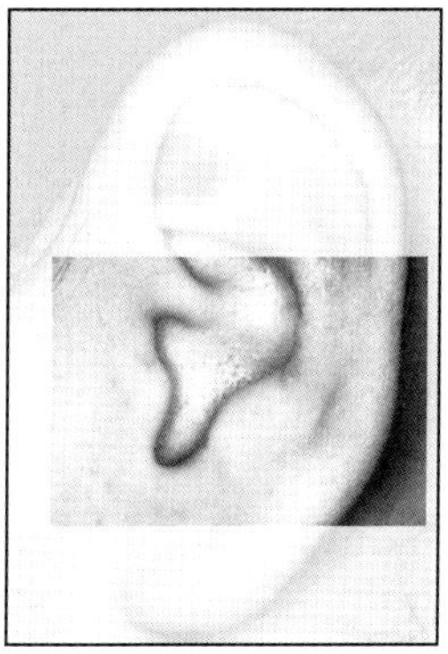

Schwindellinie nach von Steinburg

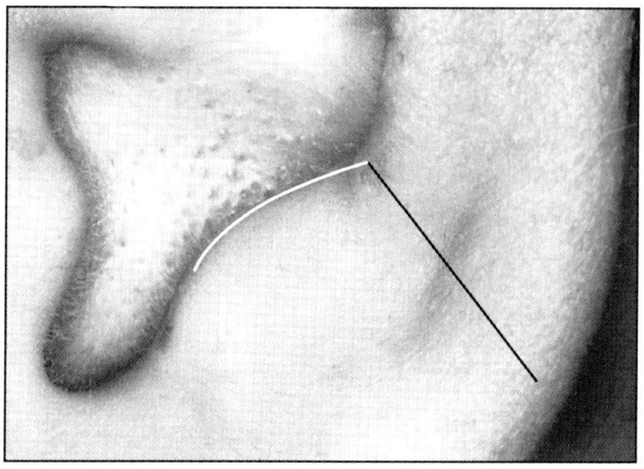

Postantitragale Furche

Lokalisation: Zieht man vom Nullpunkt durch die Einkerbung zwischen Antitragus und Anthelix eine Gerade zum Ohrrand, so finden wir auf dieser Geraden wichtige Akupunkturpunkte (29a, 29, 29b, 29c). Die Verbindungslinie bezeichnen wir als „Postantitragale Furche".
Indikation: siehe entsprechende Punkte.

29 Polster

Lokalisation: In der Postantitragalen Furche, ungefähr in der Mitte zwischen den Punkten 29a und 29b. Die Lokalisation des Punktes Polster nach chinesischer Nomenklatur liegt etwas weiter gesichtswärts.
Indikation: Wichtiger analgetisch wirksamer Punkt mit breitem Wirkungsspektrum. Bei Schmerzzuständen, Hauterkrankungen, Kreislaufdysregulationen, Allergien, Schwindel, vegetativer Dysfunktion, Rekonvaleszenzphase.

29a Reise- und Nauseapunkt

Lokalisation: Zwischen den Punkten 25 (Hirnstamm) und 29 (Polster).
Indikation: Reisekrankheit, Erbrechen.

29b Point de Jérôme, Entspannungspunkt

Lokalisation: In der Postantitragalen Furche, Schnittpunkt mit der Vegetativen Rinne.
Indikation: Vegetative Harmonisierung, Einschlafstörungen, bei Durchschlafstörungen Nadelung des entsprechenden Punktes auf der Ohrrückseite.

29c Punkt der Begierde

Lokalisation: Am Ende der Postantitragalen Furche, Schnittpunkt mit dem Ohrrand.
Indikation: Im Rahmen der Suchttherapie.

Vertigopunkt

Lokalisation: Innenseitig im Bereich des Antitragus, kurz vor der Postantitragalen Furche.
Indikation: Wichtiger Schwindelpunkt, vgl. Schwindellinie nach *von Steinburg*.

Sensorieller Punkt

Lokalisation: Unterhalb Punkt 35 (Sonne).
Indikation: Schmerzlindernde Wirkung.

Schlafpunkt

Lokalisation: Innenseitig des Antitragus zur Incisura intertragica hin, ungefähr gegenüber dem Gonadotropinpunkt.
Indikation: Im Rahmen der Suchttherapie. Psychosomatische Erkrankungen, Schlafstörungen.

Schwindellinie nach *von Steinburg*

Lokalisation: Entlang der Postantitragalen Furche und der Antitragusoberkante, etwas nach innen gelegen.
Indikation: Schwindel.

Vegetativum II

Lokalisation: Innenseitig des Antitragus.
Indikation: Analgetisch, vegetativ harmonisierend.

Thalamus (26a, Hirnanhang, nach chines. Nomenklatur)

Lokalisation: Innenseitig des Antitragus gegenüber Punkt 35 (Sonne).
Indikation: Vegetativ harmonisierend, allgemeiner Analgesiepunkt, Ejaculatio praecox, Frigidität, Beeinflussung der homolateralen Körperseite.

- ► Bei Gelenkrheuma: Nadelung mit Goldnadeln.
- ► Kontraindiziert während der Schwangerschaft.

Zum Vergleich die Punkte am Antitragus nach chinesischer Nomenklatur (S. 46)

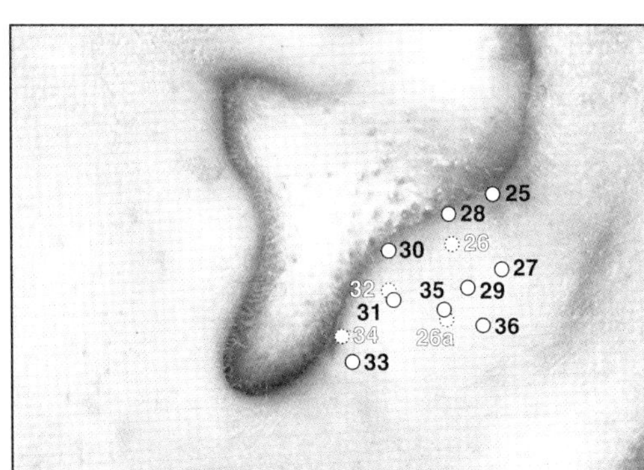

Projektionszonen der Schädelknochen und der Nasennebenhöhlen nach *Nogier*

Im Bereich des Antitragus projizieren sich die Schädelknochen. Hier liegen teilweise wieder Mehrfachprojektionen vor. Am absteigenden Antitragusschenkel kommt das Os frontale zur Darstellung. Weiter zum Helixrand gelegen schließt sich das Os ethmoidale und die Maxilla an. Das Os parietale liegt im Bereich der Tragusspitze. Das Os occipitale bildet die hintere Begrenzung. In der Mitte des Antitragus projiziert sich das Os temporale. Das Kiefergelenk, der Unterkiefer nebst Zähnen schließt sich an das Os occipitale an.

Die Nasennebenhöhlen spielen als Störfeld eine große Rolle. Sie projizieren sich ebenfalls in den Bereich des Antitragus. Die Kieferhöhle projiziert sich in die Maxilla. Die Stirnhöhle liegt etwas unterhalb des Os frontale. Die Keilbeinhöhle und die Siebbeinzellen liegen auf einer Linie in unmittelbarer Nachbarschaft der Kieferhöhle.

Projektionszonen der Schädelknochen und der Nasennebenhöhlen nach *Nogier*

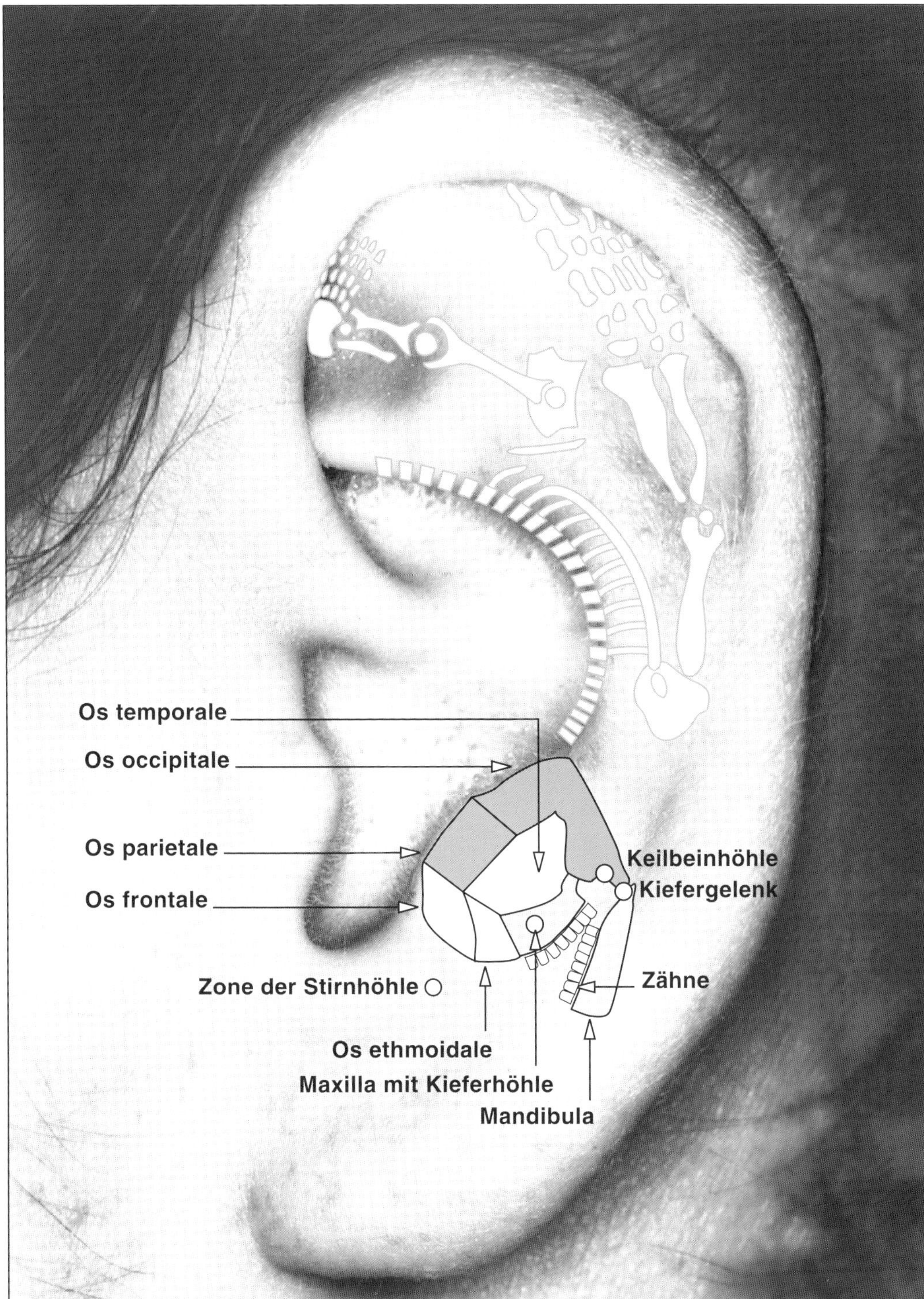

Punkte der Anthelix (Punkte 37 bis 45) nach chinesischer Nomenklatur

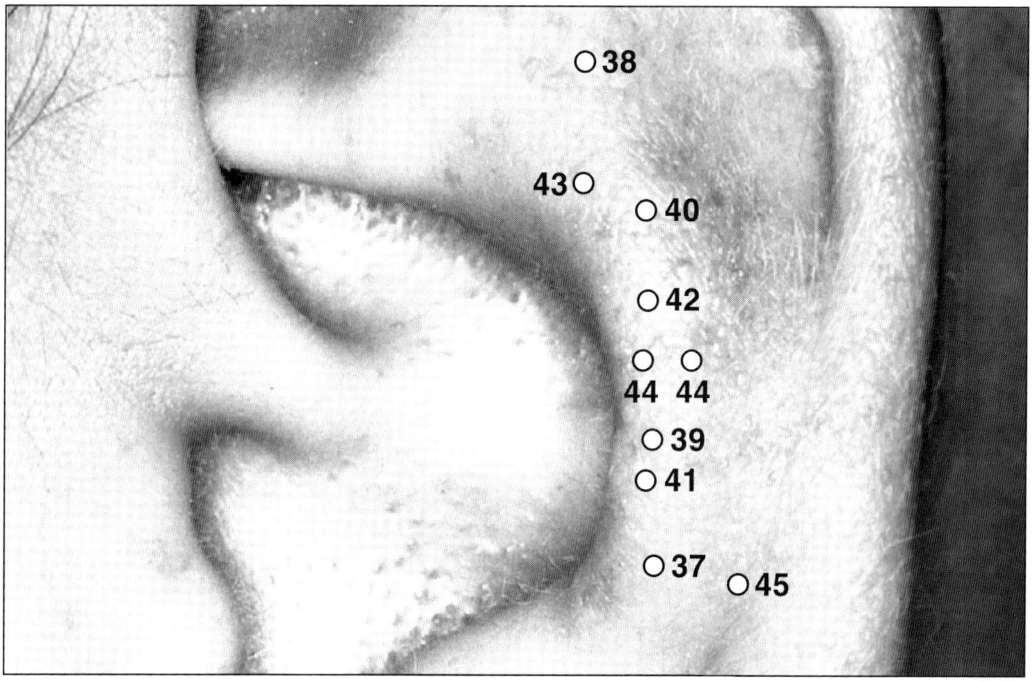

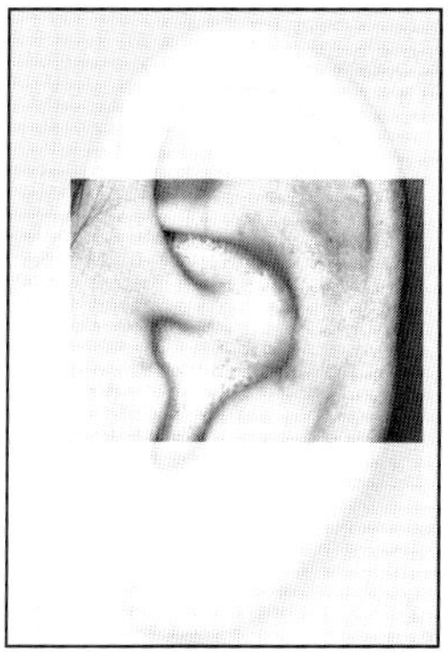

37 Halswirbelsäule

Lokalisation: Ende der Anthelix.
Indikation: HWS-Syndrom.

38 Kreuz- und Steißbeinwirbel

Lokalisation: In Höhe der Schnittstelle beider Crura.
Indikation: LWS-Syndrom, Kokzygodynien.

39 Brustwirbelsäule

Lokalisation: In der Verlängerung der aufsteigenden Helixwurzel zur Helix.
Indikation: BWS-Syndrom, Thorakodynien.

40 Lendenwirbelsäule

Lokalisation: Ca. halbe Strecke der Verbindungslinie der Punkte 44 und 38, etwas nach lateral.
Indikation: LWS-Syndrom.

41 Hals

Lokalisation: Etwas kranial der Projektion der Halswirbelsäule.
Indikation: HWS-Syndrom, Affektionen im Halsbereich.

42 Thorax

Lokalisation: Mittleres bis kraniales Drittel der BWS.
Indikation: Thorakodynie, Mastitis.

43 Abdomen

Lokalisation: Medial der Mitte der Verbindungslinie der Punkte 38 und 40.
Indikation: Abdominelle Beschwerden. Meteorismus.

44 Mamma (Zweifachprojektion)

Lokalisation: Etwas kranial des Punktes 39.
Indikation: Mastitis, Mastodynie, Schmerzen im Bereich der Brust.

45 Thyreoidea

Lokalisation: In der Helixrinne in Höhe des Endes der Anthelix.
Indikation: Schilddrüsendysfunktion, Globus nervosus, Schmerzen im Bereich der Schilddrüse.

Zum Vergleich die Punkte der Anthelix nach Nogier (Projektionen der Wirbelsäule) (S. 54)

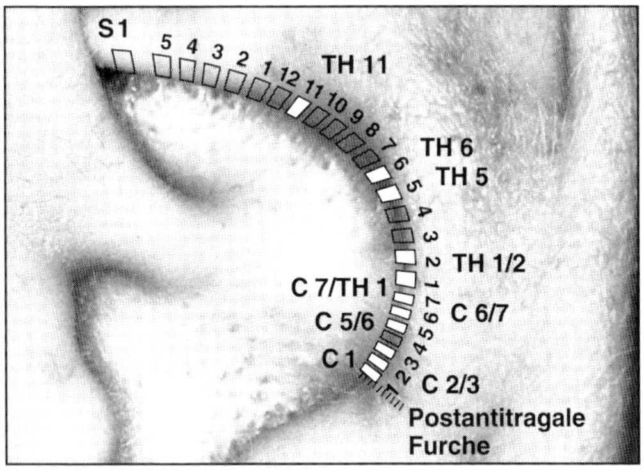

Projektionszonen der Wirbelsäule nach *Nogier*

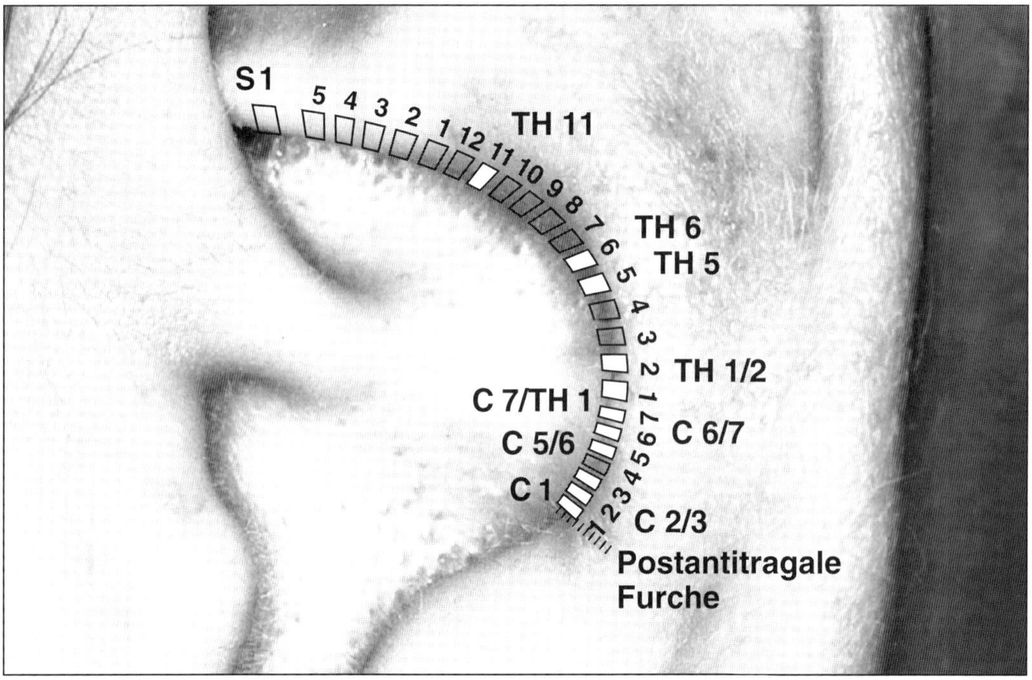

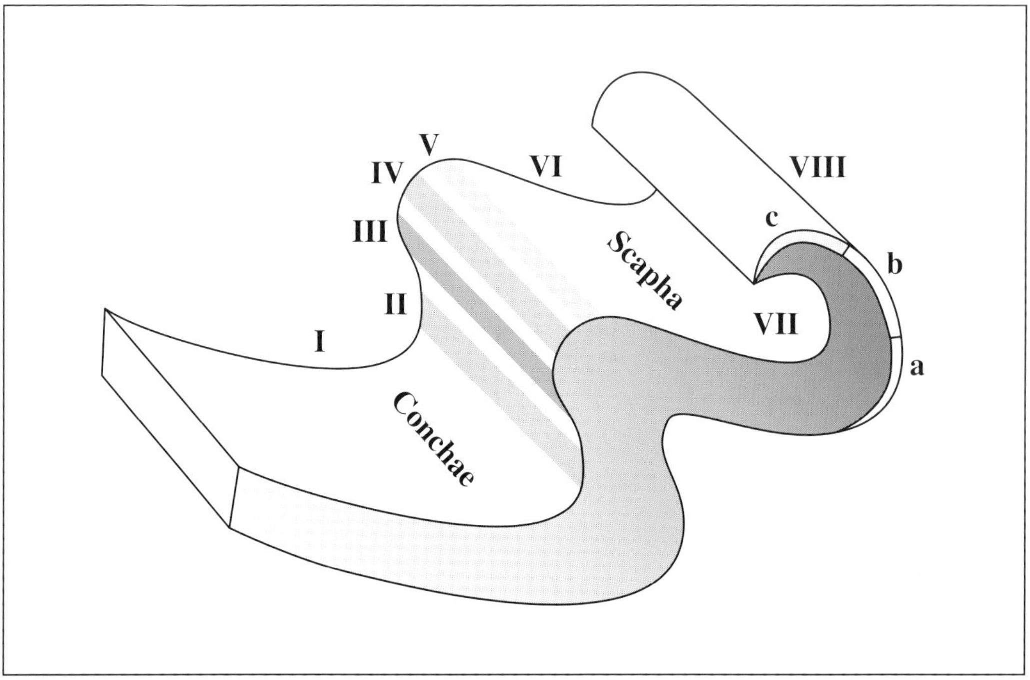

Nervale Steuerungspunkte der endokrinen Drüsen

TH 11 Zone III, Nebennieren
Indikation: PcP. Dieser Punkt wirkt allgemein entzündungshemmend und schmerzstillend.

TH 6 Zone III, Pankreas
Indikation: Verdauungsbeschwerden.
▶ *Bahr:* Störfeldsuche.

TH 5 Zone III, Mamma
Indikation: Mastopathie, Stillprobleme.

TH 1/2 Zone III, Thymus
Indikation: Allergische Erkrankungen.

C 6/7 Zone III, Thyreoidea
Indikation: Schilddrüsenerkrankung, Globusgefühl.
▶ *Bahr:* Goldpunkt links.

C 5/6 Zone III, Parathyreoidea
Indikation: Knochenerkrankungen, Osteoporose, Frakturheilung, »Krämpfe«.
▶ *Bahr:* Goldpunkt links.

Nervale Organpunkte der paravertebralen sympathischen Ganglienketten

C1 Zone II, Ganglion cervicale superius
Indikation: Tinnitus, Schwindel.

C2/C3 Zone II, Ganglion cervicale medium
Indikation: Funktionelle Herzbeschwerden.

C 7/TH 1 Zone II, Ganglion stellatum
Indikation: Tinnitus, Thorakodynien, Störfeldsuche.

Das Ohrrelief im Querschnitt (Zone I bis VIII)

I Zone des Organparenchyms
II Nervale Organpunkte der paravertebralen sympathischen Ganglienkette
III Nervale Steuerungspunkte der endokrinen Drüsen
IV Zone der Bandscheiben
V Zone der Wirbelkörper
VI Zone der paravertebralen Muskeln und Bänder
VII Vegetative Rinne (sympathische Ursprungskerne)
VIII Projektion der Medulla spinalis (a: motorische Bahnen, b: autonome Bahnen, c: sensible Bahnen)

Plexuspunkte und wichtige Punkte in der Concha nach *Nogier*

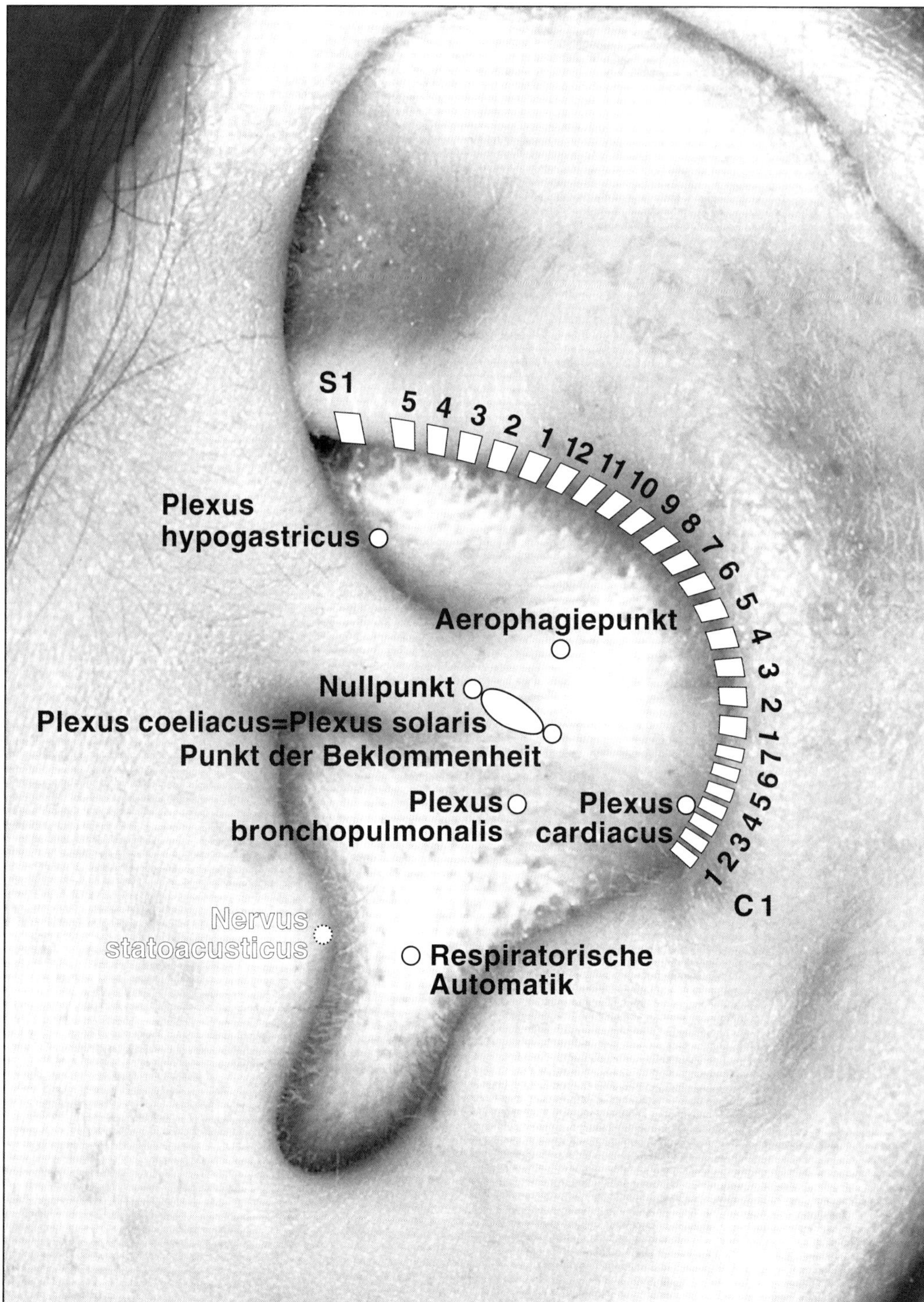

Plexus cardiacus (Wunderpunkt)

Lokalisation: Vor der Projektion des Ganglion cervicale mediale, in Höhe C 2/3.
Indikation: Hypertonus, funktionelle Herzbeschwerden (evtl. in Kombination mit Punkt 100 [Herz]).

Plexus bronchopulmonalis

Lokalisation: In der Hemiconcha inf., unterhalb des Endpunktes des Plexus solaris (Punkt der Beklommenheit).
Indikation: Broncholytische Wirkung.

Plexus solaris

Lokalisation: Areal vom Nullpunkt bis zum Punkt der Beklommenheit.
Indikation: Gastrointestinale Beschwerden.

Plexus hypogastricus (Plexus urogenitalis)

Lokalisation: Am oberen Rand des Crus helicis, in der Hemiconcha superior, ungefähr in der Mitte der Strecke Nullpunkt – Schnittpunkt aufsteigender Helixast mit dem Crus inferius.
Indikation: Identisch mit Omega 1-Punkt. Gastrointestinale und urogenitale Beschwerden, Nierenkolik, Steinabgang (zusätzlich Thalamus und Point de Jérôme).

Aerophagiepunkt

Lokalisation: Spiegelbildlich zum Plexus bronchopulmonalis, in der Hemiconcha superior.
Indikation: Singultus, Roemheld-Syndrom.

Respiratorische Automatik

Lokalisation: In der Incisura intertragica.
Indikation: Entspricht dem Meisterpunkt des Respirationstraktes der Körperakupunktur (KG 17), broncholytische Wirkung.

Nervus statoacusticus

Lokalisation: Spitze des Tragus, an der Innenseite.
Indikation: M. Ménière, Schwindel.
► Evtl. Nadelung in Kombination mit der Repräsentationszone des Ganglion stellatum *(S. 55)*.

Punkte am Crus superius und inferius der Anthelix (Punkte 46 bis 54) nach chin. Nomenklatur

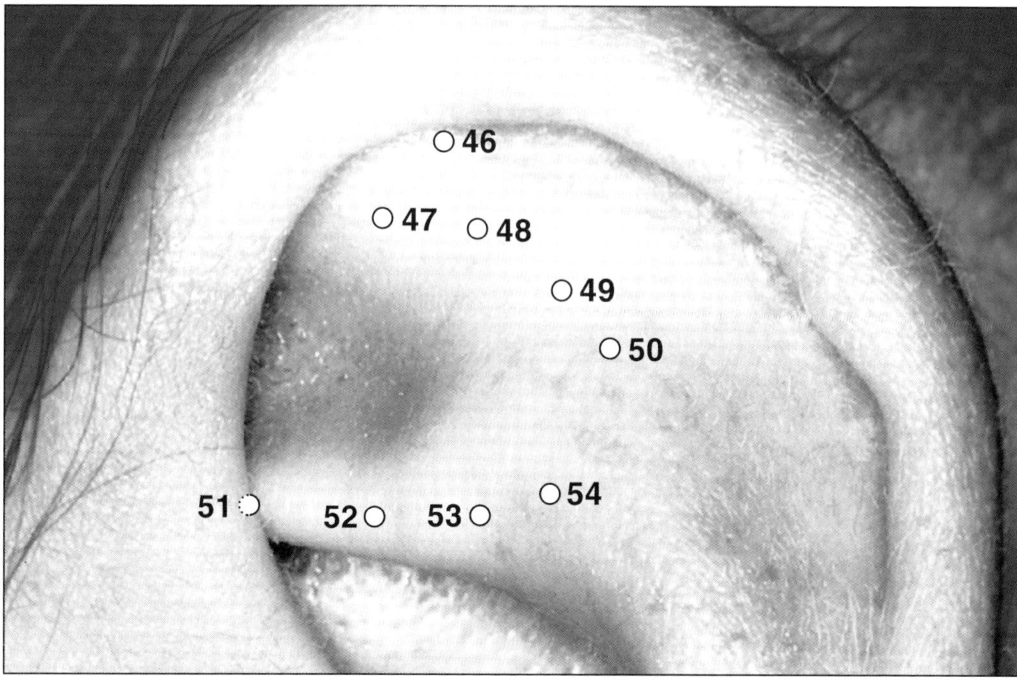

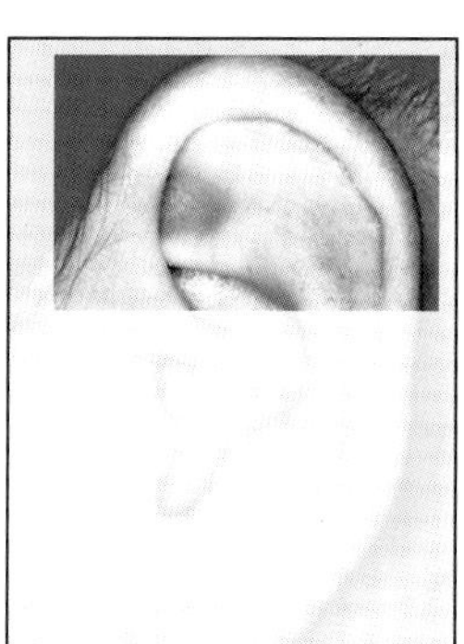

46 Zehe
Lokalisation: Am Beginn des Crus superius.
Indikation: Schmerzen im Bereich der Zehe.

47 Ferse
Lokalisation: Am Beginn des Crus superius.
Indikation: Schmerzen im Bereich der Ferse.

48 Knöchel
Lokalisation: Unterhalb der Punkte 46 und 47.
Indikation: Schmerzen im Bereich des Knöchels.

49 Kniegelenk
Lokalisation: Mitte des Crus superius.
▶ Das »französische« Knie liegt in der Mitte der Fossa triangularis.
Indikation: Schmerzen im Bereich des Knies – eher im Rahmen funktioneller Störungen.
▶ Das »französische« Knie stellt eher die anatomische Projektion des Kniegelenkes dar und hat seine Indikationen infolgedessen bei lokal degenerativen Veränderungen.

50 Hüftgelenk
Lokalisation: Kaudal des Punktes 49.
Indikation: Schmerzen im Bereich des Hüftgelenkes.

51 Vegetativum
Lokalisation: Am Schnittpunkt Crus inferius mit der Helix.
Indikation: Wichtiger Punkt, vegetativ harmonisierende Wirkung, vegetativ ausgleichende Wirkung auf alle viszeralen Organe.

52 Nervus ischiadicus
Lokalisation: Mitte des Crus inferius.
Indikation: Schmerzen im Innervationsgebiet des N. ischiadicus.

53 Gesäß
Lokalisation: Lateral von Punkt 52.
Indikation: Schmerzen im Bereich des Gesäßes.

54 Lendenschmerzpunkt
Lokalisation: Schnittpunkt Crus inferius und Crus superius.
Indikation: Schmerzen im Bereich der Lende.

Zum Vergleich die Punkte am Crus superius und inferius der Anthelix nach Nogier (S. 63)

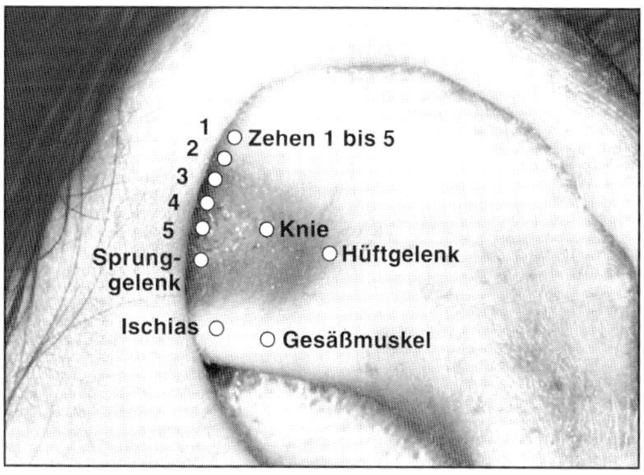

Punkte der Fossa triangularis (Punkte 55 bis 61) nach chinesischer Nomenklatur

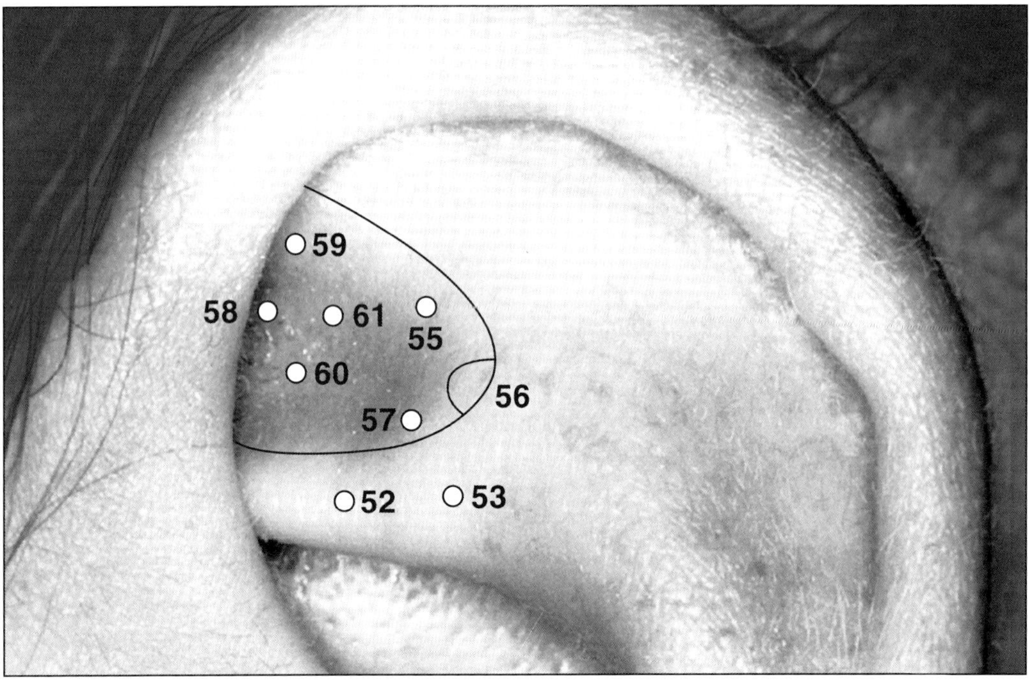

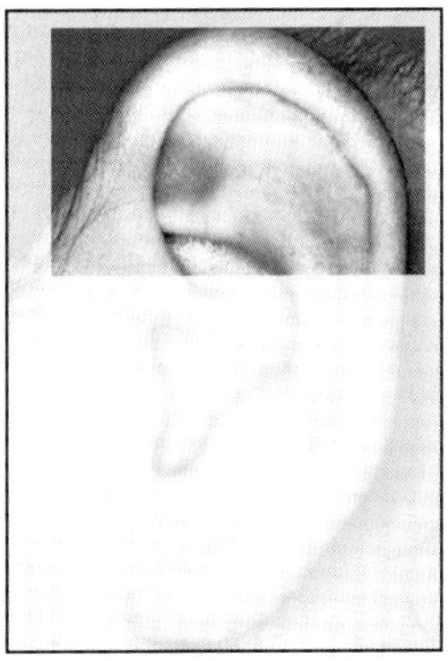

55 Shen-Men, Tor der Götter

Lokalisation: Im Winkel des Crus superius und Crus inferius, zum Crus superius hin gelegen.
Indikation: Wichtiger Punkt.
Starke psychisch ausgleichende Wirkung, übergeordneter Punkt bei Schmerzzuständen, entzündungshemmend; im Rahmen der Behandlung von Yang-Erkrankungen kommt er häufig zur Anwendung.

56 Cavum pelvis

Lokalisation: Im Teilungswinkel des Crus superius und Crus inferius.
Indikation: Bei Schmerzen im Bereich der Beckenregion.

- ► Punkte Hüfte und Becken nach *Nogier* identisch mit Punkt 56.

57 Hüfte

Lokalisation: Kranial der Mitte der Verbindungslinie der Punkte 52 und 53.
Indikation: Schmerzen in der Hüftregion.

58 Uterus

Lokalisation: In der Fossa triangularis, nahe der Helix.
Indikation: Gynäkologische Erkrankungen.
Zur Anregung der Wehentätigkeit. Bei zyklusabhängiger Migräne.

- ► Auch beim Mann bei Ejaculatio praecox und Impotenz anwendbar.
- ► Kontraindiziert während der Schwangerschaft.

59 Blutdrucksenkender Punkt

Lokalisation: Schnittpunkt Crus superius und Helix, in der Fossa triangularis.
Indikation: Hypertonie, evtl. Mikroaderlaß.

60 Dyspnoe-Punkt

Lokalisation: Lateral und kaudal von Punkt 58.
Indikation: Asthma bronchiale.

61 Hepatitispunkt

Lokalisation: Lateral Punkt 58.
Indikation: Unterstützend bei Lebererkrankungen.

Zum Vergleich die Punkte der Fossa triangularis nach Nogier (S. 63)

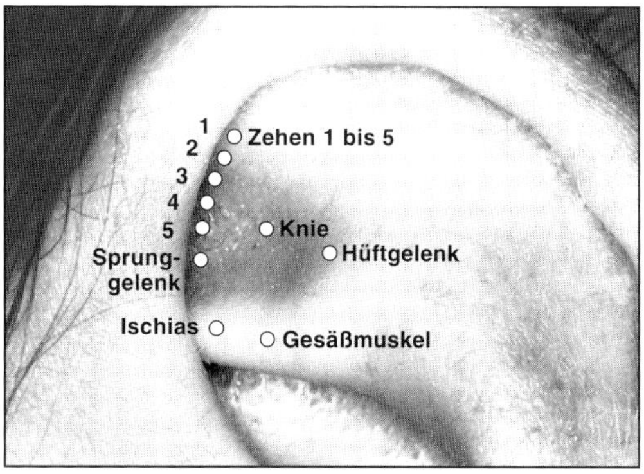

Projektionszonen des knöchernen Skeletts nach *Nogier*

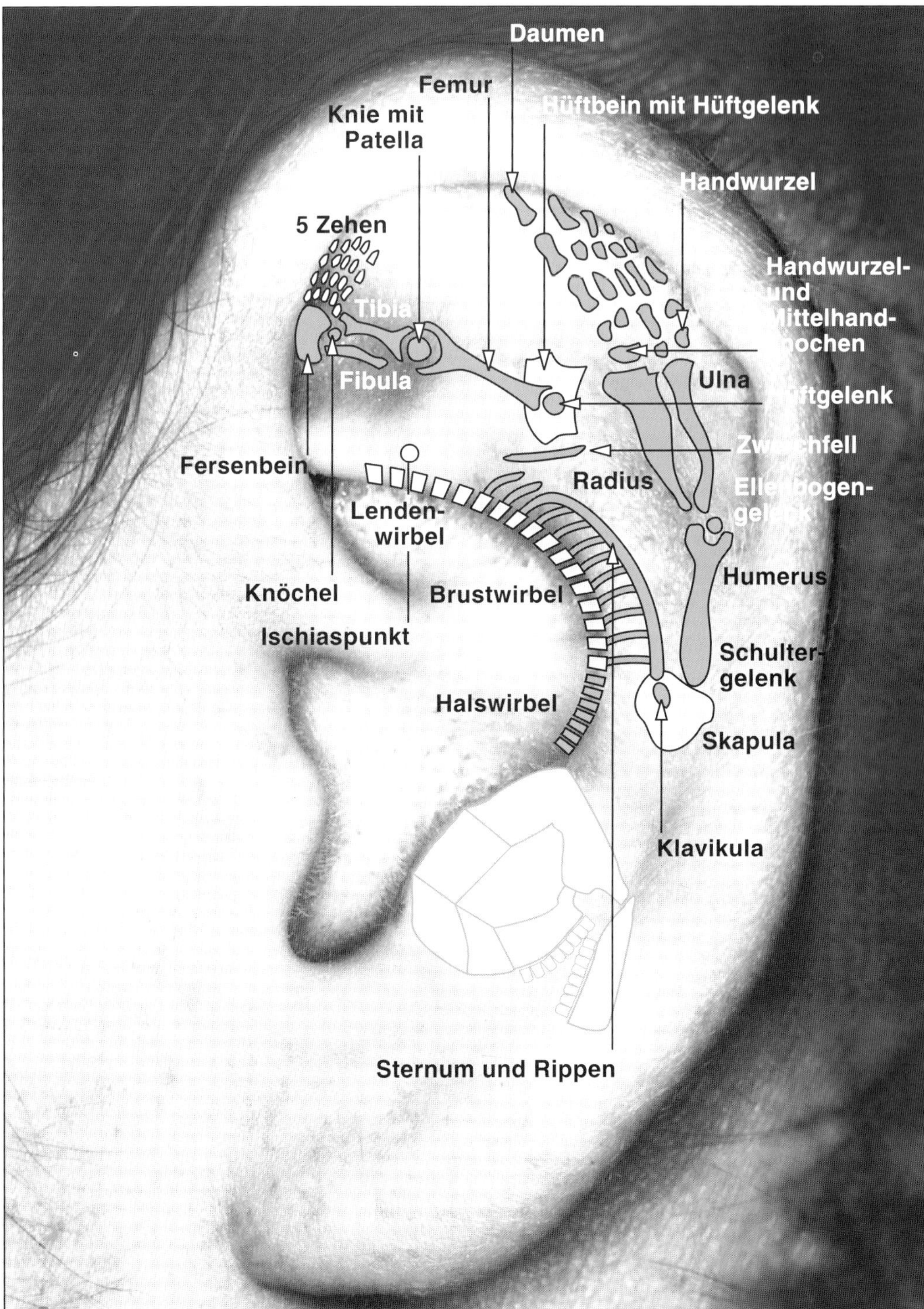

Punkte der Fossa triangularis nach *Nogier*

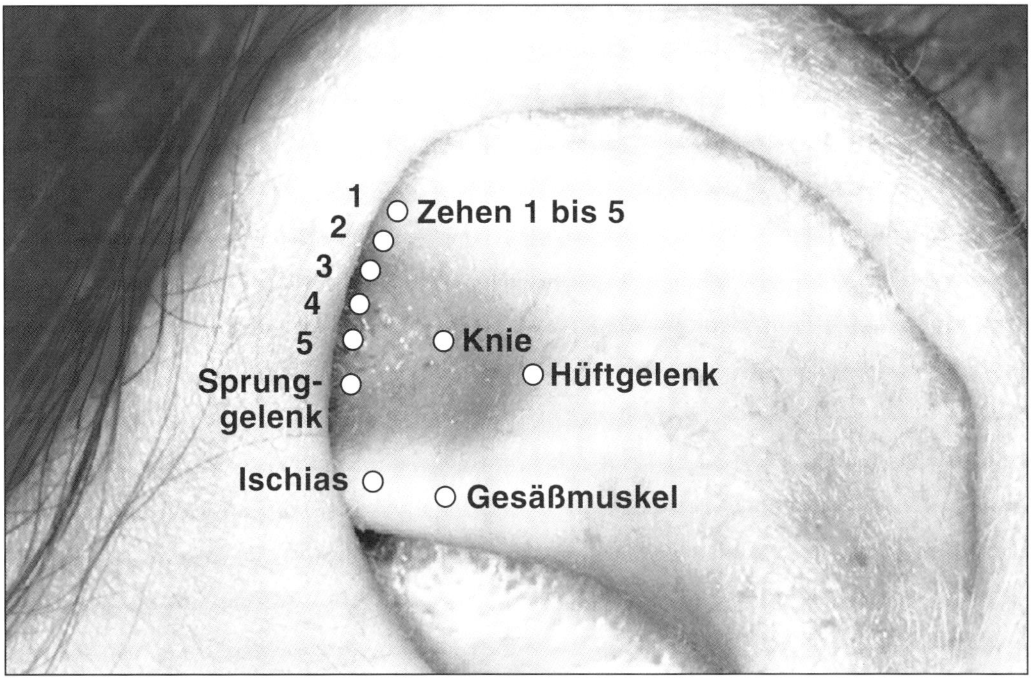

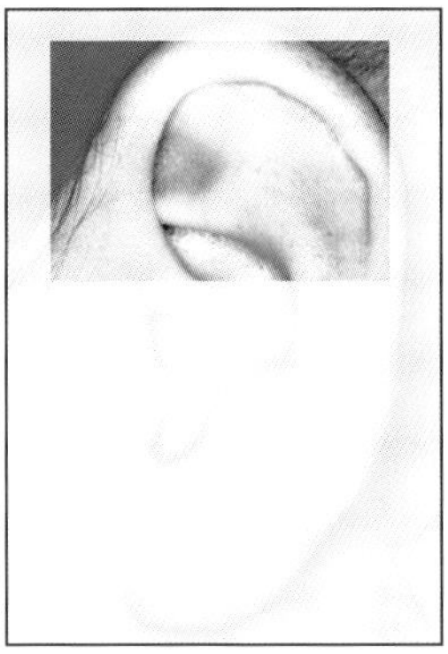

Zum Vergleich die Punkte in der Fossa triangularis nach chinesischer Nomenklatur (S. 60)

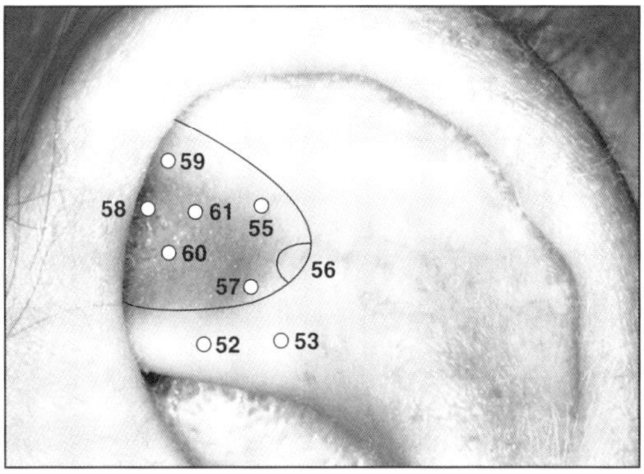

Punkte in der Scapha (Punkte 62 bis 71) nach chinesischer Nomenklatur

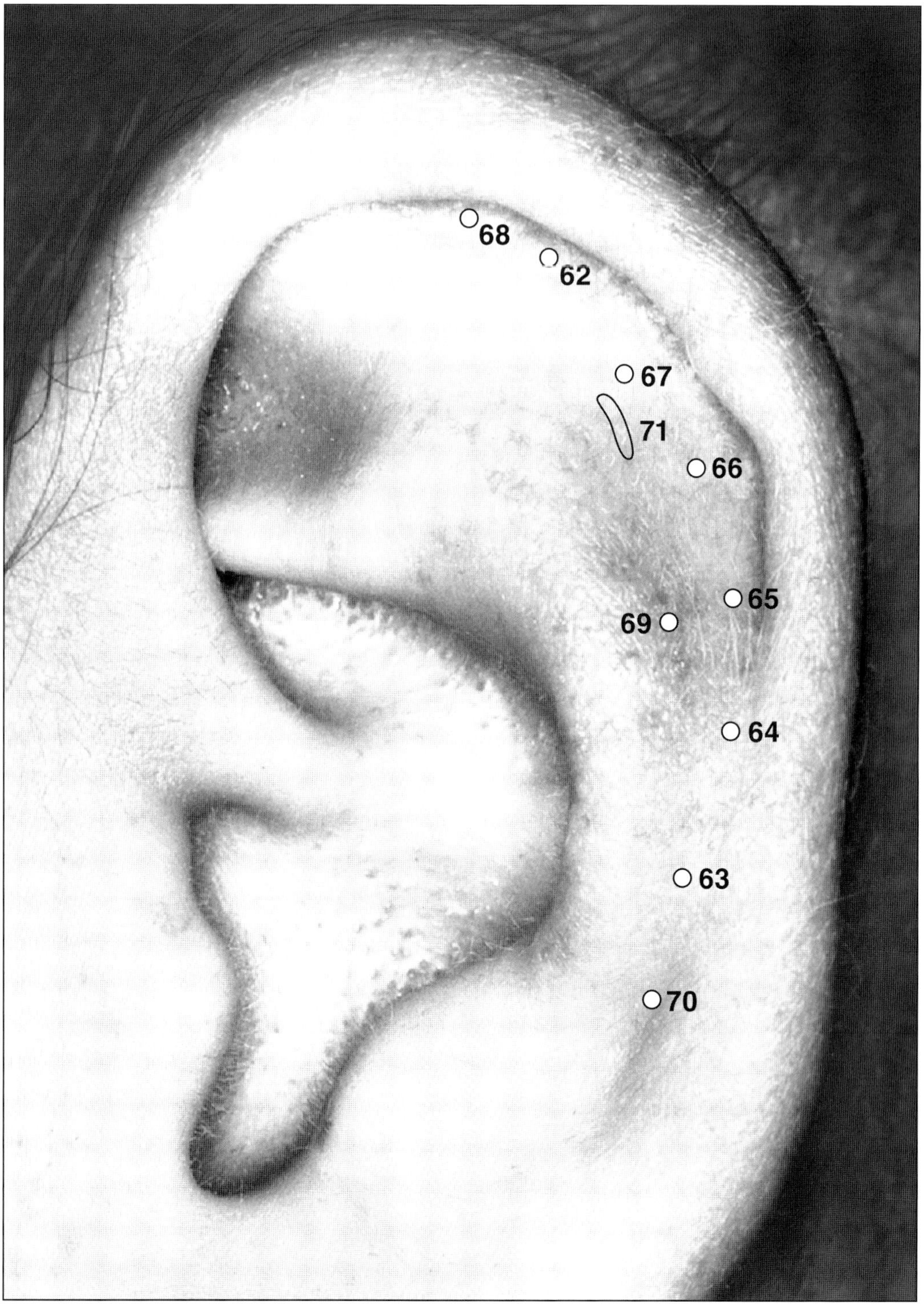

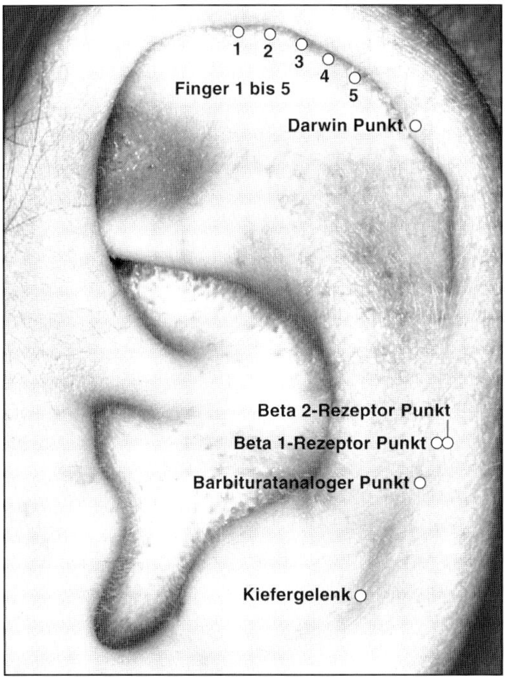

Zum Vergleich die Punkte in der Spalte nach Nogier und Bahr (S. 66)

62 Finger
Lokalisation: Im kranialen Bereich der Scapha.

63 Klavikula
Lokalisation: In der Scapha, ungefähr in Höhe des Punktes 100 (Herz).

64 Schultergelenk
Lokalisation: In der Scapha, ungefähr in Höhe des Punktes 87 (Magen).

65 Schulter
Lokalisation: In der Scapha, zwischen den Punkten 64 und 66.

66 Ellenbogen
Lokalisation: In der Scapha, in Höhe des Winkels der Fossa triangularis.

67 Handwurzel
Lokalisation: In der Scapha, in Höhe des Tuberculum Darwinii.

68 Appendix 1
Lokalisation: Am Übergang des Crus superius, in der Helixrinne.

69 Appendix 2
Lokalisation: In der Scapha, in Höhe des Crus inferius.

70 Appendix 3
Lokalisation: In der Scapha, am Ende der Vegetativen Rinne.
Indikation der Appendixpunkte: Allgemein lymphatische Wirkung, im Rahmen der Akupunkturanalgesie bei Appendektomien.

71 Urtikaria-Zone
Lokalisation: Auf der Scapha, in Höhe des Tuberculum Darwinii.
Indikation: Urtikaria, Pruritis.

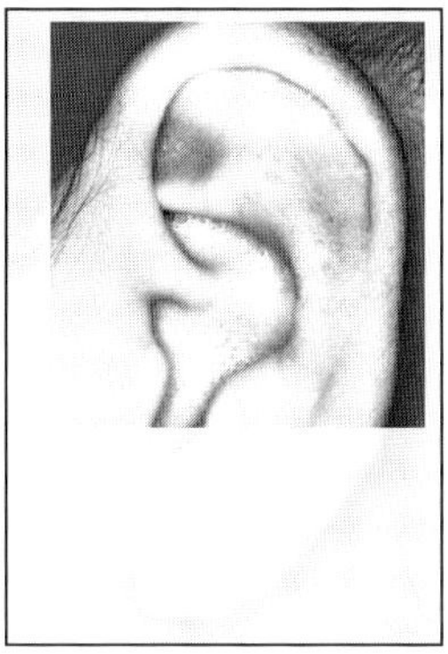

► Die Punkte in der Scapha werden entsprechend ihrer »Bedeutung« eingesetzt (z.B. Schulterschmerzen – Punkt 65 »Schulter«).

Punkte in der Scapha nach *Nogier* und *Bahr*

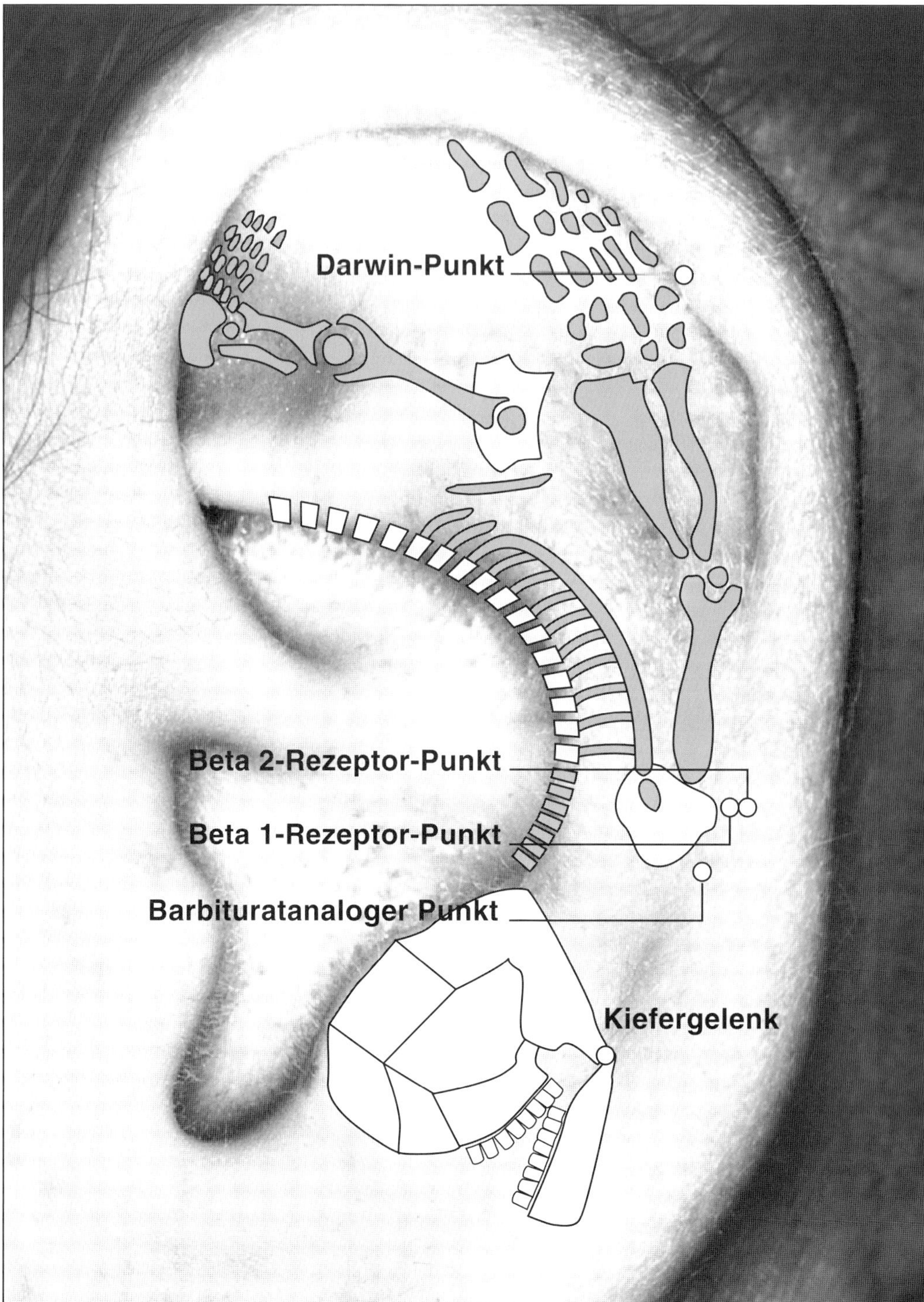

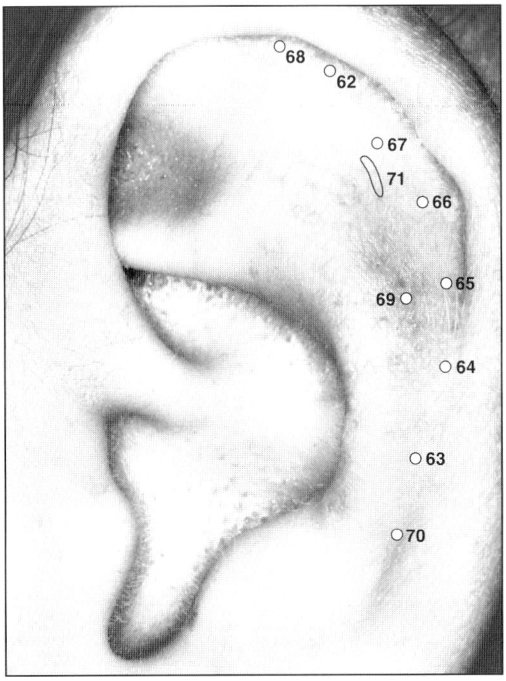

Zum Vergleich die Punkte in der Scapha nach chinesischer Nomenklatur (S. 64)

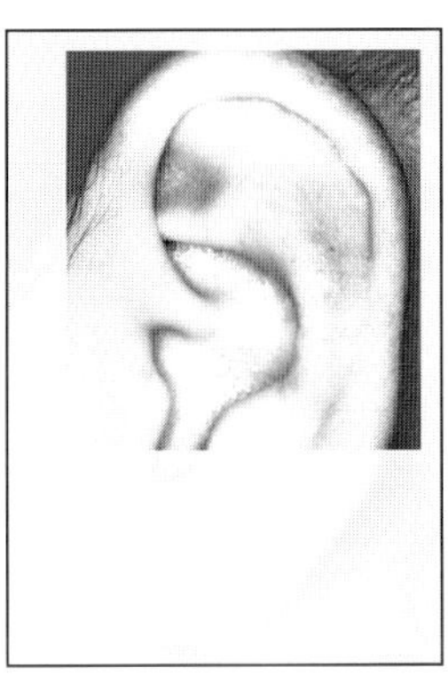

Barbituratanaloger Punkt

Lokalisation: In der Scapha, etwa Höhe C7.
Indikation: Barbituratähnliche Wirkungen.

Beta 1-Rezeptor-Punkt

Lokalisation: Verbindungslinie Nullpunkt – TH 1/2, in der Helixrinne.
Indikation: Hypertonus.
▶ Bei Rechtshändern: rechts Silber, links Gold.

Beta 2-Rezeptor-Punkt

Lokalisation: Neben Beta 1-Rezeptor-Punkt.
Indikation: Broncholytische Wirkung.
▶ Bei Rechtshändern: rechts Gold, links Silber.

Kiefergelenk

Lokalisation: Der Punkt liegt am Ende der Scapha, dort am Übergang zum Lobulus.
▶ Dieser Punkt stellt eine Mehrfachprojektion bestimmter Areale dar.
Nach *Bahr* u.a.: Tonsilla palatina, Retromolarraum, Magnesium-Punkt.
Indikation: Arthropathien, gnathologische Probleme.

Darwin-Punkt

Lokalisation: Tuberculum Darwinii.
▶ Nach *Nogier* Scheidepunkt der Innervation aus dem Plexus cervicalis superficialis zum N. trigeminus.
Indikation: Arthropathien der oberen und unteren Extremität.

Punkte an der Helixkrempe (Punkte 72 bis 78) nach chinesischer Nomenklatur und *Nogier*

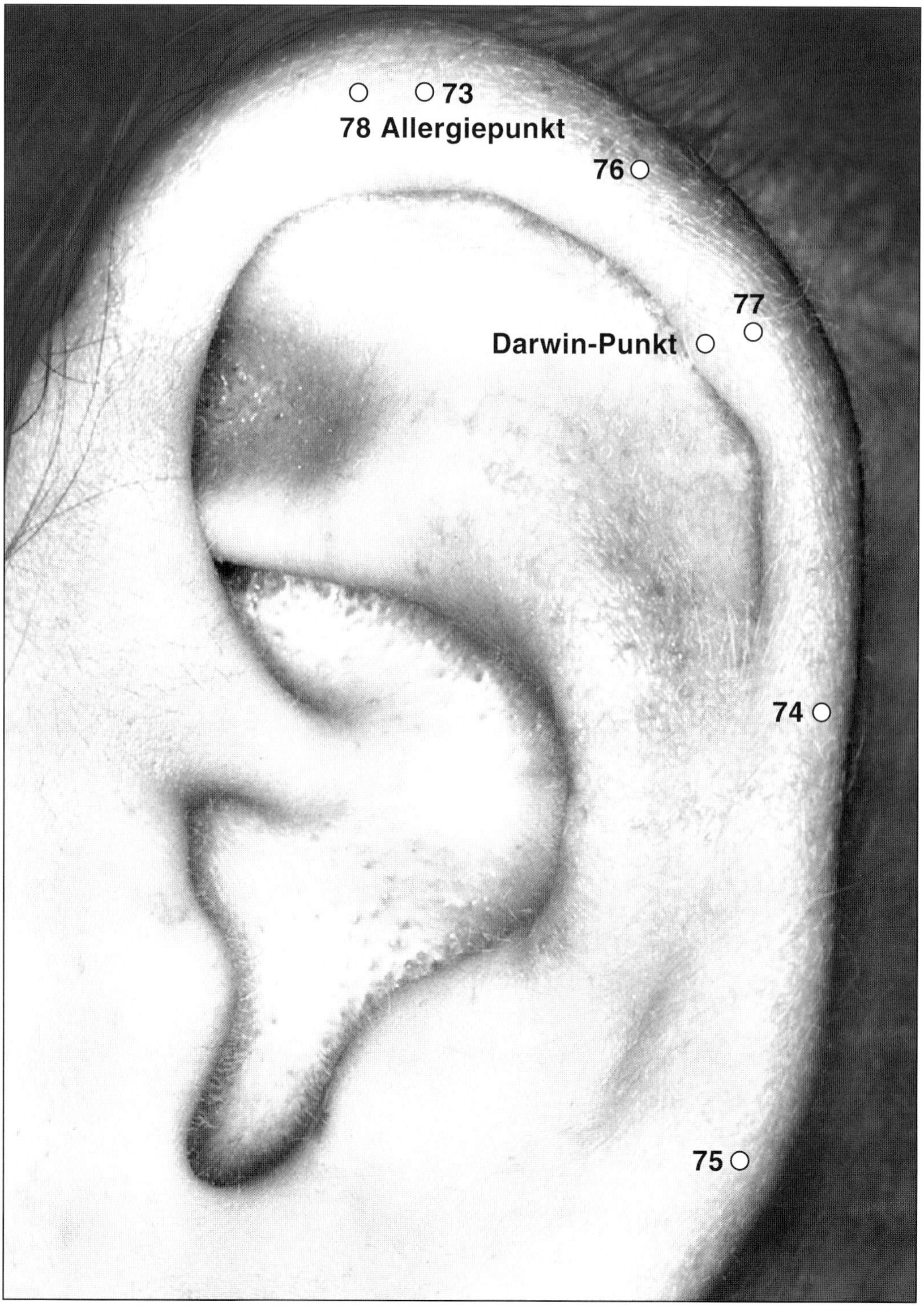

72 (1 bis 6) Helix

Lokalisation: In gleichen Abständen zwischen dem Tuberculum Darwinii und dem tiefsten Punkt des Lobulus.
Indikation: Diese Punkte dienen der Orientierung und haben keine therapeutische Funktion.

73 Mandel 1

74 Mandel 2

75 Mandel 3

Lokalisation der Punkte 73 bis 75: Auf der Helixkrempe.
Indikation: Wie bei den Appendixpunkten handelt es sich hierbei auch um Mehrfachprojektionen. Ihre Indikation haben sie bei der Tonsillitis, allgemeine lymphatische Wirkung.

76 Leber 1

77 Leber 2

Lokalisation: Oberhalb und unterhalb des Tuberculum Darwinii, am Helixrand.
Indikation: Hepatopathie.

Die Punkte 72/1 bis 72/6 nach chinesischer Nomenklatur

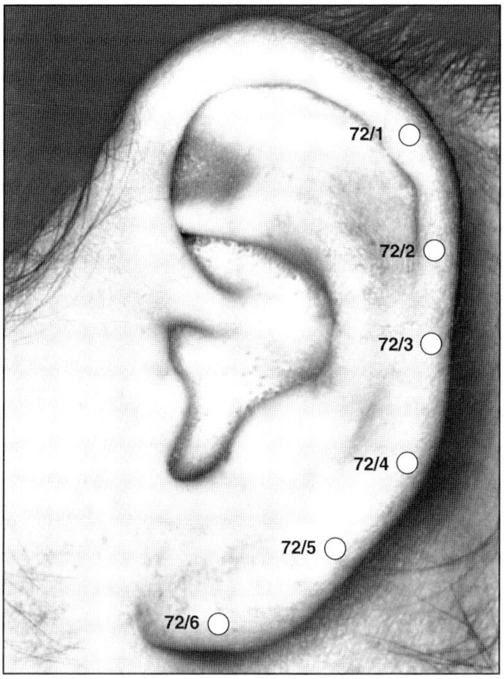

78 Ohrspitze (Allergiepunkt nach *Nogier*)

Lokalisation: An der Ohrspitze, die beim Umknicken des Ohres entsteht.
Indikation: Analgetische und ausgleichende Wirkung.
► Nach *Nogier* sehr wirkungsvoll bei allergischer Diathese.
Zusatzpunkt beim Hordeolum.

Darwin-Punkt

Lokalisation: Tuberculum Darwinii.
Indikation: Arthropathien der oberen und unteren Extremität.
► Nach *Nogier* Scheidepunkt der Innervation aus dem Plexus cervicalis superficialis zum N. trigeminus.

Punkte am aufsteigenden Helixast (Punkte 79 bis 83) nach chinesischer Nomenklatur

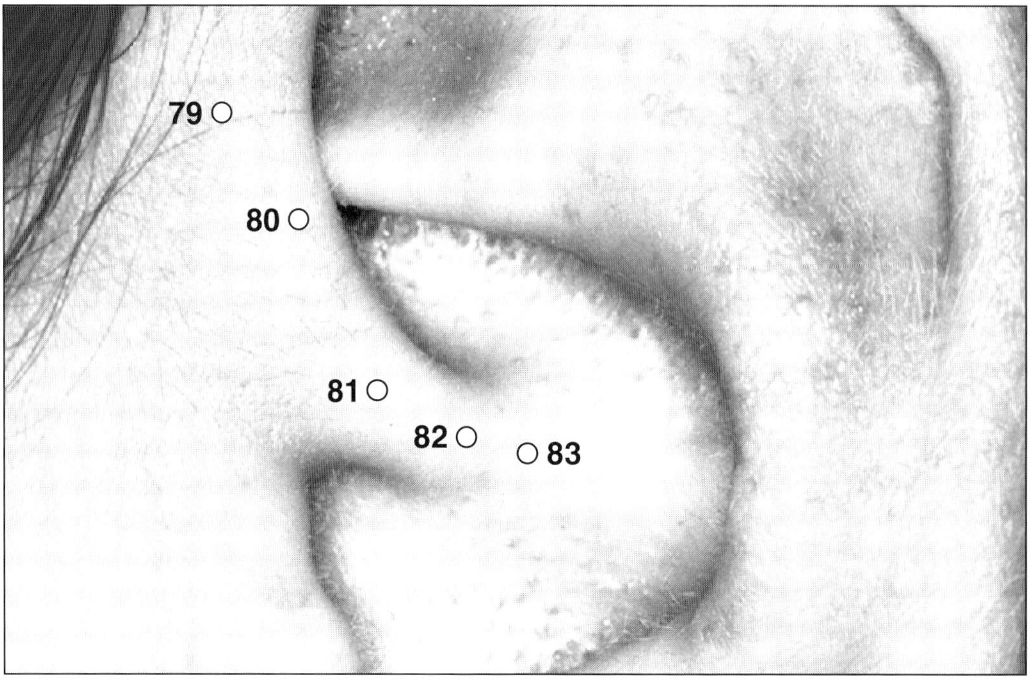

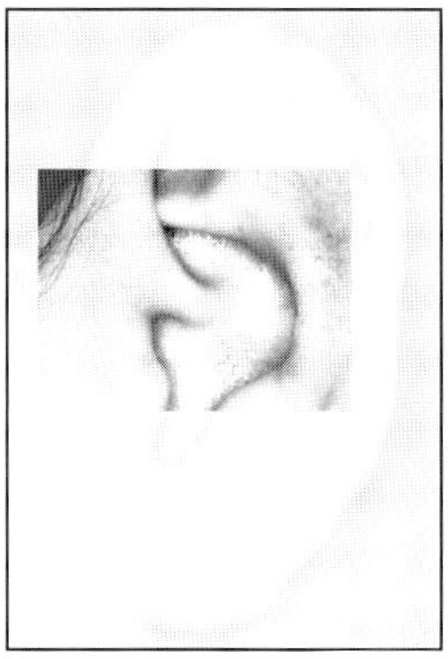

79 Äußere Genitalien

Lokalisation: Am aufsteigenden Helixast, in Höhe des Crus inferius.
Indikation: Alle Formen von Potenzstörungen, Migräne, Dysurie.

80 Urethra

Lokalisation: In Höhe des Schnittpunktes aufsteigender Helixast – Unterrand Crus inferius.
Indikation: Harnwegsinfekt, Dysurie.

81 Rektum

Lokalisation: In der Mitte zwischen den Punkten 80 und 82.
Indikation: Analbeschwerden, Hämorrhoiden.

82 Zwerchfell

Lokalisation: Am Übergang vom Crus helicis zum aufsteigenden Helixast. Entspricht von der topographischen Lage dem Nullpunkt nach *Nogier*.
Indikation: Bei hämatologischen Erkrankungen, spasmolytisch wirksam.

- Nach *Nogier* der energetische Steuerungspunkt schlechthin.
- Behandlung mit Goldnadeln bei psychovegetativem Erschöpfungszustand, mit Silbernadeln bei überschießender Nadelreaktion. Bei Überempfindlichkeit des Ohres nur Silbernadeln verwenden.

83 Verzweigungspunkt

Lokalisation: Am Beginn des Crus helicis.
Indikation: Bei den Chinesen keine Bedeutung.

- Nach *Nogier* Endpunkt des Plexus solaris (Punkt der Beklommenheit).
- Der Punkt wird häufig bei Angstzuständen genadelt.

Auch „Angstpunkt 2" genannt.

Zum Vergleich die Punkte im Bereich des Crus helicis nach Nogier und Bahr (S. 72)

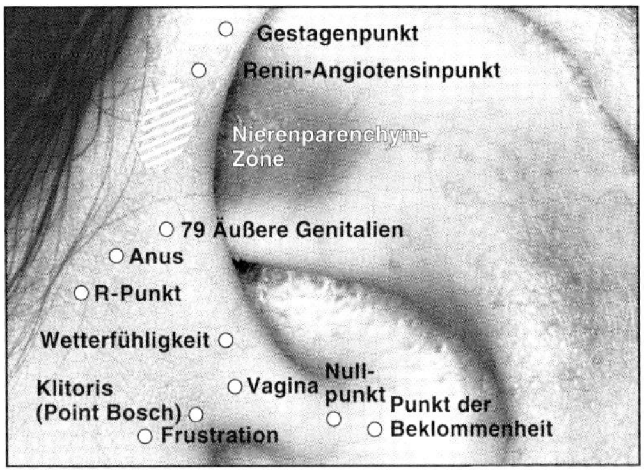

Punkte am aufsteigenden Helixast (Crus helicis) nach *Nogier* und *Bahr*

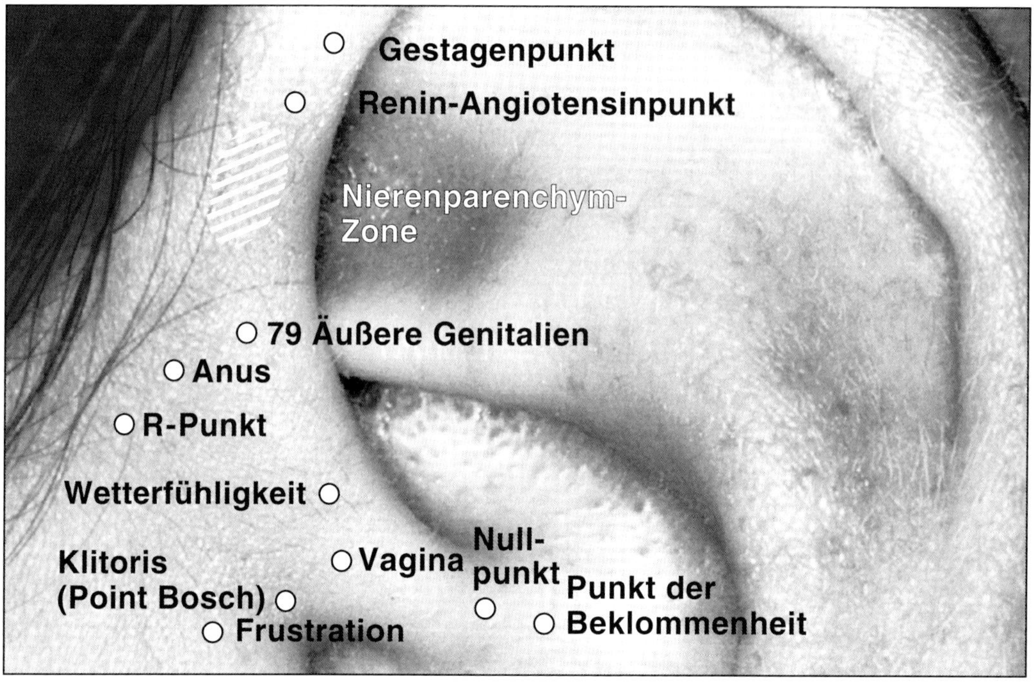

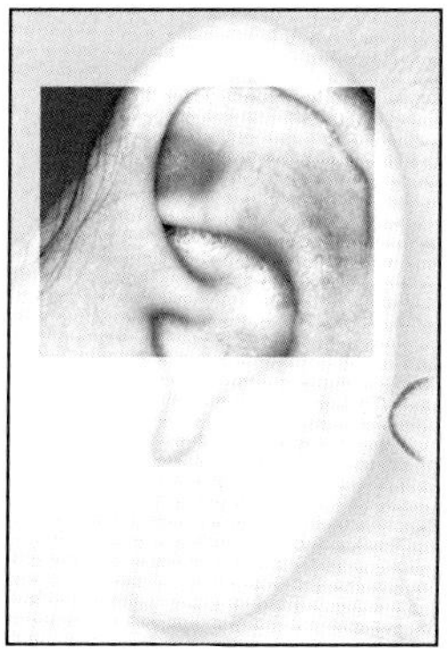

Zum Vergleich die Punkte im Bereich des Crus helicis nach chinesischer Nomenklatur (S. 70)

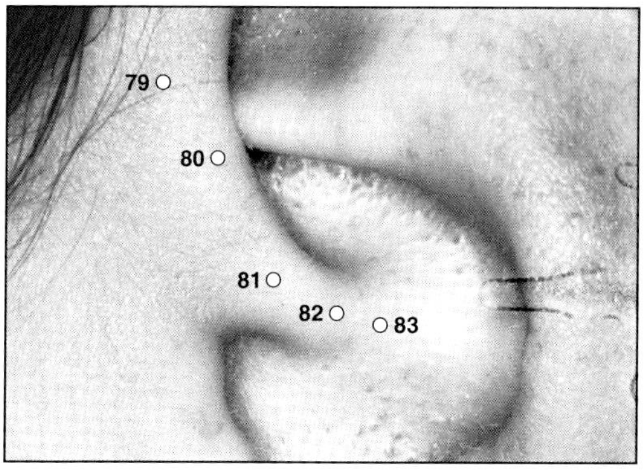

Point Bosch (nach *Nogier*)

Lokalisation: Krempe der aufsteigenden Helixwurzel, in Höhe der Incisura supratragica.
Indikation: Wichtiger Steuerungspunkt. Urogenitalerkrankungen, psychosomatische Erkrankungen.

Klitoris *(R. J. Bourdiol)*

Lokalisation: Entsprechend Point Bosch. Ursächlich legte *Nogier* seinen Punkt Bosch auf die Unterseite der Krempe.

Vagina *(R. J. Bourdiol)*

Lokalisation: Kranial und lateral des Punktes Klitoris.
Indikation: Urogenitalerkrankungen, Frigidität. Pruritis vulvae.

Wetterfühligkeit *(Kropej)*

Lokalisation: Auf Niveau der Gesichtshaut des aufsteigenden Helixschenkels.
Indikation: Wetterfühligkeit, Zusatzpunkt bei Angina pectoris und Migräne, häufig am rechten Ohr auffindbar.

▶ Relative Kontraindikation bei Graviditas.

R-Punkt *(R. J. Bourdiol)*

Lokalisation: Verlängerung des aufsteigenden Helixastes, im Grübchen zum Übergang der Gesichtshaut.
Indikation: Hilfspunkt bei Psychotheraphie.

Punkt der Beklommenheit

Lokalisation: Am Beginn des Crus helicis (Endpunkt des Plexus solaris), entsprechend dem chinesischen Punkt 83 (Verzweigungspunkt).
Indikation: Nach *Nogier* Endpunkt des Plexus solaris. Er wird auch als „Angstpunkt" bezeichnet und hat von daher auch seine Indikation: Angstzustände, funktionelle Magen-Darm-Beschwerden.

Renin-Angiotensinpunkt

Lokalisation: Oberhalb der Nierenparenchym-Zone.
Indikation: Arterieller Hypertonus (rechts in Silber), Hypotonie (rechts in Gold).

Anus

Lokalisation: Ungefähr zwischen dem R-Punkt und Punkt 79 (Äußere Genitalien).
Indikation: Analbeschwerden, Pruritis ani.

Nullpunkt

Lokalisation: Am Übergang von Crus helicis zum aufsteigenden Helixast, entspricht von der topographischen Lage dem Punkt 82 (Zwerchfell) nach chinesischer Lokalisation.
Indikation: Nach *Nogier* der energetische Steuerungspunkt schlechthin.

▶ Behandlung mit Goldnadeln bei psychovegetativem Erschöpfungszustand, Behandlung mit Silbernadeln bei überschießender Nadelreaktion. Bei Überempfindlichkeit des Ohres nur Silbernadeln verwenden.

Weiterhin hat der Nullpunkt eine stark spasmolytische Wirkung. Auch läßt sich an diesem Punkt die Hyper- bzw. Hyporeflexie an der Ohrmuschel behandeln.

▶ Behandlung mit Goldnadeln bei Hyporeagibilität, mit Silbernadeln bei Hyperreagibilität.

Äußere Genitalien

Lokalisation: Am aufsteigenden Helixast, in Höhe des Crus inferius.
Indikation: Alle Formen von Potenzstörungen, Migräne, Dysurie.

Frustration

Lokalisation: Gesichtswärts des kranialen Anteils der Incisura supratragica.
Indikation: Frustration, psychosomatische Erkrankungen.

Gestagenpunkt

Lokalisation: Knapp oberhalb des Renin-Angiotensinpunktes.
Indikation: Hormonelle Dysbalancen, hormonabhängige Migräne.

Die Nadelung der Punkte am aufsteigenden Helixast ist während der Schwangerschaft kontraindiziert.

Verdeckt liegende Punkte am aufsteigenden Helixast nach *Nogier*

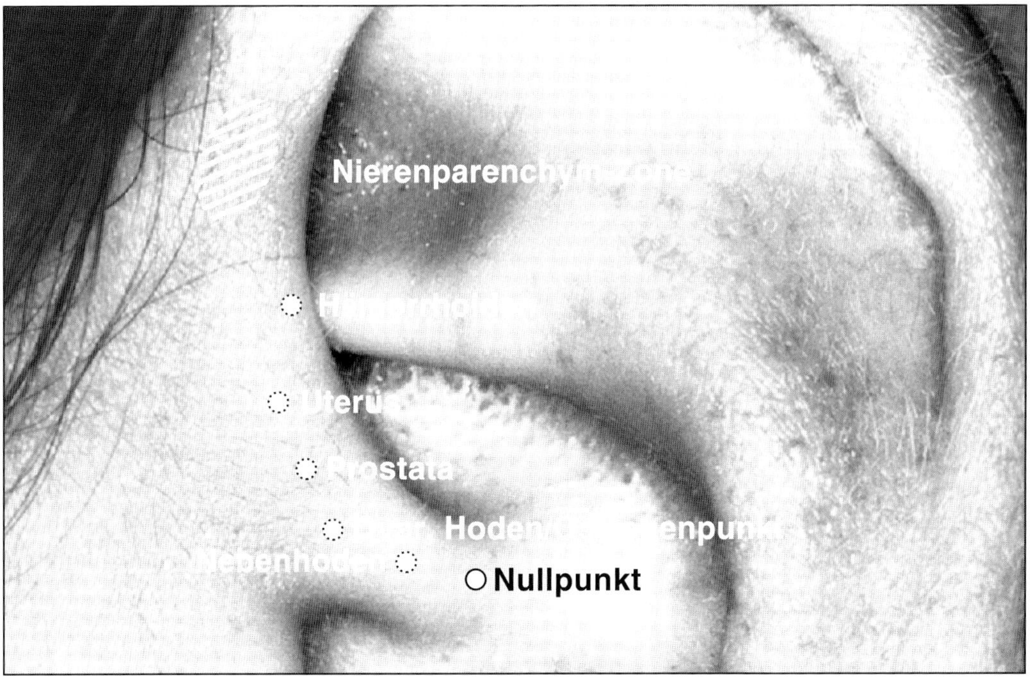

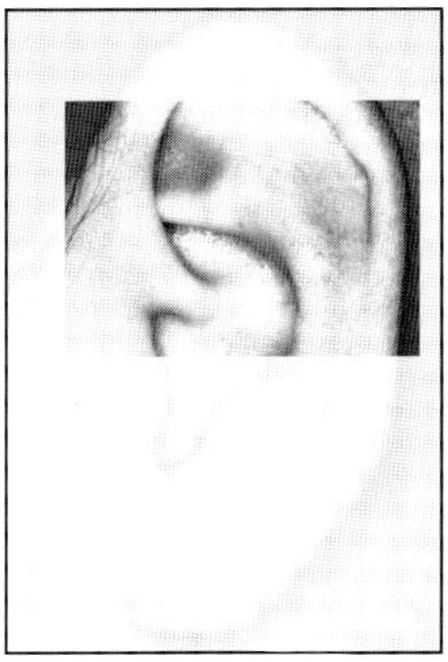

Ovar, Hoden

Lokalisation: Etwas oberhalb der Incisura supratragica, auf dem aufsteigenden Helixast.
Indikation: Hormonstörungen, hormonabhängige Migräne.

Östrogenpunkt

Lokalisation: Entspricht in der Lage dem Punkt Ovar.
Indikation: Hormonelle Dysregulationen.

Prostata

Lokalisation: Etwas oberhalb des Punktes Ovar, auch innenliegend.
Indikation: Prostatitis, Störfeld Prostata.

Uterus

Lokalisation: Etwas oberhalb des Punktes Prostata, ebenfalls innenliegend.
Indikation: Dysmenorrhöen, Störfeld nach Hysterektomie.

► Die Akupunktur der Punkte im Bereich des aufsteigenden Helixastes ist während der Gravidität kontraindiziert.

Nierenparenchym

Lokalisation: Innenseitig der Helix, ungefähr in der Mitte der Fossa triangularis.
Indikation: Nephropathien.

Hämorrhoiden

Lokalisation: Innenseitig des aufsteigenden Helixastes, in Höhe des Crus inferius.
Indikation: Hämorrhoidalbeschwerden, Kokzygodynie.

Nebenhoden

Lokalisation: Zwischen Nullpunkt und Ovar.
Indikation: Urogenitalerkrankungen.

Zum Vergleich die Punkte im Bereich des Crus helicis nach chinesischer Nomenklatur (S. 70)

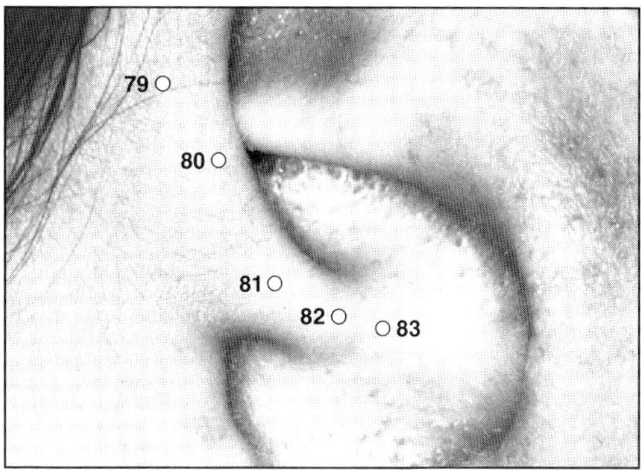

Projektionszonen des Sexualsystems nach *R. A. Durinjan*

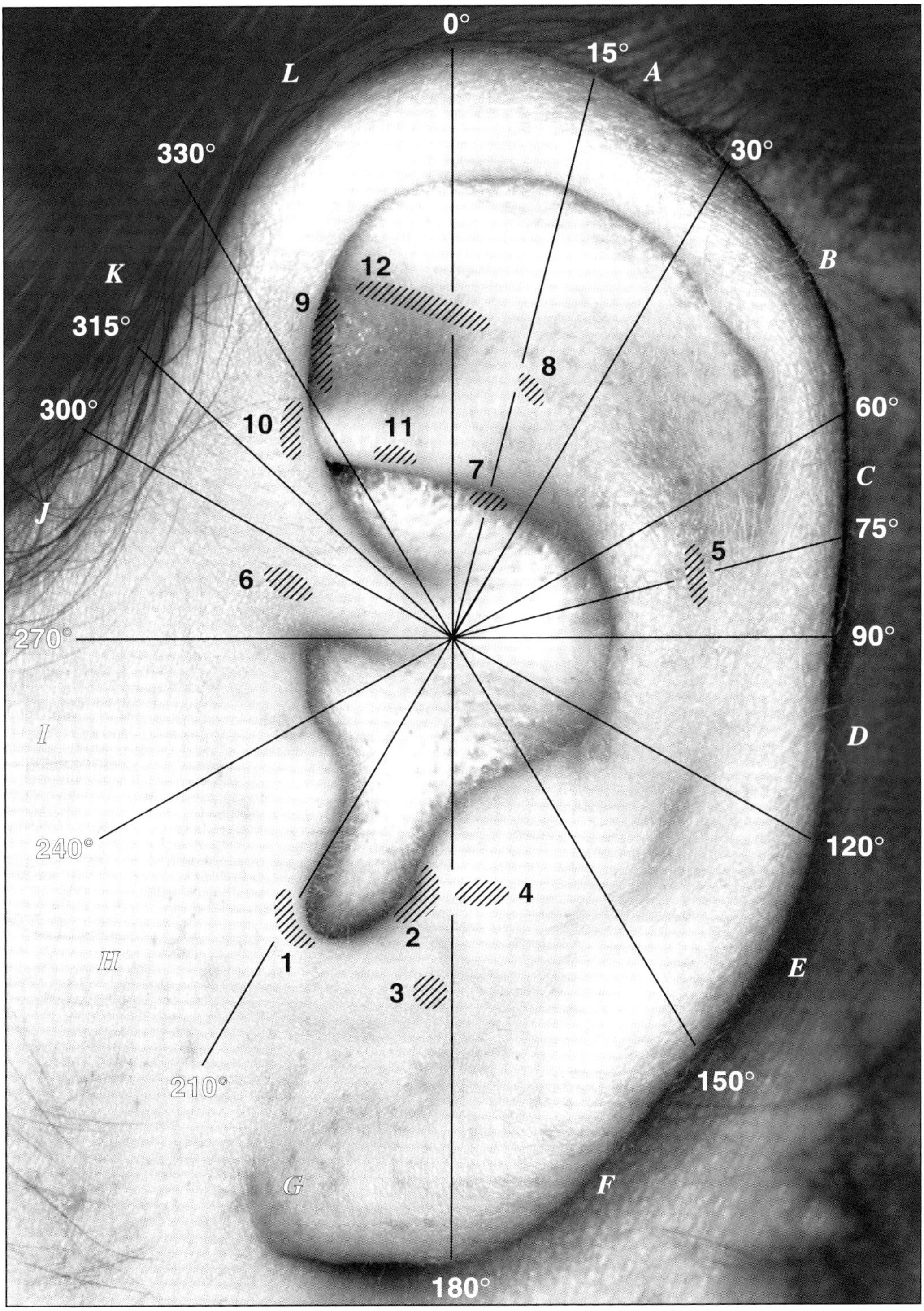

Projektionszonen des Sexualsystems nach *R. A. Durinjan*

Zone 1 Adenohypophyse
Entspricht der Projektion bei *Nogier.*

Zone 2 Gonadotropinsystem
Entspricht dem Gonadotropinpunkt nach *Nogier.*

Zone 3 Thalamische Zone
Für diese Zone gibt es nach *Nogier* keine Entsprechungszone.

Zone 4 Hypothalamische Zone
Diese liegt in unmittelbarer Nachbarschaft der Lokalisation nach *Nogier.*

Zone 5 Zone der Laktation und Libido
Entspricht ungefähr der Projektion des Punktes Mamma nach *Nogier.*

Zone 6 Äußere Genitalien
Diese Zone liegt im Bereich des aufsteigenden Helixschenkels. Hier projizieren sich nach *Nogier* die wichtigsten Punkte des Sexualsystems.

Zone 7 Nebenniere
Diese Zone liegt in der Mitte des Cavum conchae superior und ist identisch mit der *Nogier*-Projektion funktionelle Niere/Nebenniere.

Zone 8 Antistreßzone
Die Antistreßzone hat kein entsprechendes Pendant zu *Nogier.*
Sie liegt aber in unmittelbarer Nachbarschaft des Punktes 55 (Shen-Men) der Chinesen, einem der wichtigsten psychisch ausgleichenden Punkte der Ohrakupunktur.

Zone 9 Ovar, Uterus und Prostata
Diese Zone liegt im Bereich von *Nogiers* Uterusprojektionszone.

Zone 10 Libidogrundzone
Sie liegt im aufsteigenden Ast des Helixschenkels. Hier projizieren sich nach *Nogier* die wichtigsten Sexualpunkte.

Zone 11 Zone der sensorischen Einflüsse auf sexuelle Funktionen
Keine Entsprechungszone bei *Nogier.*

Zone 12 Zone der Sinneseinwirkung auf sexuelle Funktionen
Ebenfalls keine Entsprechungszone nach *Nogier.*

Die Punkte um den Helixfuß (Punkte 84 bis 91) nach chinesischer Nomenklatur

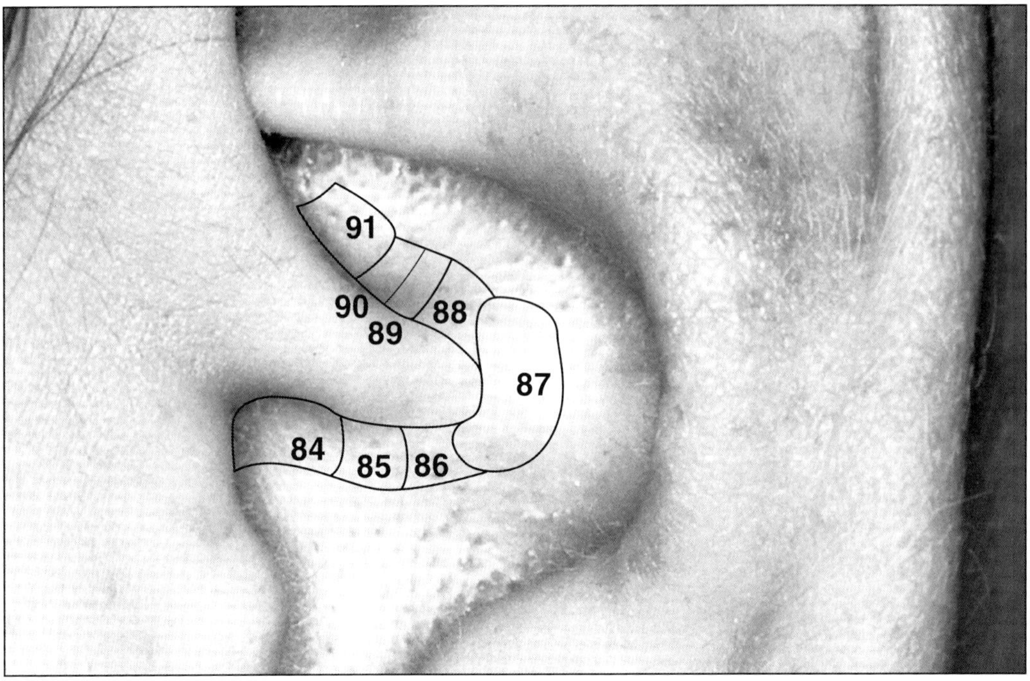

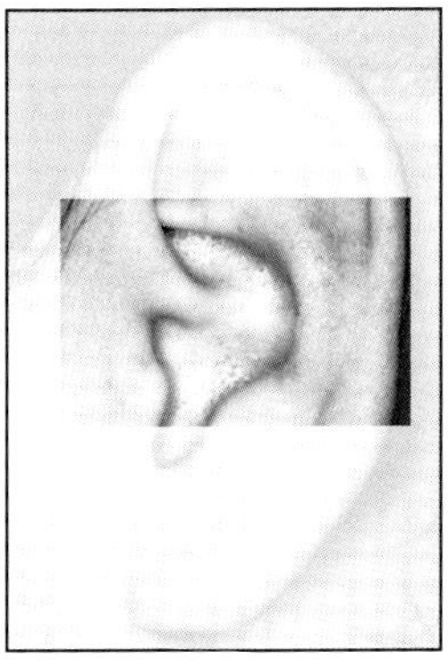

84 Mund
Lokalisation: Oberer Teil der Incisura supratragica.
Indikation: Trigeminusneuralgie, Stomatitis.

85 Ösophagus
Lokalisation: In der Mitte unterhalb der aufsteigenden Helixwurzel.
Indikation: Beschwerden im Bereich des Ösophagus.

86 Kardia
Lokalisation: Lateral der Zone 85 (Ösophagus).
Indikation: Magenbeschwerden, Reflux.

87 Magen
Lokalisation: Um den Helixfuß.
Indikation: Magenbeschwerden, Gastritis, Ulzera, Übelkeit, Erbrechen.

88 Duodenum
Lokalisation: Hemiconcha superior, oberhalb des Helixfußes.
Indikation: Gastrointestinale Beschwerden.

89 Dünndarm
Lokalisation: In Höhe der Zone Duodenum, Richtung Gesicht.
Indikation: Gastrointestinale Beschwerden.

90 Appendix 4
Lokalisation: Lateral der Zone 89.
Indikation: Lymphatisch wirksamer Punkt.

91 Kolon
Lokalisation: In der Hemiconcha superior gegenüber der Zone 84.
Indikation: Gastrointestinale Beschwerden, Meteorismus, Obstipation, Diarrhö.

- Diese Punkte haben keine feste Lokalisation, sondern liegen in einer Zone. Bei der Nadelung wird der entsprechend empfindlichste Punkt benutzt.
- Die Punkte werden entsprechend ihrer »Bedeutung« genadelt.
- Cave bei den Punkten in der Nähe des Meatus acusticus externus (Gefahr der vagovasalen Fehlregulation).

Zum Vergleich die Projektion der inneren Organe nach Nogier (S. 80)

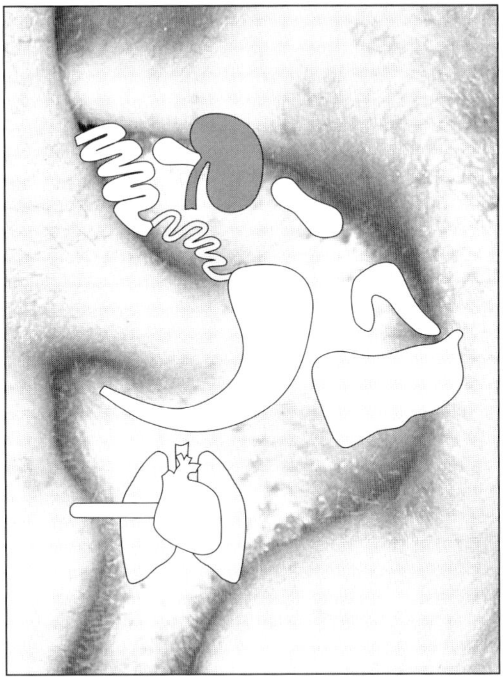

Projektionszonen der inneren Organe nach *Nogier*

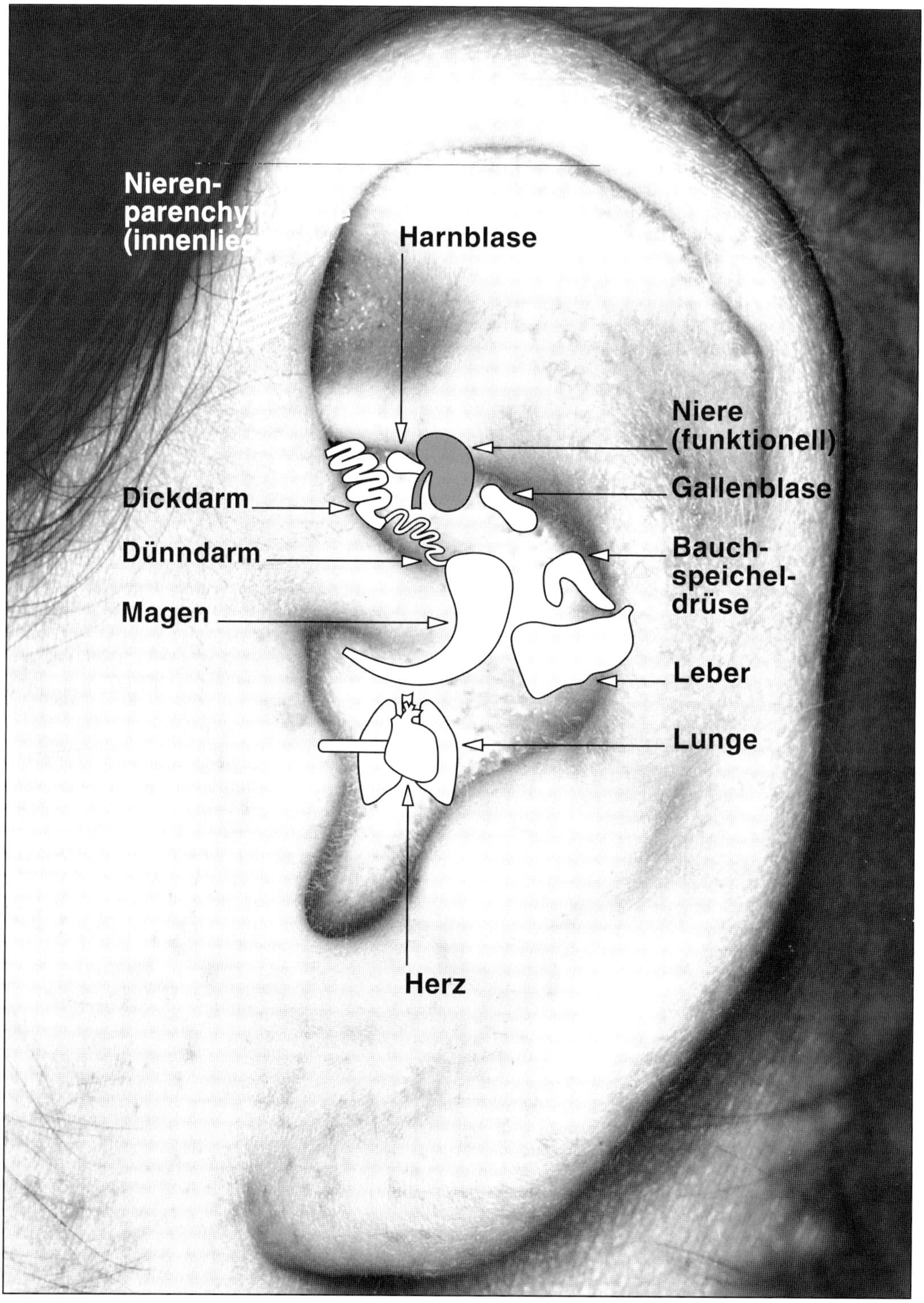

Projektionszonen der inneren Organe nach *R. A. Durinjan* und nach chin. Nomenklatur

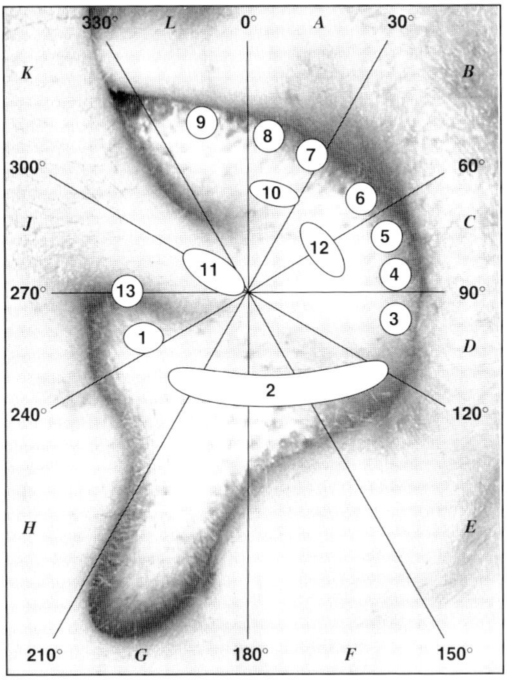

Projektionszonen nach *R. A. Durinjan*

1 Zone des taktilen Geschmacksbereiches
2 Pharynx, Ösophagus
3 Magen
4 Zwölffingerdarm
5 Leber
6 Gallenblase
7 Pankreas
8 Niere
9 Blase
10 Dickdarm
11 Zwerchfell
12 Dünndarm
13 Äußere Genitalorgane

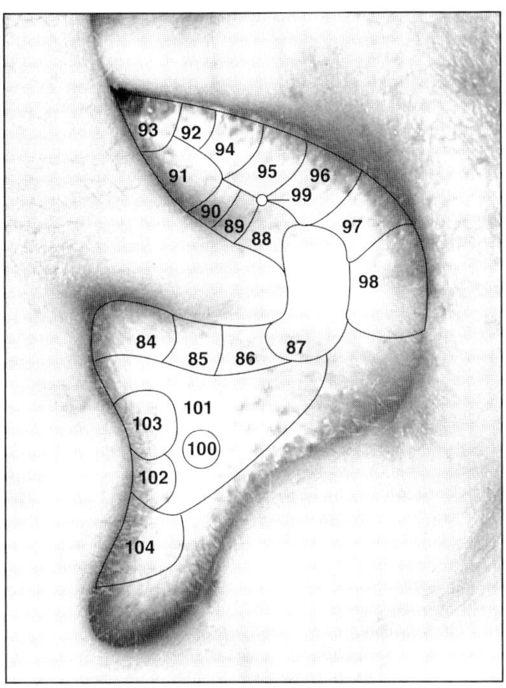

Projektionszonen nach chinesischer Nomenklatur

84 Mund
85 Ösophagus
86 Kardia
87 Magen
88 Duodenum
89 Dünndarm
90 Appendix 4
91 Kolon
92 Blase
93 Prostata
94 Ureter
95 Niere
96 Pankreas und Gallenblase
97 Leber
98 Milz
99 Aszites
100 Herz
101 Lunge
102 Bronchus
103 Trachea
104 Drei-Erwärmer

Punkte der Concha superior (Punkte 92 bis 99) nach chinesischer Nomenklatur

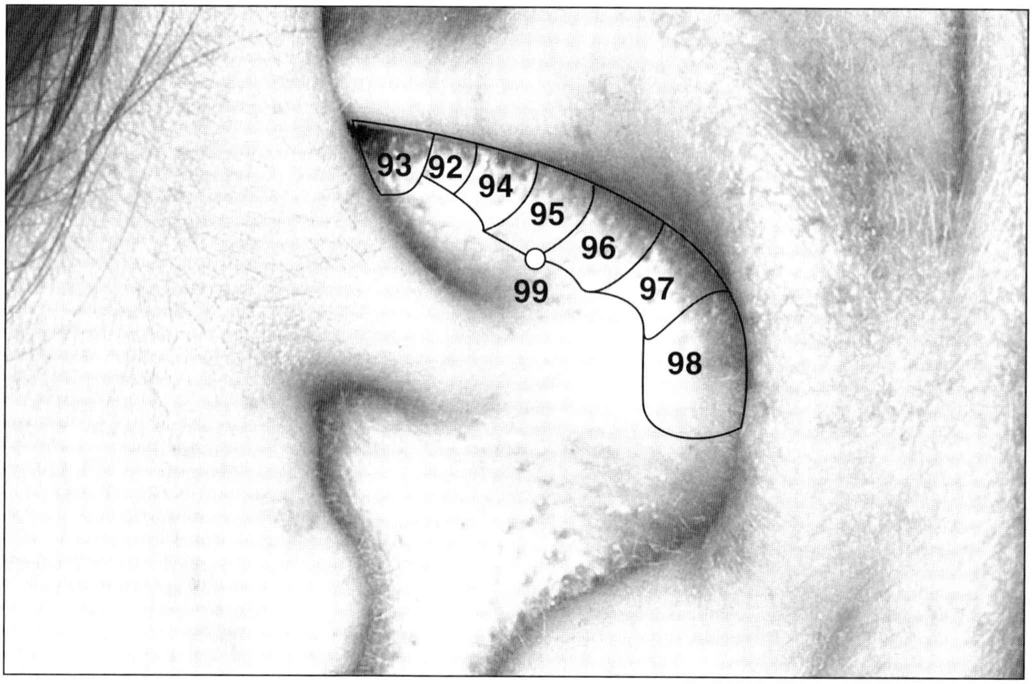

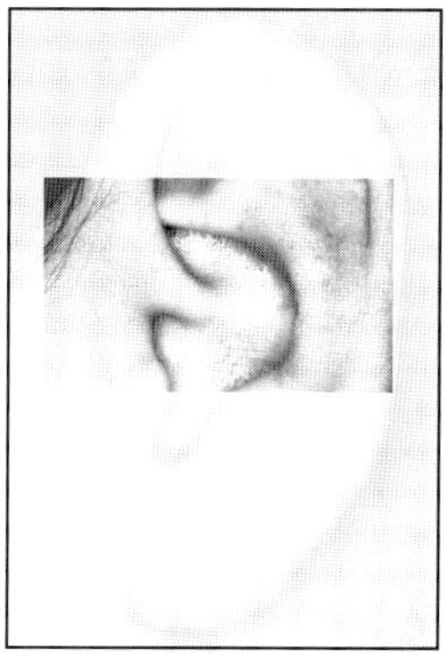

92 Blase

Lokalisation: Kranial von Punkt 91.
Indikation: Erkrankungen des Urogenitaltraktes, Dysurie, Inkontinenz.

93 Prostata

Lokalisation: Vor dem Punkt 92.
Indikation: Erkrankungen der Prostata, Dysurie, Potenzstörungen, Dysurie.

94 Ureter

Lokalisation: Lateral Punkt 92.
Indikation: Dysurie.
► Oft in Kombination mit dem Punkt 95 verwendet.

95 Niere

Lokalisation: In der Mitte der Hemiconcha superior.
Indikation: Einer der wichtigsten Punkte in der Ohrakupunktur. Er findet sowohl bei Erkrankungen des Urogenitaltraktes Anwendung als auch bei Gelenkerkrankungen, Menstruationsbeschwerden, Migräne, Schlafstörungen, funktionellen Beschwerden und Erkrankungen des Ohres. Suchttherapie.

96 Pankreas und Gallenblase

Lokalisation: Neben Punkt 95.
► Nach chinesischer Lokalisation projiziert sich die Gallenblase im rechten Ohr und das Pankreas im linken Ohr. Nach *Nogier* projiziert sich der Pankreaskopf zusätzlich im rechten Ohr, Corpus und Kauda des Pankreas dagegen im linken Ohr.
Indikation: Cholezystopathien, Verdauungsbeschwerden.

97 Leber

Lokalisation: Neben Punkt 96.
Indikation: Gastrointestinale Erkrankungen, hämatologische Erkrankungen, Hauterkrankungen, Augenerkrankungen.
Im Rahmen der Suchtbehandlung ein wichtiger Punkt.

98 Milz

Lokalisation: Neben Punkt 97.
► Im rechten Ohr projiziert sich die Leber in den Arealen 97 und 98, im linken Ohr liegt die Projektion im Areal 97.
Indikation: Verdauungsbeschwerden, hämatologische Erkrankungen.

99 Aszites

Lokalisation: Zwischen den Punkten 88, 89 und 96.
Indikation: Unterstützende Wirkung bei Lebererkrankungen.

Zum Vergleich die Projektion der inneren Organe nach Nogier

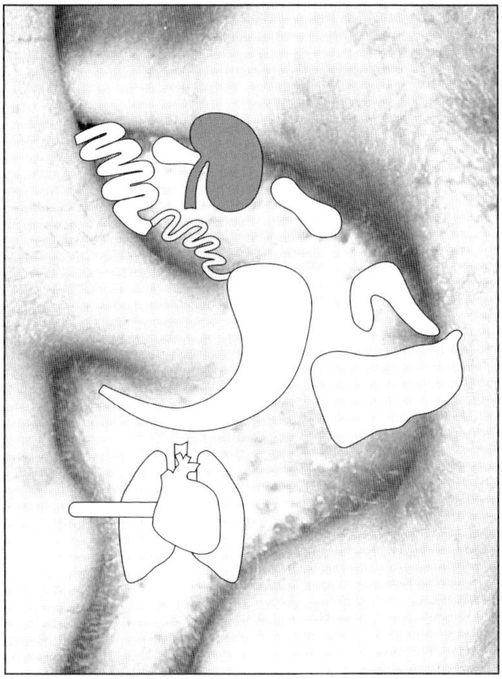

Punkte der Concha inferior (Punkte 100 bis 104) nach chinesischer Nomenklatur

100 Herz
Lokalisation: In der Mitte der Concha inferior.
Indikation: Psychovegetative Fehlregulation, Hypertonus, Hypotonus, Schlafstörungen, Angstzustände, Herzbeschwerden, Depressionen.

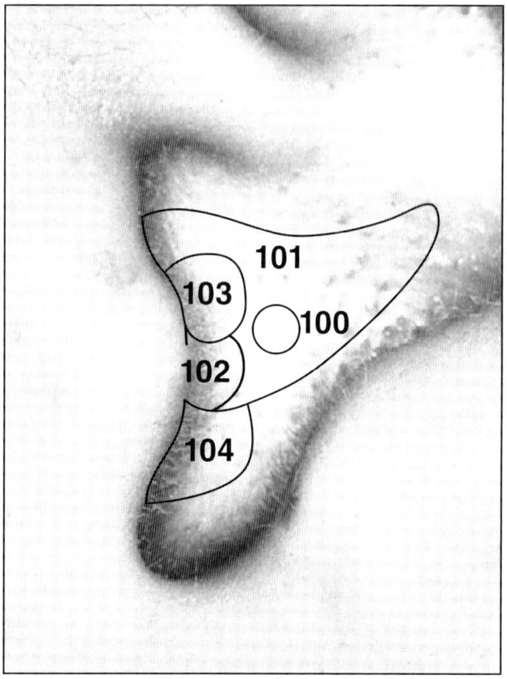

101 Lunge
Lokalisation: Um die Zone 100 herum.
Indikation: Erkrankungen des Respirationstraktes, Hauterkrankungen. Im Rahmen der Suchtbehandlung, speziell der Raucherentwöhnung.

102 Bronchus
Lokalisation: Medial des Lungenareals zum Meatus externus.
Indikation: Erkrankungen des Respirationstraktes.

103 Trachea
Lokalisation: Oberhalb des Areals 102.
Indikation: Erkrankungen des Respirationstraktes.

104 Dreifacher Erwärmer
Lokalisation: Unterhalb von Zone 102.
Indikation: Unterstützend wirksam bei hormonellen Erkrankungen.

Zum Vergleich die Projektion der inneren Organe nach Nogier

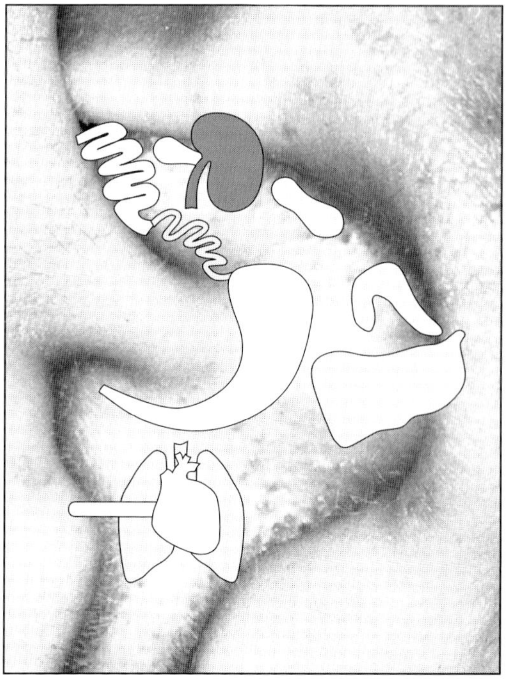

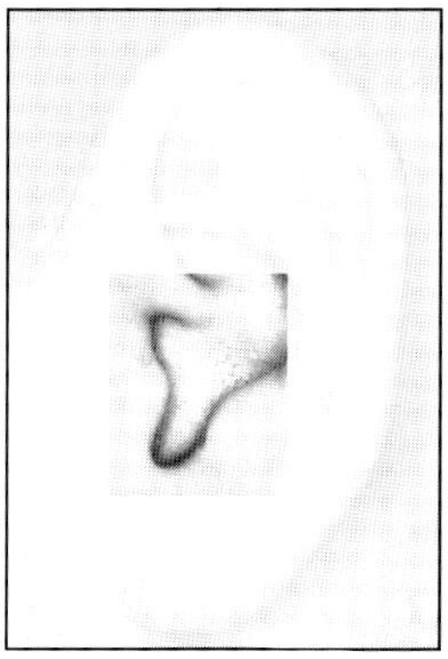

Punkte der Ohrmuschelrückseite (Punkte 105 bis 108) nach chinesischer Nomenklatur

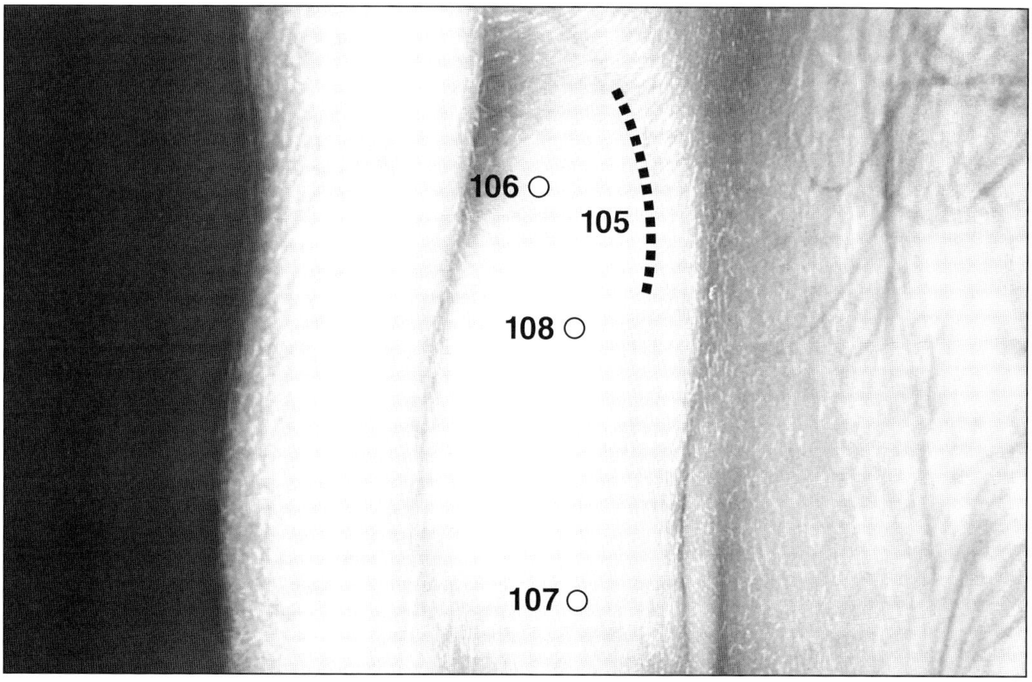

105 Blutdrucksenkende Furche

Lokalisation: Im oberen Drittel der kraniokaudal verlaufenden Furche an der Ohrmuschelrückseite.
Indikation: Blutdrucksenkung (bluten lassen).

106 Unterer Rücken

107 Oberer Rücken

108 Mittlerer Rücken

Lokalisation: Ohrmuschelrückseite.
Indikation: Entsprechend der »Bedeutung«, Rückenbeschwerden, WS-Syndrom.

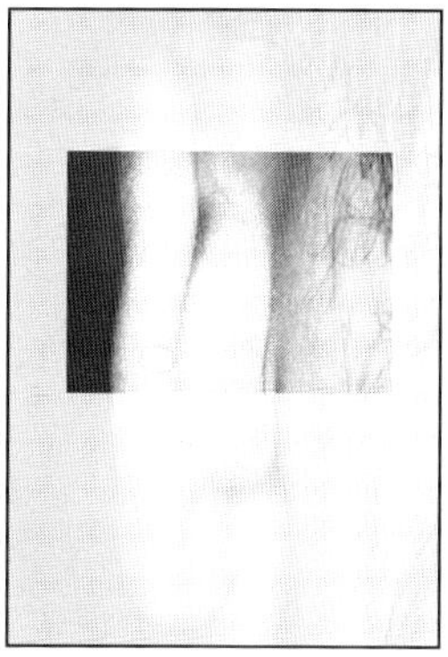

Motorische Punkte für Muskulatur und Gelenke auf der Ohrmuschelrückseite nach *Nogier*

Motorische Punkte für die Muskulatur

1 M. masseter
2 M. deltoideus
3 M. pectoralis major
4 M. biceps brachii
5 M. rectus abdominus
6 M. latissimus dorsi
7 M. psoas major
8 M. glutaeus maximus
9 M. quadriceps femoris
10 M. adductor pollicis

► Siehe auch S. 19, 20

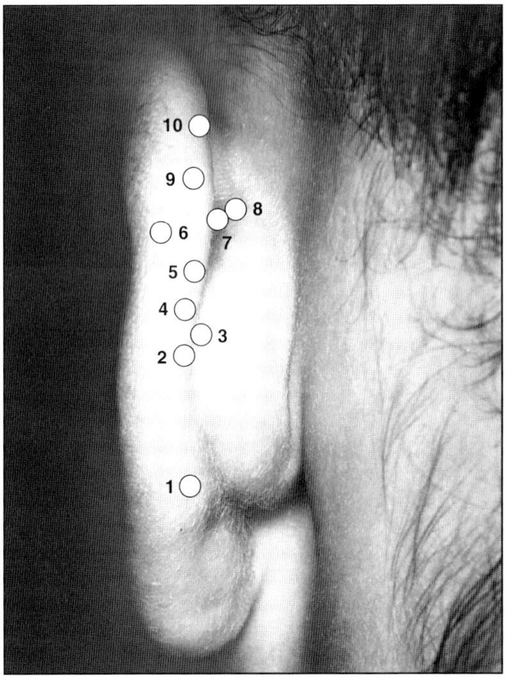

Motorische Punkte für die Gelenke

1 Hand
2 Ellenbogen
3 Schulter
4 Sprunggelenk
5 Knie
6 Hüfte

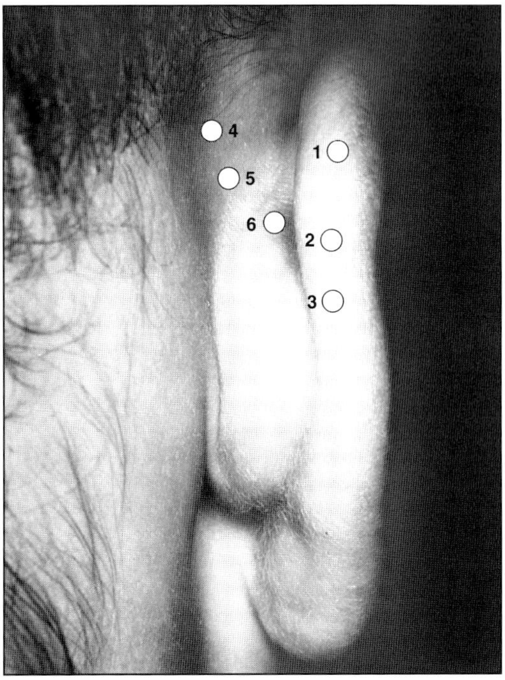

Motorische Punkte für Thorax und Abdomen auf der Ohrmuschelrückseite nach *Nogier*

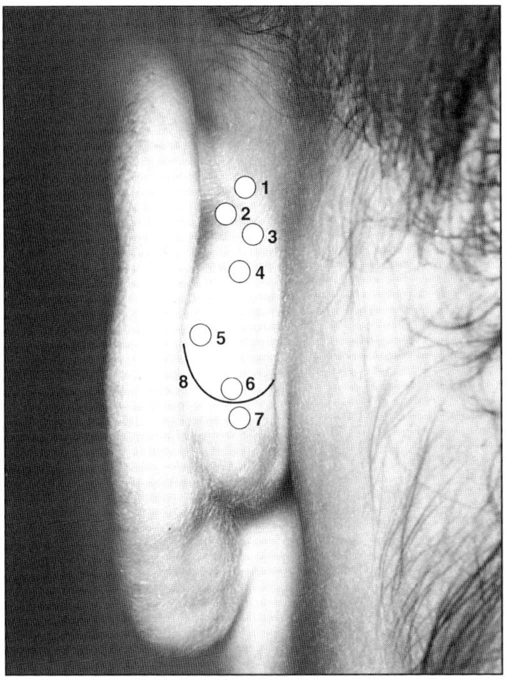

Motorische Punkte am linken Ohr

1 Rektum
2 Blase
3 Kolon
4 Jejunum
5 Herz
6 Magen
7 Lunge
8 Zwerchfell (Linie)

► Siehe auch S. 19, 20

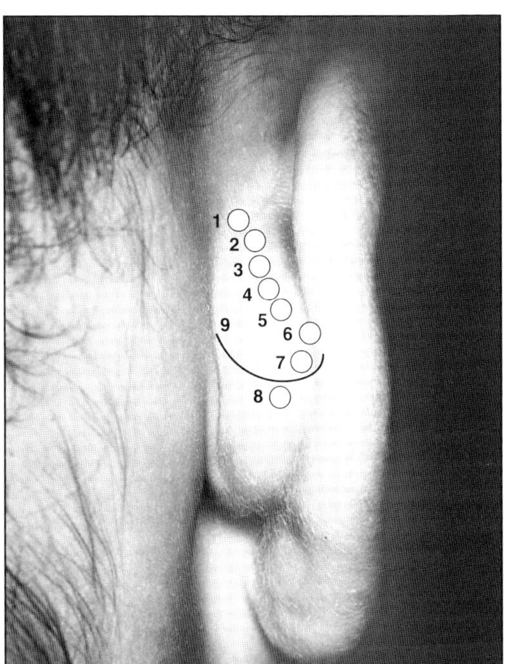

Motorische Punkte am rechten Ohr

1 Rektum
2 Kolon
3 Ileum
4 Duodenum
5 Gallenblase
6 Herz
7 Magen
8 Lunge
9 Zwerchfell (Linie)

Übergeordnete Punkte nach chinesischer Nomenklatur

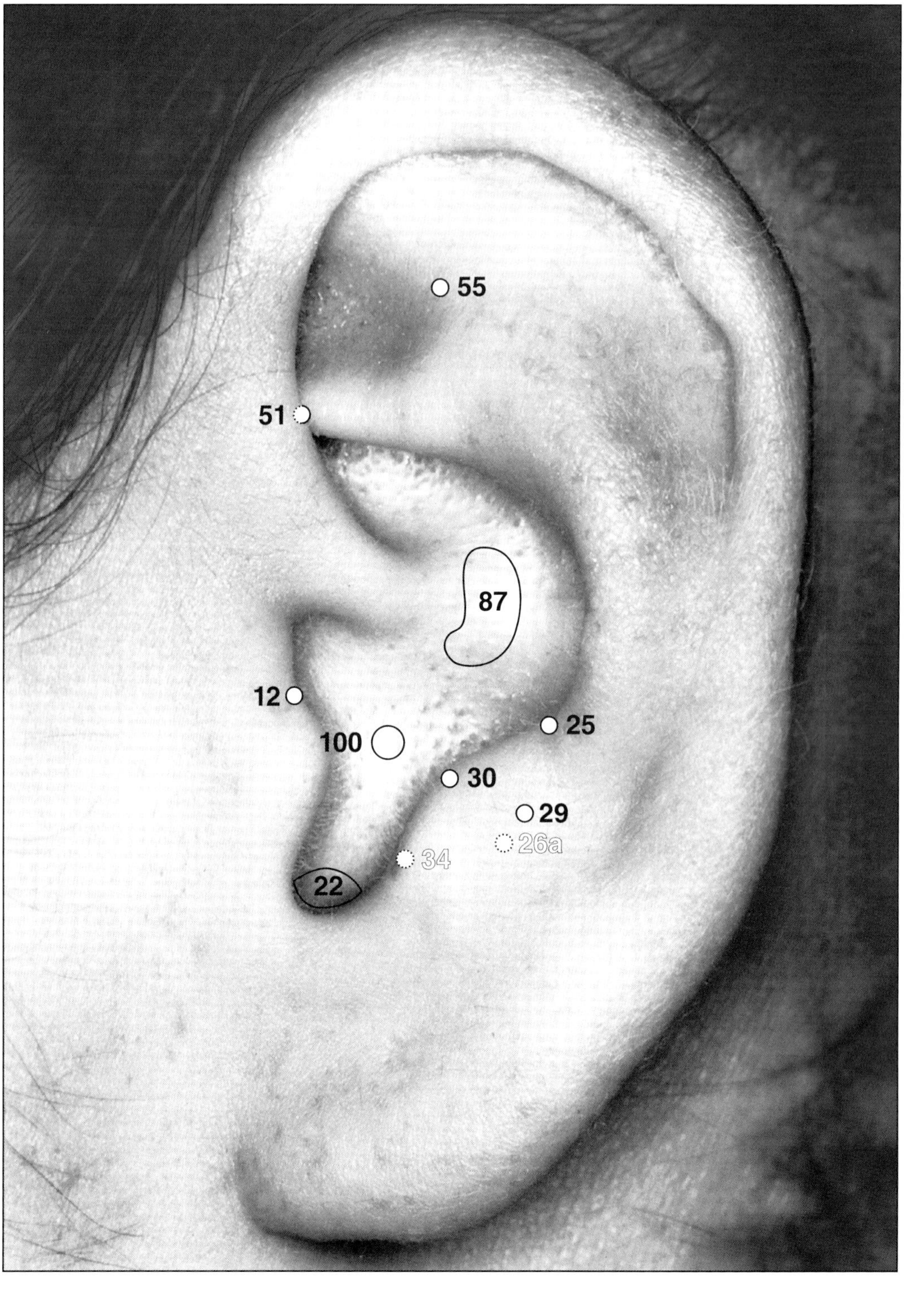

Analgetisch wirksame Punkte

12 Tragusgipfel
26a Hirnanhang
29 Polster
34 Graue Substanz
55 Tor der Götter, Shen-Men

Vegetativ harmonisierend wirkende Punkte

25 Hirnstamm
29 Polster
34 Graue Substanz
51 Vegetativum
55 Tor der Götter, Shen-Men
87 Magen
100 Herz

Allgemein antiphlogistisch wirkende Punkte

12 Tragusgipfel
22 Endokrinium
29 Polster
34 Graue Substanz
55 Tor der Götter, Shen-Men

Juckreizstillende Wirkung

30 Parotis

Energielinien und Behandlungslinien der Ohrmuschel

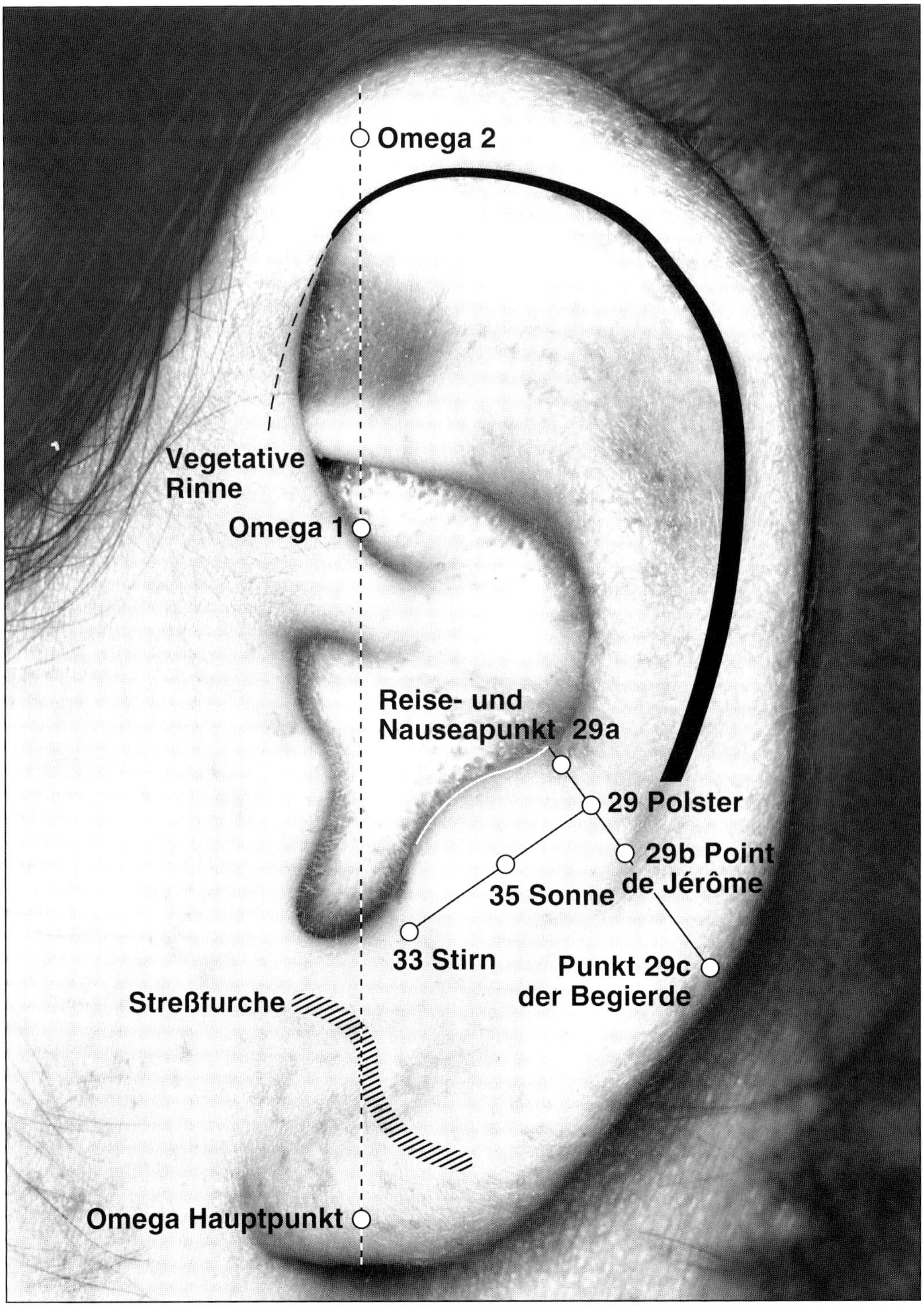

Energielinien und Behandlungslinien der Ohrmuschel

In der Ohrmuschel werden verschiedene Energielinien und Behandlungslinien beschrieben. Entlang der Behandlungslinien finden sich häufig aktive Akupunkturpunkte. Sie bilden in der Regel ein Grundgerüst bei der Zusammenstellung des individuellen Behandlungsschemas.

Postantitragale Furche

Zieht man vom Nullpunkt durch den Punkt „Übergang des Antitragus-Anthelix" eine Linie und führt diese bis zum Ohrrand fort, so finden sich im Bereich dieser Linie wichtige Akupunkturpunkte, die mit den Ziffern 29a, 29, 29b und 29c gekennzeichnet sind. Diese Linie bezeichnet man als „Postantitragale Furche".

29a Reise- oder Nausea-Punkt

Lokalisation: Übergang Antitragus zur Anthelix zwischen den Punkten 25 (S. 48) und 29.
Indikation: Übelkeit, Erbrechen und Reisekrankheit.

29 Polster

Lokalisation: Schnittpunkt der Verbindungslinie Punkt 33, 35 mit der Postantitragalen Furche.
Indikation: Wichtiger analgetisch wirksamer Punkt, besonders im Rahmen von Zephalgien.

29b Point de Jérôme, „Entspannungspunkt"

Lokalisation: Schnittpunkt Postantitragale Furche – Vegetative Rinne.
Indikation: Wichtiger Punkt, der sowohl bei psychosomatischen als auch bei sexuellen Störungen vegetativ ausgleichend wirkt.

▶ Nach *Nogier* erfolgt die Nadelung des Punktes 29b bei Einschlafstörungen mit einer Goldnadel, bei Durchschlafstörungen wird die Silbernadel bevorzugt.

29c Punkt der Begierde

Lokalisation: Am Ende der Postantitragalen Furche auf der Krempe.
Indikation: Psychomatische Erkrankungen und Suchttherapie.

Sensorielle Linie

Nogier bezeichnet die Verbindungslinie der Punkte 33 (Stirn), 35 (Sonne), 29 (Polster) als „Sensorielle Linie" (S. 50). Ihr ist eine energetische Kopfdurchblutung zugeordnet, ähnlich den Punkten PdM und LG 16 in der Körperakupunktur.
Unterhalb des Punktes 35 liegt der von *Nogier* beschriebene Sensorielle Punkt. Dieser wird wie Punkt 35 bei Schmerzzuständen eingesetzt, da ihm ebenfalls eine schmerzlindernde Wirkung zugeschrieben ist.
Die Postantitragale Furche sowie die Sensorielle Linie bilden zwei Grundpfeiler in der Behandlung über die Ohrmuschel. Dabei kann man die entsprechend auffälligen Punkte mit dem dazugehörigen Wirbelsäulensegment zur Basistherapie bei der Behandlung von Schmerzzuständen nutzen.

Streßfurche

Dies ist eine im Lobulusbereich verlaufende, schräge Ohrläppchenfalte. Wir finden sie häufig bei Patienten, die unter Streß stehen bzw. den Streß nicht in geeigneter Form abbauen können. Diese Falte hat rein diagnostische Bedeutung. Therapeutisch findet sie keine Anwendung.

Linie der Omega-Punkte

Dies ist die Verbindungslinie der drei Omega-Punkte nach *Nogier*.
Nogier unterteilt das Ohr in drei Zonen *(s. S. 6)*.
Die entodermale Zone ist dem Stoffwechsel, die mesodermale Zone der Motorik und die ektodermale Zone dem Kopf und Zentralnervensystem und dem damit übergeordneten Regulationsbereich zugeordnet.
Entsprechend dieser Dreiteilung fand *Nogier* Regulationspunkte für je einen Bereich.

Omega-Hauptpunkt

Bereich: Ektodermale Zone; Versorgungsgebiet des Plexus cervicalis.
Zuordnung: Kopf und Zentralnervensystem.
Lokalisation: Vorderer unterer Lobulusabschnitt.

Omega-Punkt 1

Bereich: Entodermale Zone; Versorgungsgebiet des N. vagus.
Zuordnung: Stoffwechsel.
Lokalisation: Oberer Rand des Crus helicis, in der Hemiconcha superior, ungefähr in der Mitte der Strecke Nullpunkt – Schnittpunkt aufsteigender Helixast mit dem Crus inferius.

Omega-Punkt 2

Bereich: Mesodermale Zone; Versorgungsgebiet des N. auriculotemporalis des N. trigeminus.
Zuordnung: Motorik.
Lokalisation: Oberer Helixrand nasal des Allergiepunktes 78.

Vegetative Rinne

Die Vegetative Rinne stellt ein wichtiges Behandlungselement in der Ohrakupunktur dar. Sie sollte vor jeder Behandlung auf aktive Punkte untersucht werden. Vgl. dazu Kap. »Ohrgeometrie« *(s. S. 30)*.

Schwindellinie nach *von Steinburg*

Sie verläuft entlang der Postantitragalen Furche und innenseitig des Antitragus und wird bei Schwindel eingesetzt.
Indikation: Schwindel
Stichtechnik: Gesucht wird der reagibelste Punkt bzw. die reagibelsten Punkte auf der Linie.

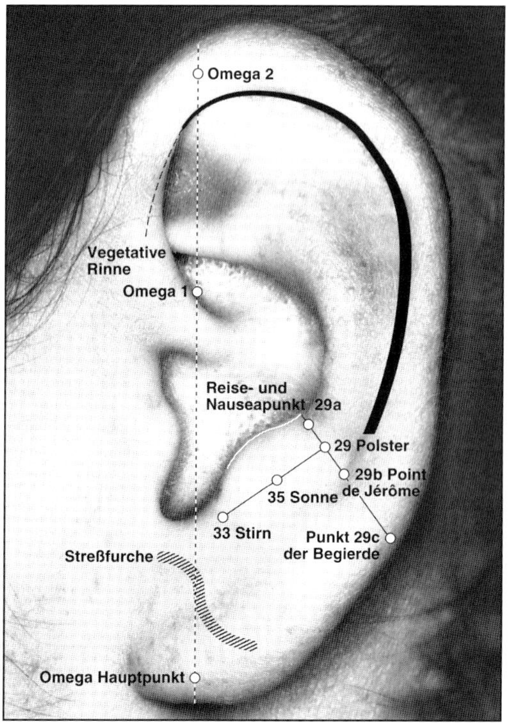

3
Behandlung wichtiger Erkrankungen

Einleitung

Nachfolgend sind Therapiebeispiele für die wichtigsten in der Praxis vorkommenden und mit der Ohrakupunktur beeinflußbaren Erkrankungen aufgeführt. Dabei werden Punkte der chinesischen Schule und der Schule um *Nogier* berücksichtigt.

Die Auswahl der chinesischen Punkte erfolgt nach den Kriterien, die im Kapitel „Auswahl der Akupunkturpunkte nach chinesischer Schule" *(S. 29)* dargestellt sind.

Die Auswahl der *Nogier*-Punkte erfolgt immer individuell am Patienten nach Maßgabe der akuten Befunde (aktive Ohrakupunkturpunkte). Die weiteren angegebenen Ohrakupunkturpunkte nach *Nogier* sind erfahrungsgemäß häufig bei den entsprechenden Erkrankungen als aktive Ohrakupunkturpunkte auffindbar. Es sei aber nochmals darauf hingewiesen, daß der Einsatz der Ohrakupunkturpunkte nicht schematisch nach vorgefertigten Punktkombinationen, sondern nach den Untersuchungsbefunden anhand aktiver Punkte erfolgen sollte.

Für den Anfänger ist es jedoch eine gute Hilfe, sich an den vorgegebenen Punkten zu orientieren.

Psychosomatische Erkrankungen

Bei der Behandlung psychosomatischer Erkrankungen kann die Akupunktur bzw. auch die Ohrakupunktur eine unterstützende therapeutische Möglichkeit sein. Feste Therapieschemata können dabei nicht angegeben werden. Grundlage der Punktauswahl sind die entsprechenden Beschwerden unter Berücksichtigung der individuellen Gegebenheiten.

Im folgenden sind wichtige psychisch ausgleichende und vegetativ harmonisierende Punkte dargestellt und in ihrer Wirkung beschrieben.

Wichtige Ohrakupunkturpunkte bei psychosomatischen Erkrankungen

Punkte nach chinesischer Nomenklatur

25 Hirnstamm
26a Hirnanhang (entspricht Thalamus nach *Nogier*)
34 Graue Substanz
51 Vegetativum
55 Shen-Men
100 Herzpunkt

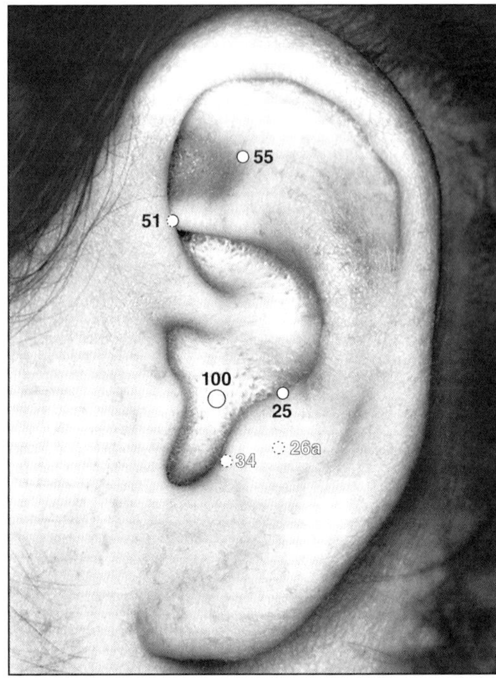

Punkte nach *Nogier* und *Bahr*

Vegetativum II
Punkte auf der Postantitragalen Furche
(Linie: 29a [Nausea] – 29 [Polster] –
29b [Point de Jérôme] – 29c [Punkt der Begierde])
Antidepressionspunkt
Antiaggressionspunkt
Angstpunkt
Angstpunkt II (Punkt der Beklommenheit)
Kummer, Freude
Omega-Punkte
R-Punkt (nach *R. F. Bourdiol*)
Thalamus (entspricht chin. 26a [Hirnanhang])
Valiumäquivalenter Punkt
Barbituratanaloger Punkt

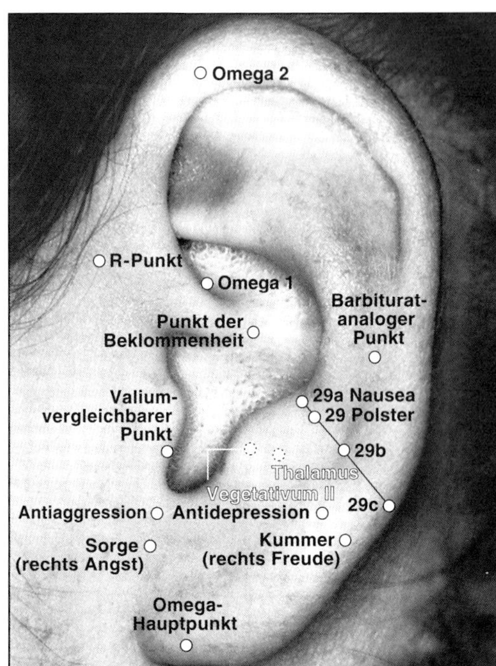

Punkte nach chinesischer Nomenklatur

25 Hirnstamm
Lokalisation: Am Übergang Antitragus – Anthelix, etwas mehr zum Antitragus gelegen.
Indikation: Kindliche Entwicklungsstörungen.

26a Hirnanhang (entspricht Thalamus nach *Nogier*)
Lokalisation: Entspricht innenseitig der Lokalisation des Punktes 35 (Sonne).
Indikation: Vegetativ harmonisierende Wirkung.

29 Polster
Lokalisation: Sie ist etwas unterschiedlich definiert.
Nach chinesischer Schule liegt der Punkt eher medial der Postantitragalen Furche.
Nach *Nogier:* siehe unten.
Indikation: Wichtiger Schmerzpunkt, insbesondere bei Zephalgien, Kreislaufdysregulationen, Hauterkrankungen. Allgemeiner Regulationspunkt.

34 Graue Substanz
Lokalisation: An der Innenseite des Antitragus im Bereich der Incisura intertragica.
Indikation: Allgemein vegetativ ausgleichende Wirkung.

51 Vegetativum
Lokalisation: Am Schnittpunkt des Crus inferius mit der Helix.
Evtl. liegt der Punkt auch in Richtung Helixrinne.
Indikation: Allgemein vegetativ ausgleichende Wirkung. Angstzustände, kardiovaskuläre Erkrankungen, Urogenitalerkrankungen, vegetativ harmonisierende Wirkung auf alle viszeralen Organe.

55 Shen Men (Tor der Götter)
Lokalisation: Im Winkel des Crus superior und des Crus inferius zum Crus superius.
Indikation: Einer der wichtigsten Ohrakupunkturpunkte.
Starke psychisch ausgleichende Wirkung.
Übergeordneter Punkt im Rahmen der Schmerztherapie. Starke entzündungshemmende Wirkung.
Im Rahmen der Behandlung von Yang-Krankheiten kommt er häufig zur Anwendung.

100 Herz
Lokalisation: In der Mitte der Hemiconcha inferior.
Indikation: Vegetativer Herzpunkt, vegetative Harmonisierung, Schlafstörungen, funktionelle Herzbeschwerden, Hypertonus, Hypotonie, Angstzustände.

Punkte nach *Nogier* und *Bahr*

29 Polster
Lokalisation: Nach *Nogier* liegt der Punkt im Bereich der Postantitragalen Furche auf einer Verbindungslinie der Punkte 29a (Nausea), 29 (Polster), 29b (Point de Jérôme), 29c (Punkt der Begierde) (s. a. Energielinien des Ohres, *S. 92*).
Zur Lokalisation nach chinesischer Schule siehe oben.
Indikation: Wichtiger Schmerzpunkt, insbesondere bei Zephalgien, Kreislaufdysregulationen, Hauterkrankungen. Allgemeiner Regulationspunkt.

29a Nausea-Punkt
Lokalisation: Zwischen den Punkten 25 (Hirnstamm) und 29 (Polster).
Indikation: Punkt gegen Reisekrankheit, Erbrechen.

29b Point de Jérôme (Entspannungspunkt)
Lokalisation: Nach *Nogier* am Übergang der Helixrinne zum Lobulus. Schnittpunkt der Postantitragalen Furche mit der Helixrinne.
Indikation: Vegetative Harmonisierung, Schlafstörungen, Impotenz.

29c Punkt der Begierde
Lokalisation: Am Ende der Postantitragalen Furche, Schnittpunkt mit dem Ohrrand.
Indikation: Suchtbehandlung.

Angstpunkt 2 (Punkt der Beklommenheit)
Lokalisation: Auf der höchsten Stelle vor dem Nullpunkt.

Indikation: Angstzustände, vegetative Fehlregulation.

Vegetativum II
Lokalisation: Innenseitig des Antitragus, zwischen den Punkten 26a (Hirnanhang) und 30 (Parotis).
Indikation: Ähnlich wie Vegetativum I (Punkt 51 nach chinesischer Nomenklatur). Ihm wird eine gute schmerzstillende Wirkung zugeschrieben.

Antidepressionspunkt
Lokalisation: In der Verlängerung der Vegetativen Rinne vom Point der Jérôme.
Indikation: Depressionen.

Antiaggressionspunkt
Lokalisation: Etwas unterhalb der Incisura intertragica, in Verlängerung einer Vertikallinie durch die vordere Begrenzung der Incisura.
Indikation: Aggressionen, Haßgefühle.

- ▶ Wichtiger Punkt in der Behandlung von Suchterkrankungen, alle Formen von Aggressionen.

Angstpunkt (Bedrohung), Sorgepunkt
Lokalisation: Unterhalb des Antiaggressionspunktes (Zone des limbischen Kortex).
Indikation: Angstzustände.

- ▶ Bei Rechtshändern überwiegend rechts zu behandeln. Im linken Ohr stellt sich bei gleicher Lokalisation der Punkt Sorge ein.
- ▶ Nach *Lange* handelt es sich bei dieser Zone des limbischen Systems um eine Persönlichkeitszone. Er sieht hier eine strenge Indikationsstellung.

Kummer, Freude
Lokalisation: Okzipitaler Anteil des Lobulus, auf gleicher Höhe wie die Zone der Angst.
Indikation: Beim Rechtshänder gestörte Lebensfreude – Behandlung über das rechte Ohr, Kummer über das linke Ohr.

Thalamus
Lokalisation: Innenseitig des Antitragus gegenüber dem Punkt 35 (Sonne).
Indikation: Vegetativ harmonisierende Wirkung.

Valiumäquivalenter Punkt
Lokalisation: Am absteigenden Schenkel des Tragus.
Indikation: Allgemein beruhigende Wirkung, Angstzustände, Herzrhythmusstörungen, Hyperventilation.

Barbituratanaloger Punkt
Lokalisation: In der Scapha, in Höhe C7.
Indikation: Schlafstörung, allgemein beruhigende Wirkung.

Omega-Punkte
Insgesamt finden wir drei Omega-Punkte auf einer vertikalen Linie, die durch die Aggressionszone geht.

Omega-Hauptpunkt
Lokalisation: Im unteren nasalen Bereich des Lobulus.
Indikation: Allgemeine Regulation. Übergeordneter Regulationspunkt für Kopf und Zentralnervensystem.
Tiefgreifende Wirkung auf die Persönlichkeit. Meist findet der Punkt Anwendung bei chronischen Erkrankungen.

Omega 1
Lokalisation: Am oberen Rand des Crus helicis, ungefähr in der Mitte der Strecke Nullpunkt – Schnittpunkt aufsteigender Helixast mit dem Crus inferius.
Indikation: Übergeordneter Regulationspunkt für den Stoffwechsel.
Hier auch Hinweis auf Amalgambelastung.

Omega 2
Lokalisation: Am oberen Helixrand, nasal des Allergiepunktes 78.
Indikation: übergeordneter Regulationspunkt für die Motorik.

R-Punkt nach *R. F. Bourdiol*
Lokalisation: Übergang des aufsteigenden Helixschenkels zur Helix, dort in der Gesichtshaut in einem kleinen Grübchen.
Indikation: Psychosomatische Erkrankungen.

Dieser Punkt wurde von dem *Nogier*-Schüler Bourdiol gefunden und als „Hilfspunkt" für die Psychotherapie bezeichnet.

- ▶ Nach *Lange* sollte er nur von Fortgeschrittenen genadelt werden. Ein festes Vertrauensverhältnis zwischen Patient und Arzt ist Vorbedingung.

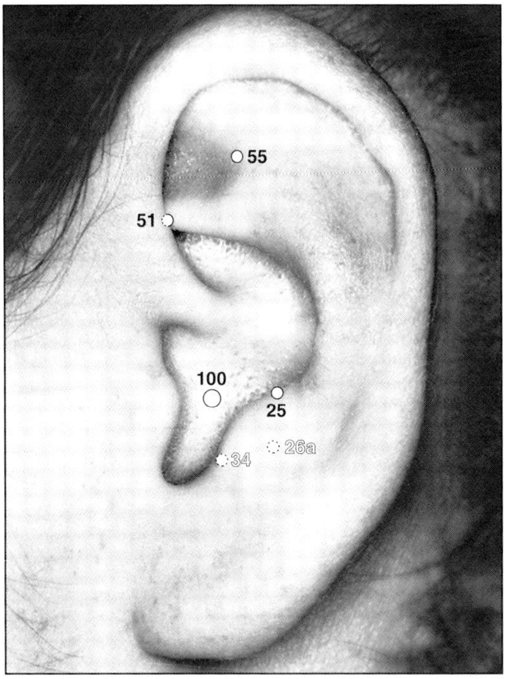

Punkte nach chinesischer Nomenklatur

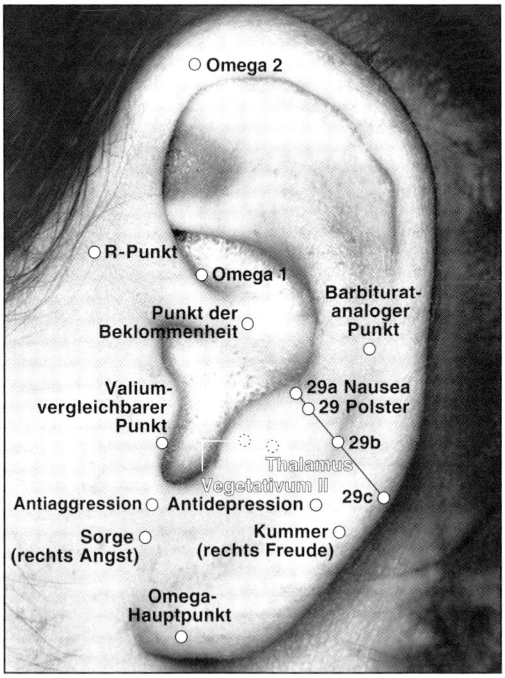

Punkte nach Nogier und Bahr

Wichtige Ohrakupunkturpunkte bei Erkrankungen des Respirationstraktes

Punkte nach chinesischer Nomenklatur

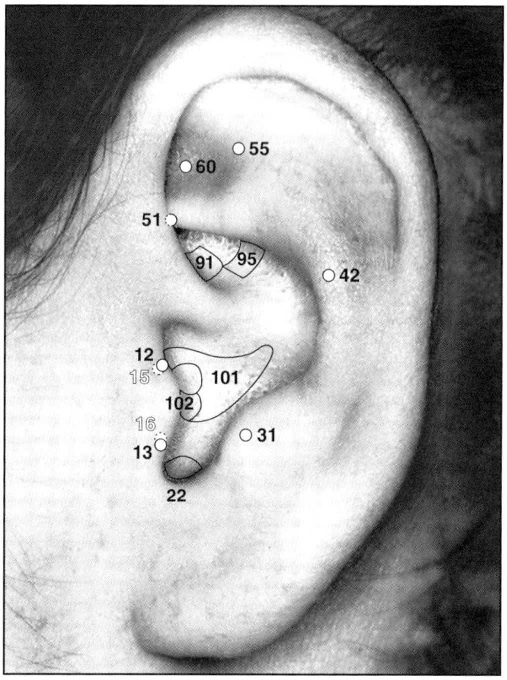

12 Tragusgipfel
13 Nebenniere
15 Larynx
16 Innere Nase
22 Endokrinium
31 Asthma
42 Thorax
51 Vegetativum
55 Shen-Men
60 Dyspnoe
91 Kolon
95 Niere, Nebenniere (funktionell)
101 Lunge
102 Bronchus

Punkte nach *Nogier* und *Bahr*

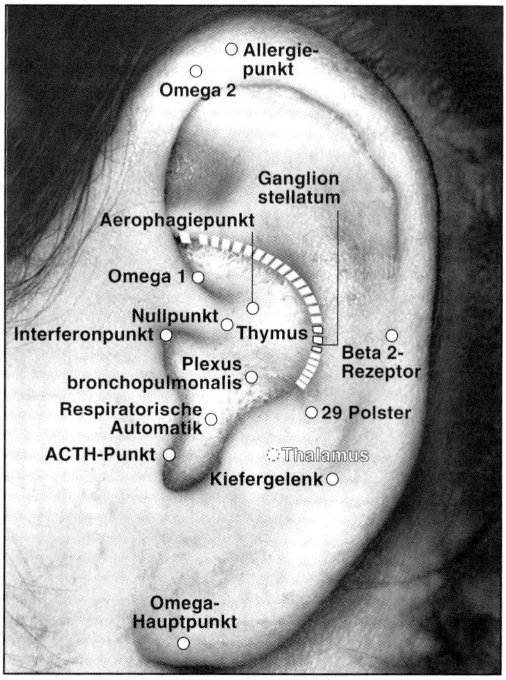

Plexus bronchopulmonalis
Nullpunkt
Ganglion stellatum
ACTH-Punkt
Thymuspunkt
Interferonpunkt
Allergiepunkt (=chin. Punkt 78 [Ohrspitze])
Respiratorische Automatik (entspricht KG 17)
Aerophagiepunkt
Beta 2-Rezeptorpunkt
Polster
Kiefergelenk
Omega-Punkte
Thalamus

- ► Das im Bereich der HWS, der BWS oder – selten – der LWS gelegene, gestörte Wirbelsäulensegment sollte in die Therapie miteinbezogen werden.
- ► Das gestörte Segment finden wir mit Hilfe des Punktsuchgerätes oder der anatomischen Gegebenheit (Schuppungen, Druckdolenz etc.). Davon ausgehend lassen sich weitere Therapiepunkte finden. (Vgl. hierzu Kap. »Ohrgeometrie«, *S. 31*).

Bewährte Punktkombinationen bei Erkrankungen des Respirationstraktes

Asthma
22 Endokrinium
31 Asthma
51 Vegetativum
55 Shen-Men
60 Dyspnoe
101 Lunge
Allergiepunkt
ACTH-Punkt
Thymuspunkt
Gestörtes WS-Segment
Ganglion stellatum

Bronchitis
13 Nebenniere
29 Polster
51 Vegetativum
101 Lunge
102 Bronchus

Sinusitis
16 Innere Nase
33 Stirn

Rhinitis allergica
13 Nebenniere
16 Innere Nase
22 Endokrinium
Allergiepunkt
ACTH-Punkt

Rhinitis sicca
13 Nebenniere
16 Innere Nase
33 Stirn
98 Milz

Thorakodynien
29 Polster
42 Thorax
55 Shen-Men
101 Lunge
1. Rippe
Ganglion stellatum
Gestörtes WS-Segment
Kiefergelenk

Wichtige Ohrakupunkturpunkte bei der Behandlung der Pollinosis

Punkte nach chinesischer Nomenklatur

13 Nebenniere
14 Äußere Nase
16 Innere Nase
22 Endokrinium
30 Parotis (juckreizstillende Wirkung)
51 Vegetativum
55 Shen-Men
71 Urtikariazone
78 Ohrspitze
100 Herz
101 Lunge
102 Bronchus
103 Trachea

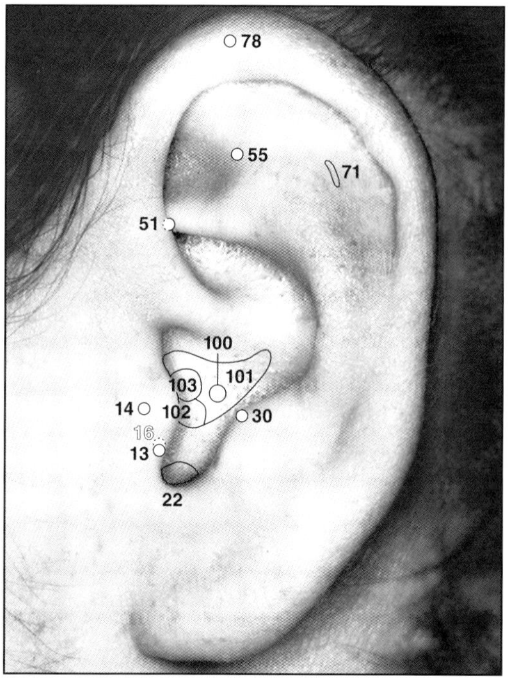

Punkte nach chinesischer Nomenklatur

Punkte nach *Nogier* und *Bahr*

Allergiepunkt (entspricht chin. Punkt 78 [Ohrspitze], eventuell Mikro-Aderlaß)
Nase
Niesen
Polster
Interferonpunkt
Thymuspunkt
ACTH-Punkt

- ▶ Hier hat sich besonders die Kombination mit der Körperakupunktur bewährt. Ein Grundschema bei der Behandlung der Pollinosis über die Körperakupunktur sind die Punkte Dickdarm 4, Dickdarm 11, PdM (Extrapunkt 1), Blase 2, Dickdarm 20.
- ▶ Die Durchführung einer Umstimmungstherapie im Rahmen der Pollinosisbehandlung ist sinnvoll. Diese kann mit kleinen Mengen Eigenblut erfolgen (bis 0,5 ml). Die Zugabe eines homöopathischen Umstimmungsmittels wie Acidum formicum D 6 hat sich ebenfalls bewährt.

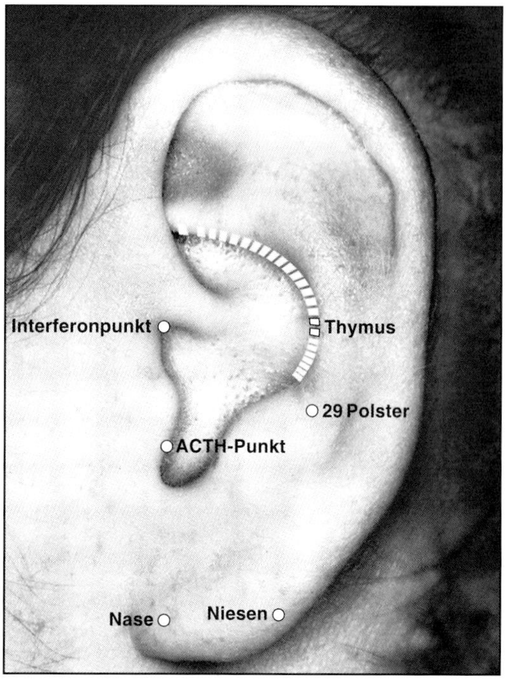

Punkte nach Nogier und Bahr

Wichtige Ohrakupunkturpunkte bei der Behandlung von Erkrankungen der Verdauungsorgane

Punkte nach chinesischer Nomenklatur

9 Innenohr
34 Graue Substanz
51 Vegetativum
55 Shen-Men
81 Rektum
82 Zwerchfell
85 Ösophagus
86 Kardia
87 Magen
88 Duodenum
89 Dünndarm
91 Kolon
96 Pankreas und Gallenblase
97 Leber
98 Milz
100 Herz

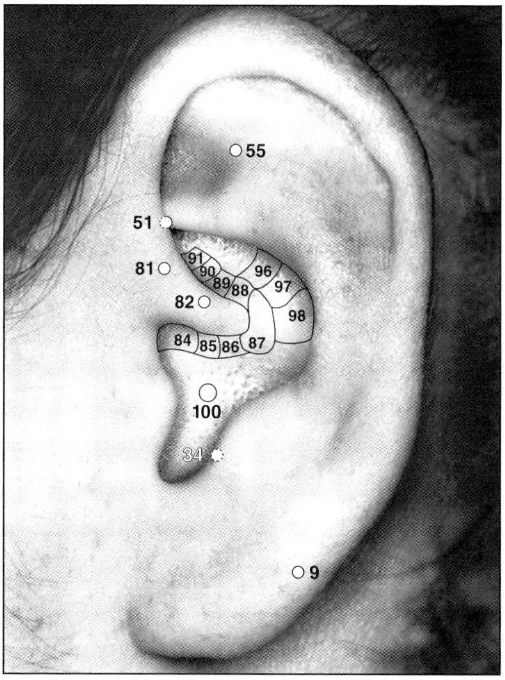

Punkte nach *Nogier*

Gestörtes Wirbelsäulensegment
Antiaggressionspunkt
29 Polster
29a Reise- und Nauseapunkt
29b Point de Jérôme
Aerophagiepunkt
Diaphragma
Plexus solaris
Angstpunkt
Vegetativum II
Plexus hypogastricus (= Omega I)
Anus
Punkt der Beklommenheit (= Angstpunkt II)

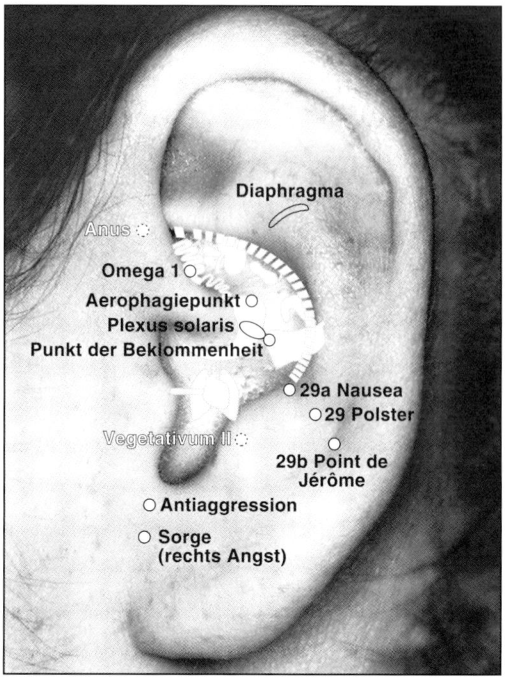

Bewährte Punktkombinationen bei Erkrankungen der Verdauungsorgane

Funktionelle Magen-Darm-Beschwerden
29 Polster
29b Point de Jérôme
Antiaggressionspunkt
51 Vegetativum
55 Shen-Men
87 Magen
88 Dünndarm
91 Kolon
100 Herz

Übelkeit, Erbrechen
9 Innenohr
29 Polster
29a Reise- u. Nauseapunkt
51 Vegetativum
55 Shen-Men
87 Magen

Kolikartige Beschwerden
51 Vegetativum
55 Shen-Men
89 Dünndarm
91 Kolon
Plexus hypogastricus
Gestörtes WS-Segment
29b Point de Jérôme

Obstipation
55 Shen-Men
81 Rektum
88 Dünndarm
91 Kolon

Singultus
34 Graue Substanz
51 Vegetativum
55 Shen-Men
82 Zwerchfell
Gestörtes WS-Segment
Diaphragma
Aerophagie-Punkt

Dyspepsie
22 Endokrinium
88 Dünndarm
97 Leber
98 Milz

Diarrhö
55 Shen-Men
88 Dünndarm
91 Kolon
98 Milz

Pruritus ani
22 Endokrinium
34 Graue Substanz
Allergiepunkt
Haut
Anus
Rektum
Hämorrhoiden

Kolitis
29 Polster
34 Graue Substanz
55 Shen-Men
87 Magen
89 Dünndarm
91 Kolon
100 Herz
Allergiepunkt

Wichtige Ohrakupunkturpunkte bei Herz-Kreislauf-Erkrankungen

Punkte nach chinesischer Nomenklatur

13 Nebenniere
19 Hochdruckpunkt
34 Graue Substanz
51 Vegetativum
55 Shen-Men
59 Blutdrucksenkender Punkt
95 Niere, Nebenniere (funktionell)
97 Milz
98 Leber
100 Herz
105 Blutdrucksenkende Furche

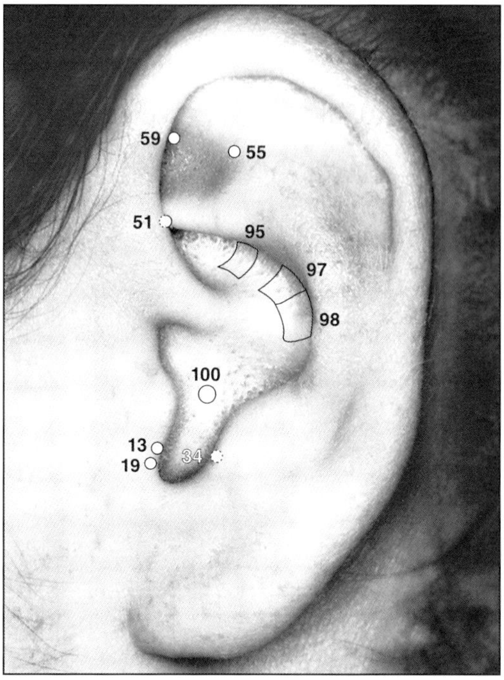

Punkte nach chinesischer Nomenklatur

Punkte nach *Nogier* und *Bahr*

Thalamuspunkt (nach *Nogier* erfolgt hier die Blutdrucksenkung mittels einer Goldnadel, die Anhebung des Blutdruckes mittels einer Silbernadel)
Omega-Hauptpunkt
Antiaggressionspunkt
29b Point de Jérôme
Plexus cardiacus
Nullpunkt
Beta 1-Rezeptorpunkt
Renin-Angiotensinpunkt
Gestörtes Wirbelsäulensegment
1. Rippe
Ganglion stellatum

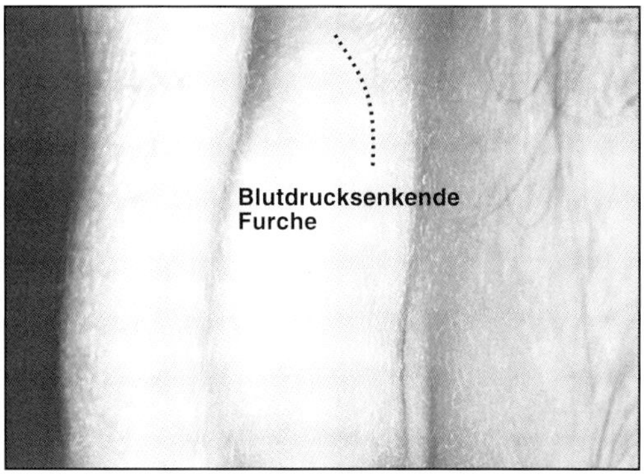

Punkte nach chinesischer Nomenklatur

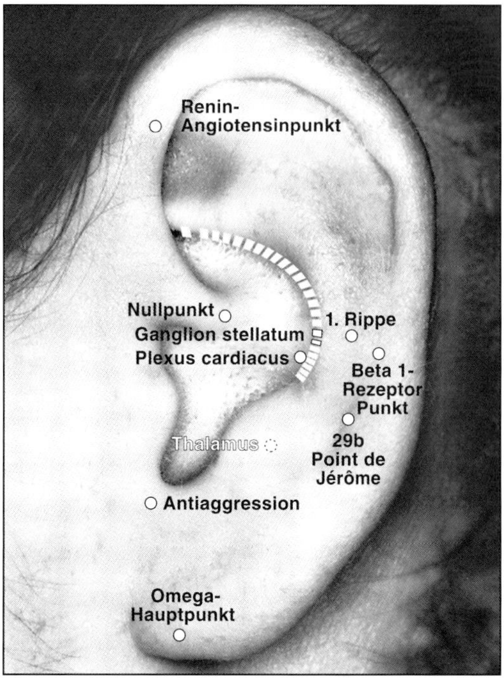

Punkte nach Nogier und Bahr

Bewährte Punktkombination bei Erkrankungen des Herz-Kreislauf-Systems

► Vitalgefährdende Erkrankungen stellen eine Kontraindikation für die Akupunktur dar *(s. S. 34)*.
Bei Erkrankungen wie z.B. Herzrhythmusstörungen oder Angina pectoris kann die Akupunktur nur unterstützenden Charakter haben.

Hypertonus

19 Hochdruckpunkt
51 Vegetativum
55 Shen-Men
95 Niere
Antiaggressionspunkt
Plexus cardiacus
29b Point de Jérôme
Beta 1-Rezeptorpunkt
Thalamuspunkt

Hypotonie

13 Nebenniere
34 Thalamus
100 Herz

Herzrhythmusstörungen

29 Polster
29b Point de Jérôme
51 Vegetativum
55 Shen-Men
100 Herz
WS-Segment
Ganglion stellatum
1. Rippe

Angina pectoris

42 Thorax
51 Vegetativum
55 Shen-Men
100 Herz
Gestörtes WS-Segment
29 Polster

Wichtige Ohrakupunkturpunkte bei Augenerkrankungen

Punkte nach chinesischer Nomenklatur

8 Auge
13 Nebenniere
22 Endokrinium
24a Auge 1
24b Auge 2
33 Stirn
35 Sonne
78 Ohrspitze (*Nogier:* Allergiepunkt)
97 Leber
98 Milz

- ▶ Die Indikation der Punkte 24a und 24b wird für alle nichtentzündlichen Erkrankungen des Auges angegeben. In China werden Erkrankungen wie Myopie, Astigmatismus und Optikusatrophie über diese Punkte mitbehandelt.
- ▶ Nach traditionell chinesischen Gesichtspunkten ist die Leber mit dem Auge (vgl. Fünf Elemente) verbunden. So wird bei nichtentzündlichen Augenerkrankungen häufig der Punkt 97 (Leber) mitgenadelt.

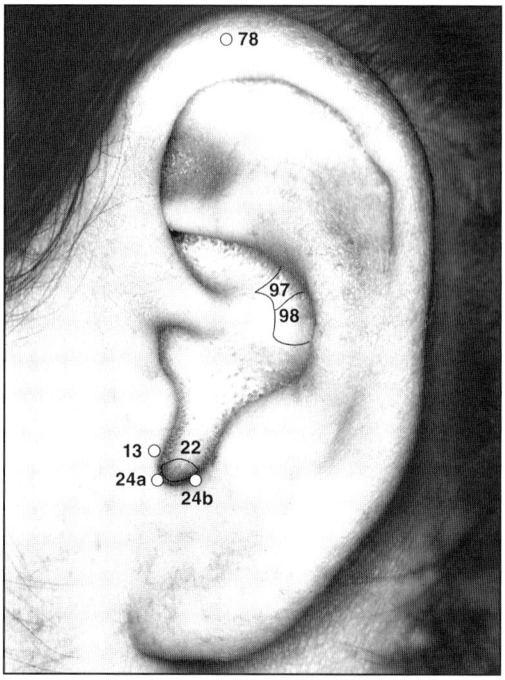

Punkte nach chinesischer Nomenklatur

Punkte nach *Nogier*

Gestörtes Wirbelsäulensegment
Sensorielle Linie (Verbindungslinie der Punkte 29 [Polster], 35 [Sonne], 33 [Stirn]; bewirkt eine energetische Durchflutung des Kopfes).
Allergiepunkt (Ohrspitze nach chin. Nomenklatur)
Auge
Haut

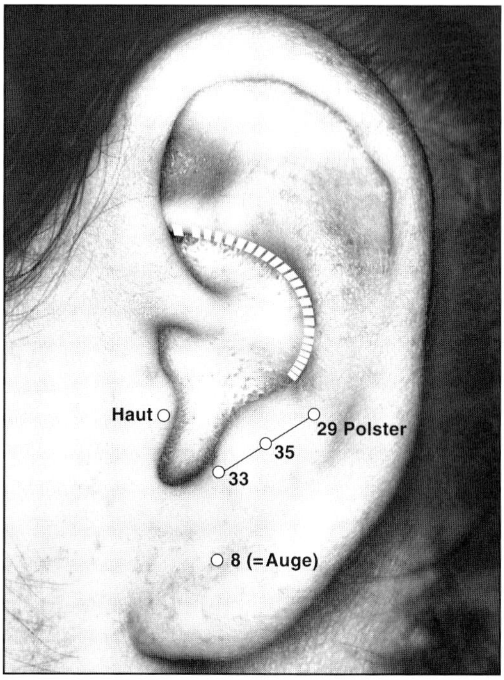

Punkte nach Nogier

Bewährte Punktkombinationen bei Augenerkrankungen

Hordeolum

8 Auge
97 Leber
98 Milz
Hautpunkt

Konjunktivitis

8 Auge
12 Tragusgipfel
97 Leber
Allergiepunkt

Myopie

8 Auge
95 Niere, Nebenniere (funktionell)
Punkte der Sensoriellen Linie (29, 35, 33)

Glaukom

8 Auge
13 Nebenniere
29 Polster
35 Sonne
97 Leber

Wichtige Ohrakupunkturpunkte bei Schwindel und Tinnitus

Punkte nach chinesischer Nomenklatur

9 Innenohr
51 Vegetativum
55 Shen-Men
96 Gallenblase
97 Leber
98 Milz

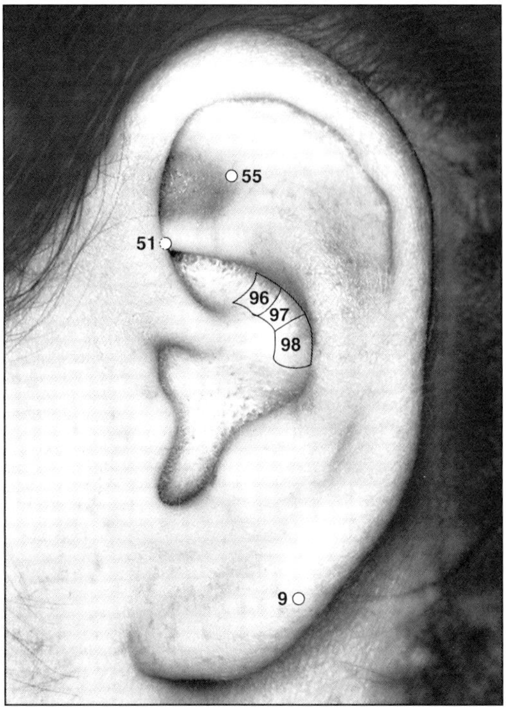

Punkte nach *Nogier* und *Bahr*

29 Polster
29a Reise- und Nauseapunkt
Gestörtes Wirbelsäulensegment
Kiefergelenk
Ganglion stellatum
N. statoacusticus
Valiumvergleichbarer Punkt
Punkte auf der Sensoriellen Linie (Punkte 29, 35 und 33)
Punkte auf der Schwindellinie nach *von Steinburg*
Vertigopunkt

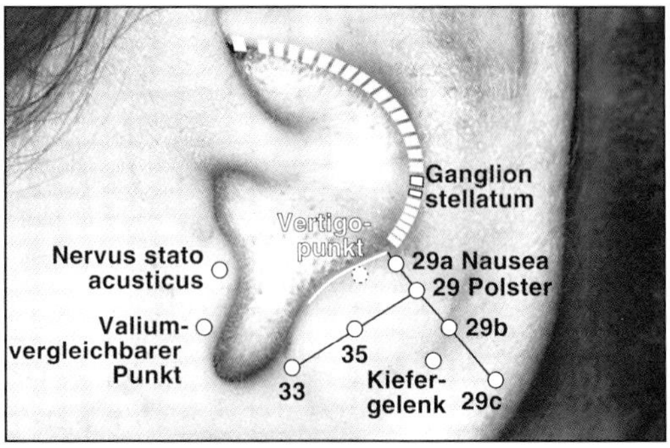

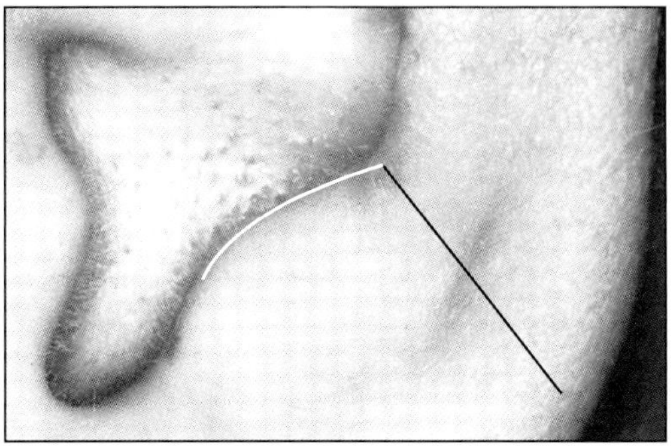

- ► Zur Schwindellinie nach *von Steinburg:* Die horizontale Linie verläuft vom Punkt 25 *(S. 46)* an der Antitragusoberkante entlang. Dabei ist sie eher etwas nach innen lokalisiert.
- ► Die vertikale Linie verläuft entlang der Postantitragalen Furche bis zur Helixrinne entsprechend der Linie der Punkte 29a, 29 und 29b.

Bewährte Punktkombinationen bei Schwindelzuständen und Tinnitus

Tinnitus

9 Innenohr
29 Polster
29a Reise- und Nauseapunkt
Gestörtes HWS-Segment
Kiefergelenk
Ganglion stellatum
N. statoacusticus
Valiumäquivalenter Punkt

Schwindel

Schwindellinie nach *von Steinburg*
Punkte der Sensoriellen Linie (Verbindungslinie der Punkte 29 [Polster], 35 [Sonne], 33 [Stirn])
9 Innenohr
51 Vegetativum
55 Shen-Men

Wichtige Ohrakupunkturpunkte bei Erkrankungen des Bewegungsapparates: Wirbelsäule

Punkte nach chinesischer Nomenklatur

37 Halswirbelsäule
38 Kreuz- und Steißbeinwirbel
39 Brustwirbelsäule
40 Lendenwirbelsäule
41 Hals
42 Thorax
53 Gesäß
54 Lendenschmerzpunkt
106 Unterer Rücken
107 Oberer Rücken
108 Mittlerer Rücken

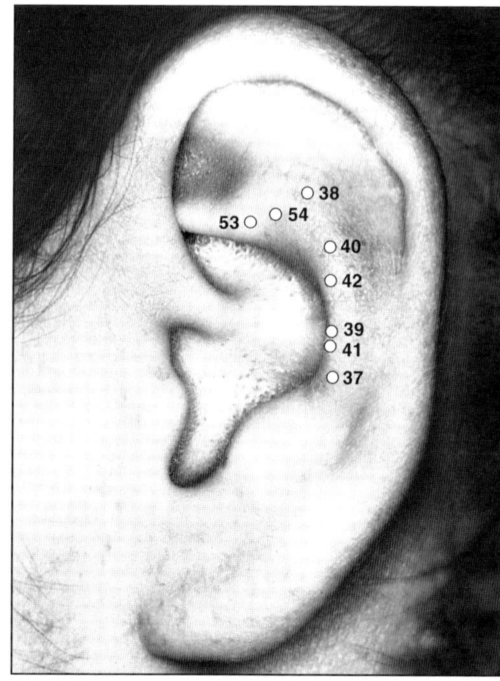

Punkte nach *Nogier*

Punkt der 1. Rippe
Point de Jérôme
Ganglion stellatum
Nullpunkt
Gestörtes Wirbelsäulensegment
Polster

- ▶ Es wird der aktive Punkt in Bereich des entsprechenden Wirbelsäulenabschnittes aufgesucht. Von dort wird in Verlängerung des Nullpunktes der entsprechende Punkt in der Vegetativen Rinne gesucht. (Vgl. Kap. »Ohrgeometrie«, *S. 30*). Die chinesischen Punkte spielen hierbei eine eher untergeordnete Rolle.
- ▶ Unterstützend finden die Punkte 106, 107 und 108 Anwendung.

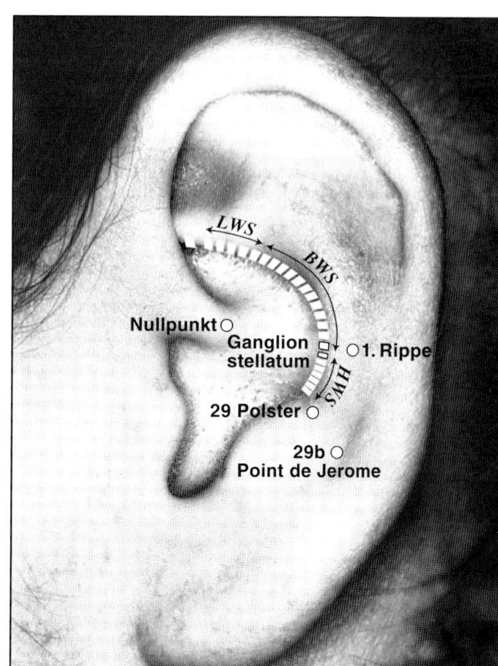

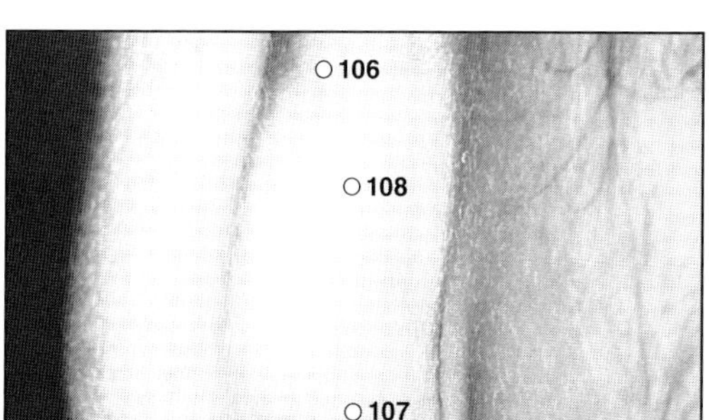

Wichtige Ohrakupunkturpunkte bei Erkrankungen des Bewegungsapparates: obere Extremität

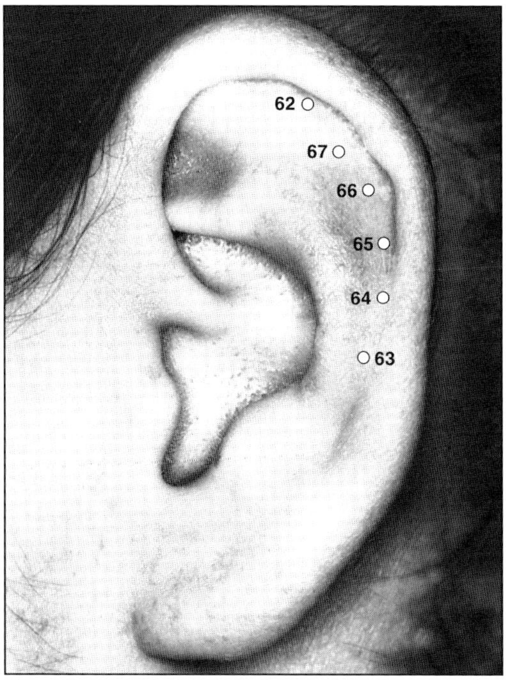

Punkte nach chinesischer Nomenklatur

62 Finger
63 Klavikula
64 Schultergelenk
65 Schulter
66 Ellenbogen
67 Handgelenk

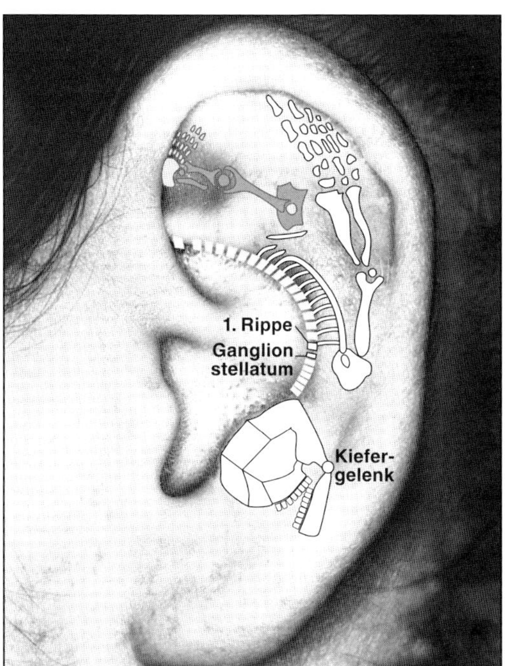

Punkte nach *Nogier*

Gestörtes Wirbelsäulensegment
1. Rippe
Ganglion stellatum
Kiefergelenk

- ► Über das gestörte Wirbelsäulensegment werden die jeweiligen Punkte in der Vegetativen Rinne gesucht.
- ► Weiter werden die entsprechenden Punkte, z. B. Ellenbogen, Handgelenk, auf Aktivität überprüft und entsprechend in das Behandlungsschema miteinbezogen.

Wichtige Ohrakupunkturpunkte bei Erkrankungen des Bewegungsapparates: untere Extremität

Punkte nach chinesischer Nomenklatur

46 Zehe
47 Ferse
48 Knöchel
49 Kniegelenk
50 Hüftgelenk
57 Hüfte
52 Nervus ischiadicus
54 Lendenschmerzpunkt

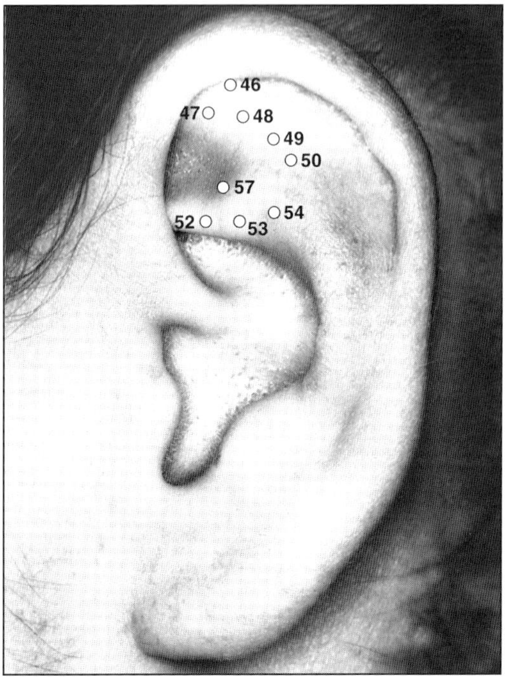

Punkte nach *Nogier*

1. Rippe
Gestörtes Wirbelsäulensegment
Nullpunkt

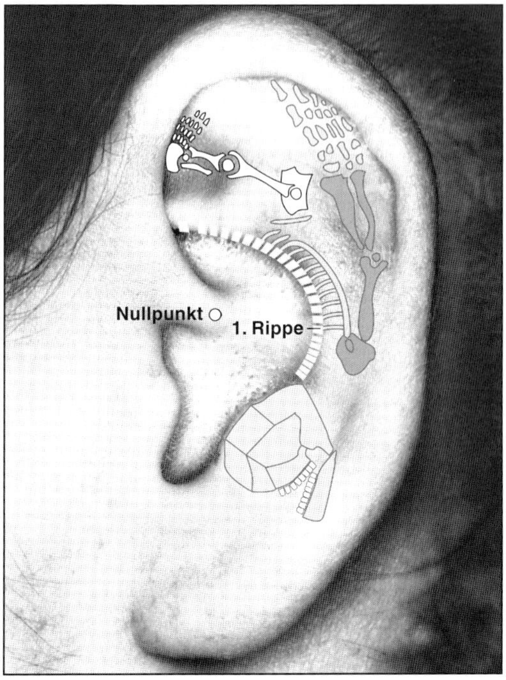

- Die untere Extremität projiziert sich bei den Chinesen und nach *Nogier* etwas unterschiedlich. Gegenüberliegend sind die beiden Lokalisationen gegenübergestellt. Der Punkt des Kniegelenkes wird z. B. von *Nogier* in der Mitte der Fossa triangularis angegeben. Die Chinesen projizieren das Kniegelenk etwa in die Mitte des Crus superius. Dabei stellt die chinesische Lokalisation eher die Funktionalität des Kniegelenkes dar. Das überwiegend anatomische Korrelat projiziert sich wohl in dem von *Nogier* angegebenen Kniepunkt.
- Auch hier erfolgt die Behandlung über das gestörte Wirbelsäulensegment. Daraufhin erfolgt die Suche nach weiteren aktiven Punkten.

Wichtige Ohrakupunkturpunkte bei neurologischen Erkrankungen

Punkte nach chinesischer Nomenklatur

2 Gaumen
3 Mundboden
5 Unterkiefer
6 Oberkiefer
8 Auge
9 Ohr
11 Wange
13 Nebenniere
22 Endokrinium
25 Hirnstamm
30 Parotis
33 Stirn
34 Graue Substanz
35 Sonne
52 Nervus ischiadicus
55 Shen-Men
84 Mund
100 Herz
101 Lunge

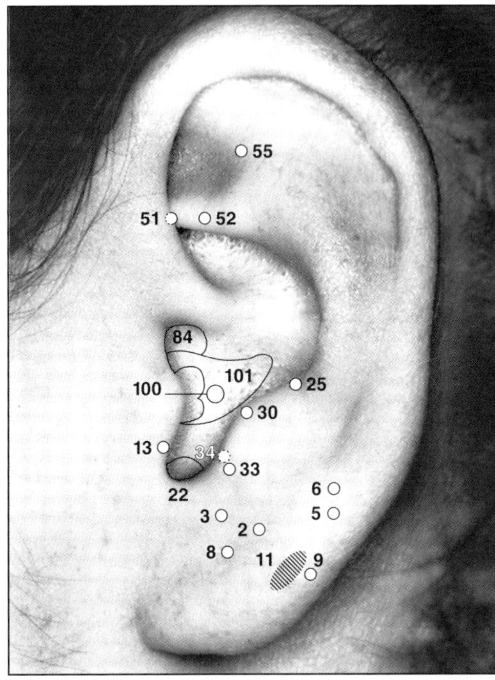

Punkte nach *Nogier* und *Bahr*

Trigeminuszone
Nullpunkt
Wetterfühligkeit
Gestörtes Wirbelsäulensegment
Valiumvergleichbarer Punkt
Vegetativum II
Ganglion stellatum
1. Rippe
Kiefergelenk
Barbituratanaloger Punkt
Thalamus

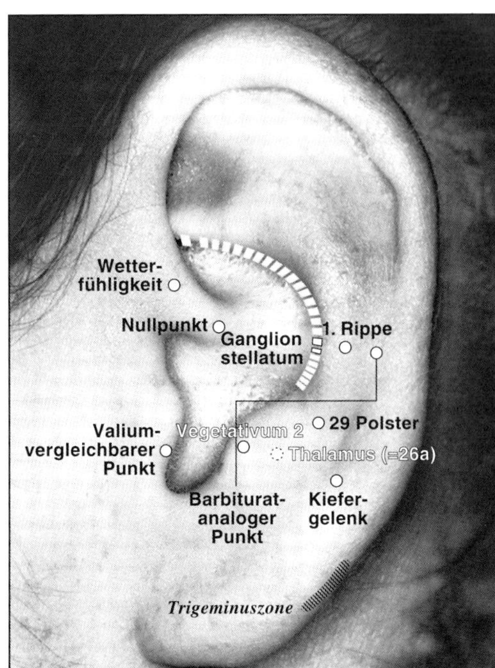

Bewährte Punktkombinationen bei neurologischen Erkrankungen

Trigeminusneuralgie

5 Unterkiefer
6 Oberkiefer
8 Auge
9 Ohr
11 Wange
29 Polster
33 Stirn
34 Graue Substanz
35 Sonne
Trigeminuszone
Nullpunkt
Wetterfühligkeit
Gestörtes HWS-Segment

Zosterneuralgie

Gestörtes WS-Segment
29 Polster
30 Parotis (juckreizstillende Wirkung)
55 Shen-Men

Fazialisparese

2 Gaumen
3 Mundboden
8 Auge
11 Wange
13 Nebenniere
25 Hirnstamm
29 Polster
84 Mund

Fazialisspasmus

5 Maxilla
6 Mandibula
11 Wange
25 Hirnstamm
34 Graue Substanz
35 Sonne
55 Shen-Men

Interkostalneuralgie

Gestörtes WS-Segment
29 Polster
42 Thorax

Hyperhidrosis

13 Nebenniere
22 Endokrinium
29 Polster
51 Vegetativum
55 Shen-Men
101 Lunge

Ischialgie

Gestörtes WS-Segment
52 Nervus ischiadicus
55 Shen-Men

Wichtige Ohrakupunkturpunkte bei der Migräne und Zephalgien

Punkte nach chinesischer Nomenklatur

8 Auge
22 Endokrinium
23 Ovar
26a Hirnanhang
33 Stirn
35 Sonne
51 Vegetativum
55 Shen-Men
58 Uterus
100 Herz

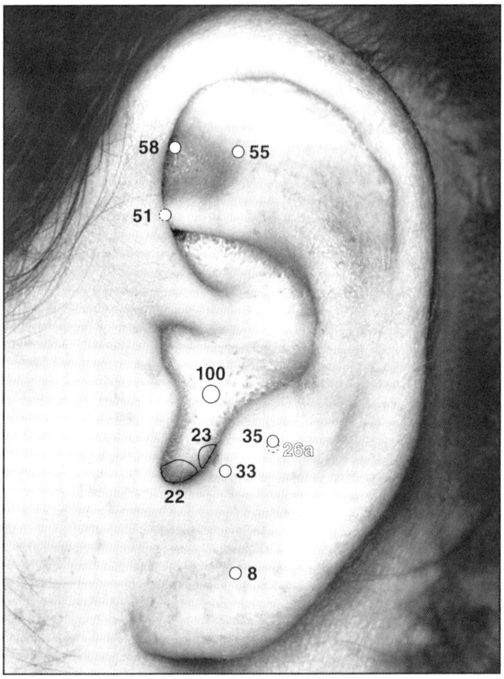

Punkte nach *Nogier* und *Bahr*

Gestörtes Wirbelsäulensegment
Polster
Point de Jérôme
Punkte der Sensoriellen Linie (29, 33, 35)
Point Bosch
Vagina
Gestagenpunkt
Wetterfühligkeit
Nullpunkt
Neurastheniepunkt
Kummer
Freude
Antiaggressionspunkt
Gonadotropinpunkt
Kiefergelenk

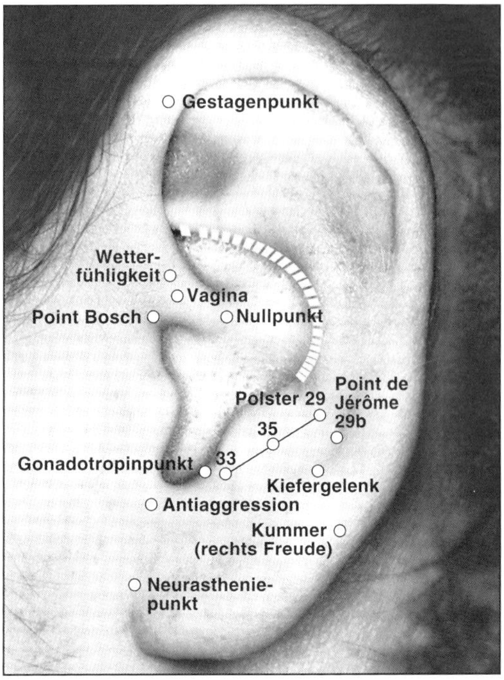

Wichtige Ohrakupunkturpunkte bei gynäkologischen Erkrankungen

Punkte nach chinesischer Nomenklatur

12 Tragusgipfel
13 Nebenniere
22 Endokrinium
23 Ovar
30 Parotis
51 Vegetativum
55 Shen-Men
58 Uterus
79 Äußere Genitalien
95 Niere, Nebenniere (funktionell)
100 Herz

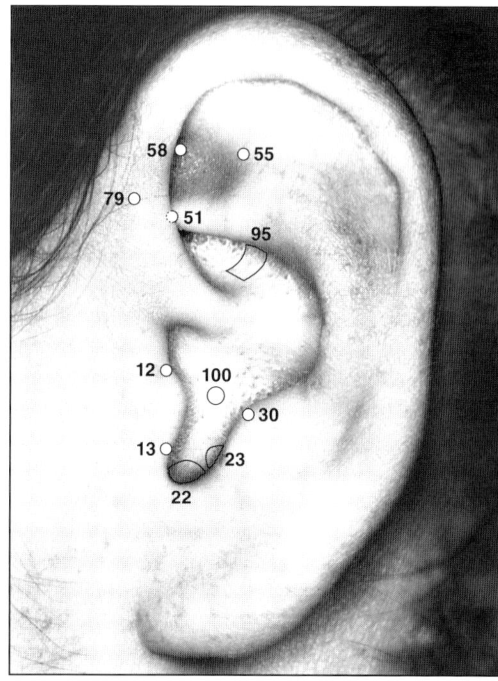

Punkte nach *Nogier* und *Bahr*

Vagina
Klitoris
Ovar (= Östrogenpunkt)
Uterus
Gestagenpunkt
Kummer
Sorge
Freude (rechtes Ohr)
Angst (linkes Ohr)
Omega-Punkte
Gonadotropinpunkt

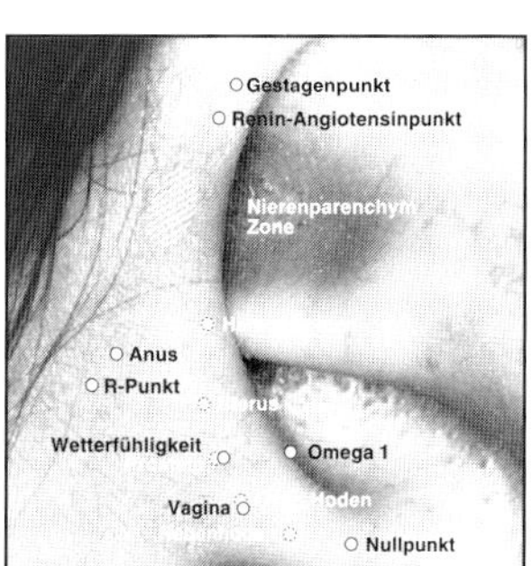

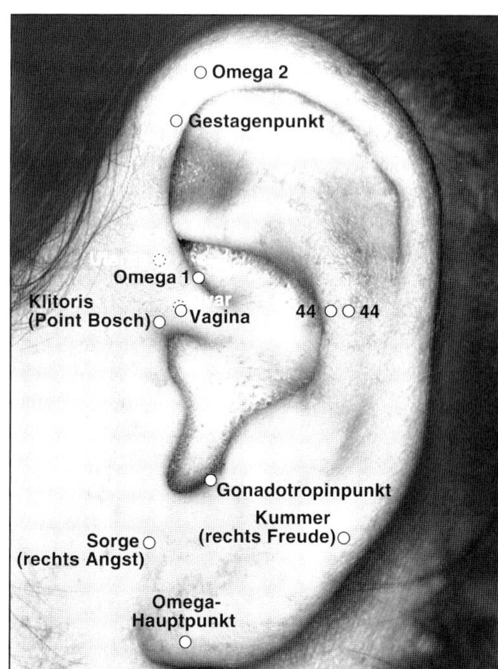

Bewährte Punktkombinationen bei gynäkologischen Erkrankungen

Dysmenorrhö
22 Endokrinium
51 Vegetativum
55 Shen-Men
58 Uterus
Vagina
Klitoris
Ovar (Östrogenpunkt)
Gestagenpunkt

Amenorrhö
13 Nebenniere
22 Endokrinium
95 Niere, Nebenniere (funktionell)
Ovar (Östrogenpunkt)
Gonadotropin-Punkt
Gestagenpunkt

Mastitis
12 Tragusgipfel
44 Mamma
Ovar (Östrogenpunkt)

Pruritus vulvae
30 Parotis
51 Vegetativum
55 Shen-Men
79 Äußere Genitalien
101 Lunge
Vagina
Klitoris
Hautpunkt

Inkontinenz
51 Vegetativum
55 Shen-Men
58 Uterus
92 Blase + Motorikpunkt auf der Ohrmuschelrückseite

Frigidität
55 Shen-Men
Gonadotropin-Punkt
Uterus
Rektum
Angstpunkt
Frustrationspunkt
R-Punkt nach *Bourdiol*

Fluor
12 Tragusgipfel
22 Endokrinium
23 Ovar

Adnexitis
22 Endokrinium
Uterus
Ovar (= Östrogenpunkt)
Gonadotropin-Punkt

Über Behandlungen mittels Akupunktur bei Fertilitätsstörungen wird in der Literatur berichtet. Besonders die Arbeitsgruppe um Frau Prof. Dr. I. Gerhard (Universität Heidelberg) hat sich hier wissenschaftlich betätigt (siehe Literaturverzeichnis).
Der Wirkmechanismus der Akupunktur bei Fertilitätsstörungen wird noch kontrovers diskutiert. Der Einfluß der Akupunktur auf die Endorphinsynthese scheint dabei eine Rolle zu spielen. Dabei gibt es erste Hinweise darauf, daß dem Beginn des LH-Peaks in der Zyklusmitte ein Endorphinanstieg vorausgeht und dadurch die Ovulation ausgelöst werden könnte. Wird die Endorphinausschüttung durch entsprechende Medikamente verhindert, unterbleibt der LH-Peak, und es kommt somit nicht zur Ovulation. Untersuchungen von Frau Prof. Dr. I. Gerhard zeigen bei Patientinnen mit leichten bis schweren Zyklusstörungen, daß durch die Ohrakupunktur Ovulationen ausgelöst werden. Weitere Untersuchungen über die Akupunkturbehandlung bei der primären Dysmenorrhö mit Hilfe der Körperakupunktur wurden durchgeführt. Dabei wird teilweise über einen guten therapeutischen Erfolg berichtet. Die von der Arbeitsgruppe um Frau Prof. Dr. I. Gerhard als am wirkungsvollsten angegebenen Ohrakupunkturpunkte stimmen mit den hier angegebenen Punkten weitestgehend überein. Wichtig dabei ist es, daß es sich hier nur um einen Anhalt häufig wiederkehrender Punkte handelt. Die zu nadelnden Punkte im speziellen Fall werden immer auf Grund des akut erhobenen Status, also auf Grund der aktiven Ohrakupunkturpunkte gefunden.

Wichtige Ohrakupunkturpunkte bei urologischen Erkrankungen

Punkte nach chinesischer Nomenklatur

12 Tragusgipfel
13 Nebenniere
22 Endokrinium
26a Hirnanhang
28 Hirn
30 Parotis
32 Hoden
51 Vegetativum
55 Shen-Men
79 Äußere Genitalien
92 Blase
93 Prostata
95 Niere, Nebenniere (funktionell)
100 Herz

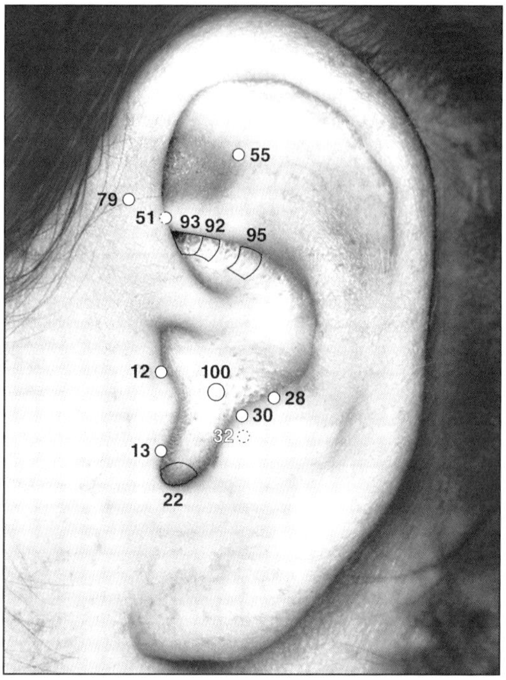

Punkte nach *Nogier*

Hoden
Prostata
Anus
Angstpunkt
Hämorrhoiden
Omegapunkte
Kummer
Freude
Frustrationspunkt
Plexus hypogastricus
Thalamus
Point de Jérôme
Polster

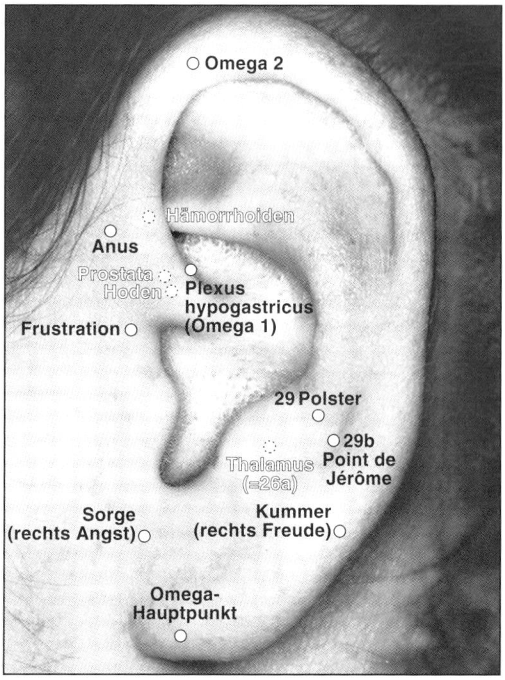

Bewährte Punktkombinationen bei urologischen Erkrankungen

Ejaculatio praecox
13 Nebenniere
22 Endokrinium
32 Hoden
79 Äußere Genitalien
Frustrationspunkt
Kummerpunkt
Thalamus
Point de Jérôme

Impotenz
26a Hirnanhang
28 Hirn
32 Hoden
34 Graue Substanz
95 Niere
Omega-Hauptpunkt
Thalamus

Orchitis
12 Tragusgipfel
13 Nebenniere
32 Hoden
55 Shen-Men

Prostatitis
12 Tragusgipfel
30 Parotis
32 Hoden
92 Blase
93 Prostata
Point de Jérôme

Reizblase
29 Polster
30 Parotis
51 Vegetativum
55 Shen-Men
92 Blase und motorischer Blasenpunkt auf der Ohrmuschelrückseite
Omega-Hauptpunkt

Nephritis
92 Blase
95 Niere, Nebenniere (funktionell)
98 Milz
Nierenparenchymzone

Niereninsuffizenz
51 Vegetativum
95 Niere, Nebenniere (funktionell)
98 Milz
Nierenparenchymzone

Inkontinenz
92 Blase und motorischer Blasenpunkt auf der Ohrmuschelrückseite
93 Prostata
95 Niere, Nebenniere (funktionell)

Nephrolithiasis
29 Polster
55 Shen-Men
95 Niere, Nebenniere (funktionell)
Nierenparenchymzone
Plexus hypogastricus

Wichtige Ohrakupunkturpunkte bei Erkrankungen der Harnorgane

Punkte nach chinesischer Nomenklatur

51 Vegetativum
55 Shen-Men
79 Äußere Genitalien
80 Urethra
92 Blase
93 Prostata
94 Ureter
95 Niere, Nebenniere (funktionell)

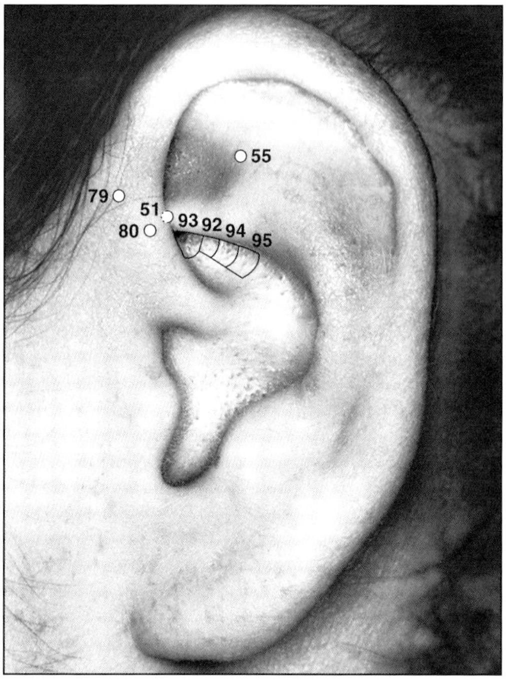

Punkte nach *Nogier*

Nierenparenchym-Zone
Plexus hypogastricus (= Omega I)
Prostata
Thalamus
Point de Jérôme

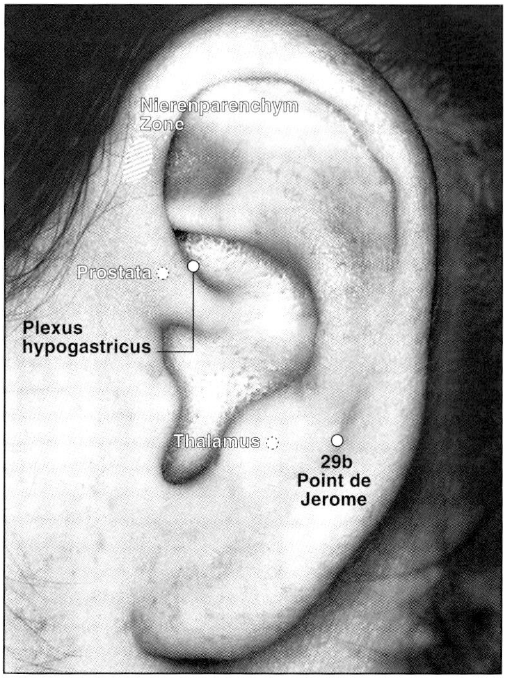

Wichtige Ohrakupunkturpunkte bei Hauterkrankungen

Punkte nach chinesischer Nomenklatur

13 Nebenniere
22 Endokrinium
30 Parotis (juckreizstillende Wirkung)
51 Vegetativum
55 Shen-Men
71 Urtikaria-Zone
78 Ohrspitze
91 Kolon
95 Niere, Nebenniere (funktionell)
101 Lunge

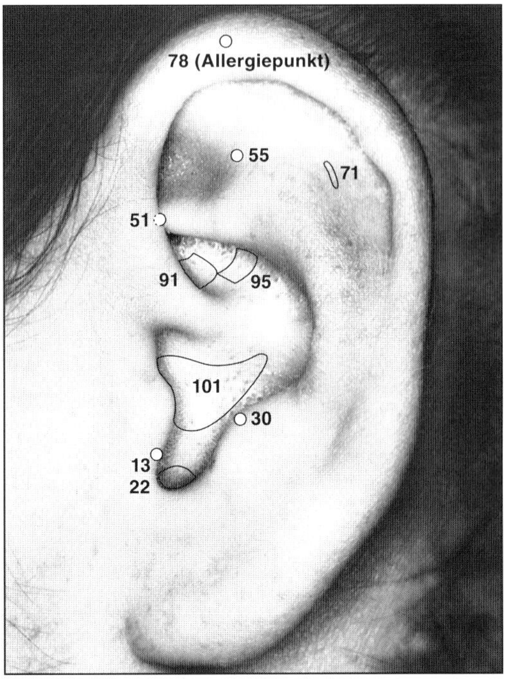

Punkte nach *Nogier*

Hautpunkt
Vegetativum II
Angstpunkt
Antiaggressionspunkt
ACTH-Punkt
Allergiepunkt (chin. Punkt 78 [Ohrspitze])
Polster

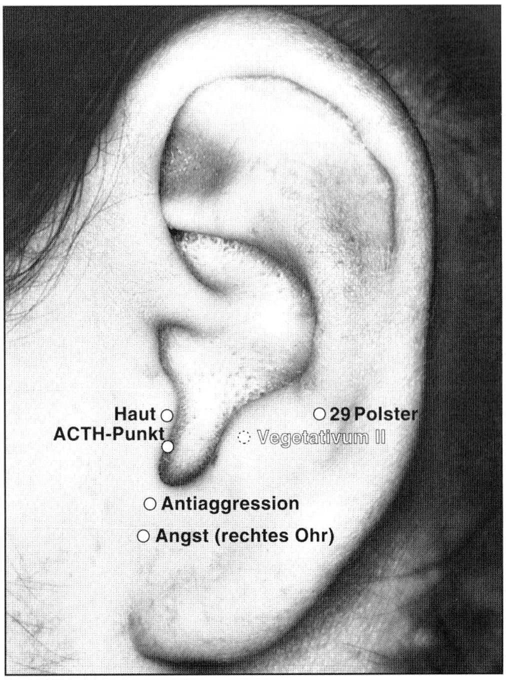

Bewährte Punktkombinationen bei Hauterkrankungen

Ekzem
13 Nebenniere
22 Endokrinium
29 Polster
91 Kolon
101 Lunge
Hautpunkt

Dermatitis allergischer Genese
13 Nebenniere
22 Endokrinium
29 Polster
51 Vegetativum
71 Urtikariazone
ACTH-Punkt
Allergiepunkt

Urtikaria
13 Nebenniere
22 Endokrinium
29 Polster
51 Vegetativum
101 Lunge
ACTH-Punkt
Allergiepunkt
Hautpunkt

Pruritus
12 Tragusgipfel
13 Nebenniere
22 Endokrinium
30 Parotis
51 Vegetativum
91 Kolon
101 Lunge
Antiaggressionspunkt

Alopecia
22 Endokrinium
29 Polster
91 Kolon
95 Niere
101 Lunge
Hautpunkt

Erythema solare
22 Endokrinium
51 Vegetativum
55 Shen-Men
ACTH-Punkt
Allergiepunkt

4

Die Anwendung der Ohrakupunktur im Rahmen der Suchttherapie

Einleitung

Die Ohrakupunktur kommt im Rahmen der Suchtbehandlung bei der Raucherentwöhnung, der Behandlung der Alkoholsucht, der Eßsucht sowie des Drogenentzugssyndroms zur Anwendung.

Eingebettet in ein individuelles Therapieprogramm kann mit Hilfe der Ohrakupunktur auf die verschiedenen Suchtverhalten Einfluß genommen werden. Es versteht sich von selbst, daß die Motivation des Patienten erste Voraussetzung zur Genesung ist. Weiter ist es für den Erfolg der Behandlung wichtig, daß der Patient in die Entstehungsmechanismen eines Suchtverhaltens Einblick erhält. Nur die konsequente Umstellung der jahrzehntelang liebgewonnenen Gewohnheiten wird den Erfolg einer adäquaten Suchttherapie gewährleisten. Sowohl für den therapeutisch tätigen Arzt als auch für den Patienten sind überzogene Erfolgsvorstellungen hinderlich. Hierzu verweise ich auch auf die Ausführungen von Herrn *Karsten Strauß* zur Behandlung des Drogenentzugssyndroms *(S. 138)*.

Wichtige Ohrakupunkturpunkte bei der Behandlung der Nikotinabhängigkeit

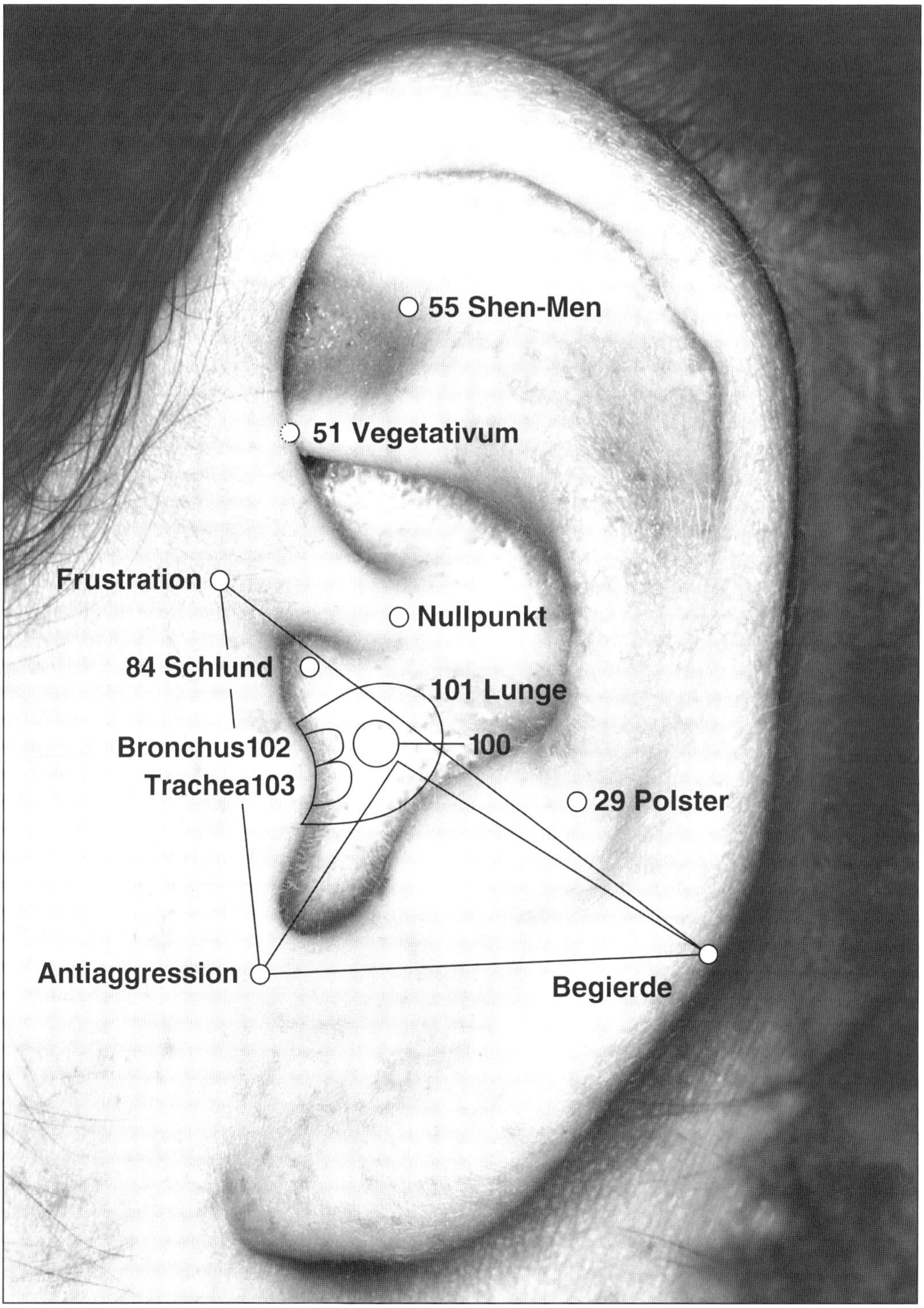

Wichtige Ohrakupunkturpunkte bei der Behandlung der Nikotinabhängigkeit

Punkte nach chinesischer Nomenklatur

51 Vegetativum

Lokalisation: Am Schnittpunkt des Crus inferius mit der Helix. Der Punkt kann auch tief in der Helixrinne liegen.

55 Shen-Men

Lokalisation: Im Winkel des Crus superior und Crus inferius, zum Crus superius hin gelegen.

100 Herz

Lokalisation: In der Mitte der Concha inferior.

101 Lunge

Lokalisation: Um die Zone 100 gelegen.

102 Bronchus

Lokalisation: Medial des Lungenareals zum Meatus acusticus externus.

103 Trachea

Lokalisation: Oberhalb des Areals 102.

Punkte nach *Nogier*

Antirauchpunkt (Schlundpunkt)

Lokalisation: Oberer Teil der Incisura supratragica. *Nogier* beschreibt diesen Antirauchpunkt (Schlundpunkt), der nach der chinesischen Lokalisation der Zone 84 (Mund) entspricht.

29 Polster

Lokalisation: In der Postantitragalen Furche, ungefähr in der Mitte der Strecke 29a–29b. Die chinesische Lokalisation des Punktes Polster liegt etwas weiter Richtung Gesicht.

29c Punkt der Begierde

Lokalisation: Am Ende der Postantitragalen Furche, am Schnittpunkt mit der Helix.

■ Frustrationspunkt

Lokalisation: In der Furche zwischen Tragus und Crus helicis.

■ Antiaggressionspunkt

Lokalisation: Am Unterrand der Incisura intertragica, Richtung Gesicht.

■ Antidepressionspunkt

Lokalisation: In der Verlängerung der Vegetativen Rinne, in einer waagerechten Linie mit dem Antiaggressionspunkt.

- ▶ Die Behandlung bei der Raucherentwöhnung erfolgt häufig über eine Dreierkombination von Punkten. Diese bilden die Eckpunkte ungefähr gleichschenkliger Dreiecke:
  1. Antiaggressionspunkt, Frustrationspunkt, Begierdepunkt.
  2. Antiaggressionspunkt, Lungenpunkt, Begierdepunkt.
- ▶ Die Auswahl der Ohrakupunkturpunkte richtet sich nach den reagibelsten Punkten im Bereich der Ohrmuschel.
- ▶ Die Benutzung von Dauernadeln ist nur bedingt empfehlenswert auf Grund des nicht unerheblichen Risikos einer Perichondritis.
- ▶ Grundvoraussetzung für eine erfolgreiche Therapie ist die Motivation des Patienten. Um diese Motivation zu prüfen, sollte der Patient 24 Stunden nicht geraucht haben, bevor die erste Akupunkturbehandlung erfolgt. Ist der Patient nicht in der Lage, 24 Stunden nicht zu rauchen, scheint die Motivation fraglich.
- ▶ Die Abstände der Akupunktur sind in der ersten Woche zweitägig, weiter wird dann je nach Bedarf akupunktiert, d.h. in der Regel 1 x wöchentlich über drei Wochen.

Wichtige Ohrakupunkturpunkte bei der Behandlung der Eßsucht

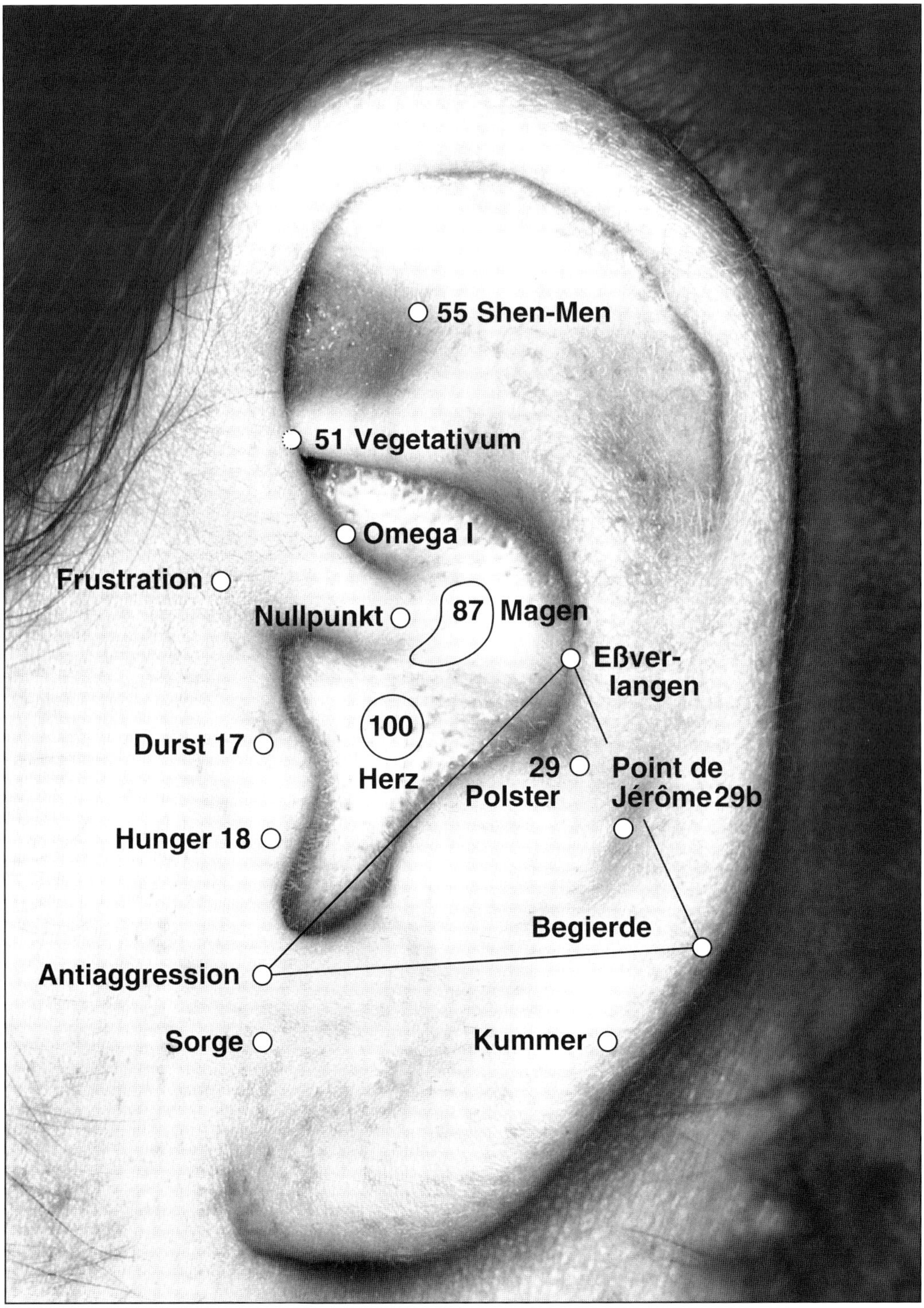

Wichtige Ohrakupunkturpunkte bei der Behandlung der Eßsucht

Punkte nach chinesischer Nomenklatur

51 Vegetativum

Lokalisation: Am Schnittpunkt des Crus inferius mit der Helix. Der Punkt kann auch tief in der Helixrinne liegen.

55 Shen-Men

Lokalisation: Im Winkel des Crus superius und Crus inferius, zum Crus superius hin.

17 Durstpunkt

Lokalisation: In der Mitte zwischen den Punkten 12 und 14.

18 Hungerpunkt

Lokalisation: In der Mitte zwischen den Punkten 13 und 14.

87 Magenzone

Lokalisation: Zone um den aufsteigenden Helixast.

29 Polster

Lokalisation: In der Postantitragalen Furche, ungefähr in der Mitte der Strecke 29a, 29b.
Die chinesische Lokalisation des Punktes Polster liegt etwas weiter Richtung Gesicht.

Omega 1

Lokalisation: In der Hemiconcha superior oberhalb des Crus inferius, auf halber Strecke Nullpunkt-Schnittpunkt Crus inferius mit der Helix.

29b Point de Jérôme

Lokalisation: Auf der Postantitragalen Furche, Schnittpunkt mit der Vegetativen Rinne.

Zone Angst und Sorge

Lokalisation: Unterhalb des Antiaggressionspunktes.

Zone Kummer und Freude

Lokalisation: Okzipitaler Anteil des Lobulus, auf gleicher Höhe wie die Zone Angst und Sorge.

Punkte nach *Nogier*

Antiaggressionspunkt

Lokalisation: Am Unterrand der Incisura intertragica, Richtung Gesicht.

Punkt der Begierde

Lokalisation: Am Ende der Postantitragalen Furche, am Schnittpunkt mit der Helix.

Punkt des Eßverlangens

Lokalisation: Dies ist der nervale Magenpunkt, den *Nogier* in die Zone 2 der Anthelix legt. Das zugehörige Segment wäre Th 1–3.

- ► Wie bei der Behandlung zur Raucherentwöhnung werden die „aktivsten" Punkte ausgewählt. Dabei empfiehlt es sich, immer in der Vegetativen Rinne nach aktiven Punkten zu suchen.
- ► Die Behandlung kann nur unterstützenden Charakter haben. Eine konsequente Diätberatung und psychologische Betreuung ist unumgänglich.
- ► Die Nadelung erfolgt in der Regel 1x wöchentlich, kombiniert mit einem Wiegetermin.

Wichtige Ohrakupunkturpunkte bei der Behandlung der Alkoholabhängigkeit

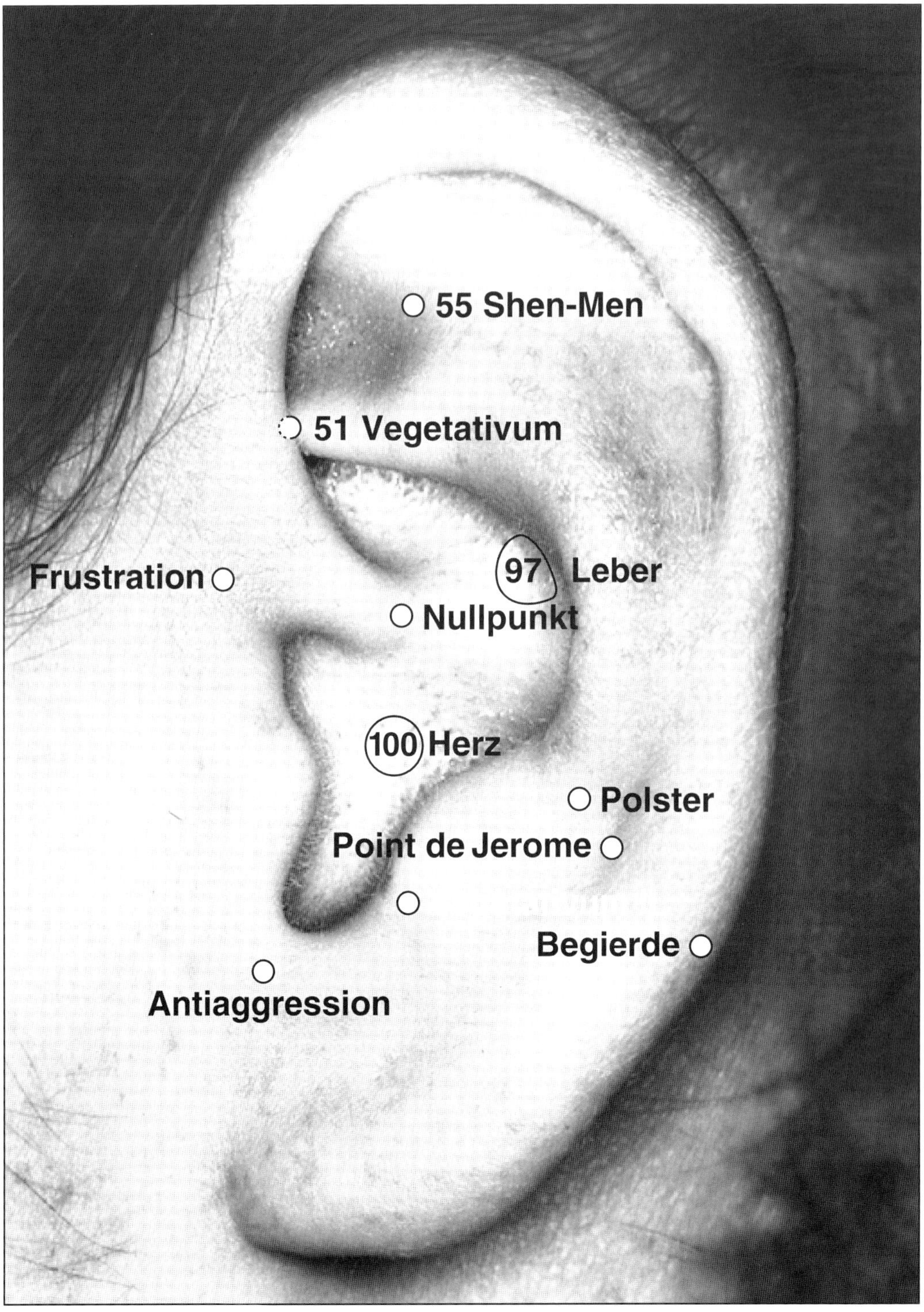

Wichtige Ohrakupunkturpunkte bei der Behandlung der Alkoholabhängigkeit

Punkte nach chinesischer Nomenklatur

51 Vegetativum
Lokalisation: Am Schnittpunkt des Crus inferius mit der Helix. Der Punkt kann auch tief in der Helixrinne liegen.

55 Shen-Men
Lokalisation: Im Winkel des Crus superius und Crus inferius, zum Crus superius hin gelegen.

97 Leber
Lokalisation: In der Hemiconcha superior.

100 Herz
Lokalisation: In der Mitte der Concha inferior.

Punkte nach *Nogier*

Antiaggressionspunkt
Lokalisation: Am Unterrand der Incisura intertragica, Richtung Gesicht.

29 Polster
Lokalisation: In der Postantitragalen Furche, ungefähr in der Mitte der Strecke 29a–29b.
Die chinesische Lokalisation des Punktes Polster liegt etwas weiter Richtung Gesicht.

29b Point de Jérôme
Lokalisation: Am Übergang der Helixrinne zum Lobulus. Schnittpunkt der Postantitragalen Furche mit der Helixrinne.

29c Punkt der Begierde
Lokalisation: Am Ende der Postantitragalen Furche, am Schnittpunkt mit der Helix.

Vegetativum II
Lokalisation: Innenseitig des Antitragus, zwischen den Punkten 26a (Hirnanhang) und 30 (Parotis).

Frustrationspunkt
Lokalisation: In der Furche zwischen Tragus und Crus helicis.

Nullpunkt
Lokalisation: Am Übergang vom Crus helicis zum aufsteigenden Helixast in einer Furche. Der Nullpunkt stellt den Anfangspunkt mit dem korrespondierenden Areal des Plexus solaris dar.

- ► Nach *Lange* werden die Punkte mit Goldnadeln genadelt.
- ► Er weist darauf hin, daß die Goldnadeln eine ähnliche Wirkung wie homöopathische Hochpotenzen haben und eine Wiederholung der Behandlung frühestens nach einer Woche angezeigt ist.

Der Einsatz von Akupunktur in der Behandlung des Drogenentzugssyndroms

K. Strauß

Vorbemerkung: Die in diesem Kapitel dargestellten Therapieempfehlungen basieren auf der Arbeit der Reha-Klinik Agethorst. Träger dieser Einrichtung ist der Verein Therapiehilfe e.V.[1], eine im Hamburger Raum bekannte und sehr aktive Institution im Drogenbereich. Ohne seine Unterstützung und Rückendeckung wäre es nicht möglich gewesen, diese wertvollen Erfahrungen zu sammeln.

Historisches

Der Einsatz von Akupunktur in der Behandlung der Drogenkrankheit ist weder international noch national ein Novum. Das ist erstaunlich wenig bekannt.

Der Literatur ist zu entnehmen, daß bereits Ende der 60er Jahre in Hongkong versucht wurde, Abhängige von harten Drogen mit Akupunktur zu behandeln. Es ist wenig über die Zielsetzung und Art der Behandlung zu erfahren; deshalb können wir heute schwerlich nachvollziehen, ob die damaligen Interventionen erfolgreich verliefen. Bereits an dieser Stelle muß der Hinweis erfolgen, daß es höchst unterschiedliche Auffassungen darüber gibt, was ein Erfolg in der Drogenarbeit ist.

In der westlichen Welt hat ohne Zweifel der amerikanische Arzt *Michael O. Smith* entscheidend zur Weiterentwicklung und Popularisierung der Akupunktur in der Drogenarbeit beigetragen.

Dazu ein kurzer Einblick in die Drogenentwicklung der letzten Zeit: Vermutlich auch aus pragmatischen Gründen ist man in den USA frühzeitig zu einer recht großzügigen Vergabe von Methadon übergegangen. Mit Methadon kann Heroin substituiert werden. Es hat eine erheblich längere Halbwertszeit als Heroin. Deshalb muß es nur einmal am Tag gegeben werden. Außerdem ist es gut oral verfügbar, der komplikationsträchtige i.v.-Konsum ist nicht mehr notwendig. Ziel ist, die Drogen(beschaffungs)kriminalität zu senken und die Arbeitsfähigkeit zu erhalten. Zitiert wird immer wieder das Beispiel des Truck-Drivers, der morgens seine tägliche Dosis Methadon abholt, um dann mit seinem riesigen Gefährt seinem täglichen Job nachzugehen.

Aber auch diese, bei richtiger Anwendung sehr sinnreiche, Methode hat natürlich Schattenseiten. Hierzu zählt zum Beispiel der Beikonsum. Es gibt kein Substitutionsprogramm ohne Beikonsum. Das bedeutet, daß der drogenkranke Mensch neben dem Substitut (Methadon, L-Polamidon® oder Codein) auch weitere Substanzen konsumiert. Da unter Methadon-Substitution die Wirkung von Heroin derart verändert ist, daß der gewünschte „Kick“[2] ausbleibt, wird dieser unter anderem im Beikonsum von Kokain gesucht. In allen Methadon-Programmen kann der Beikonsum von Kokain[3] zum Problem werden. Besonders das aus Kokain hergestellte Crack wurde in den USA immer mehr zu einer Bedrohung: Viele Gewalttaten und Bandenkriege gingen und gehen auf das Konto dieser Droge. Die Gefängnisse quollen über mit Drogenabhängigen, die als abhängig Kranke ohnehin nicht dorthin gehörten. In den 80er Jahren wurde Richter *Herbert Klein* in Miami schließlich beauftragt, nach sinnvolleren Wegen zu suchen, die vielen Crack-Abhängigen in Florida einer adäquaten Behandlung zuzuführen. Gesucht wurde also nach einem Weg, einer Methode, Drogenabhängige gleichzeitig von Methadon und Kokain entziehen zu können und ihre Aggressionsbereitschaft möglichst bereits während der Konsumphase zu senken.

In dieser Situation begegneten sich Richter *Klein* und *Michael O. Smith*. Der Einsatz von Ohrakupunktur in der Entzugsbehandlung überzeugte *Klein*. Es entstanden in mehreren Bundesstaaten von der Justiz unterstützte Projekte. Mit beachtlichem Erfolg.

1985 gründete *Smith* die US-Nada (National Acupuncture Detoxification Association). Inzwischen

---

[1] Therapiehilfe e.V., Hasselbrookstraße 94 a, 22089 Hamburg.

[2] Mit dem Begriff „Kick“ ist jenes, von fast allen Junkies als „geilstes feeling der Welt“ beschriebene, nur kurz andauernde Glücksgefühl kurz nach Injektion des Stoffes gemeint.

[3] Kokain hat auf die Psyche eine zerstörerische Wirkung. Es ist die zur Zeit am meisten unterschätzte Droge. Ihre Nachwirkungen können über Jahre bestehen bleiben und völlig unvermittelt auftreten. Kokain kann nicht substituiert werden. Deshalb kann es in einer Entzugsbehandlung auch nicht ausgeschlichen werden. Kokain kann sehr einfach und kostengünstig zu Crack verwandelt werden, einer stark aggressionsfördernden Droge mit extrem hohem Suchtpotential.

wird diese Organisation auch von regierungsamtlicher Seite umfassend unterstützt. Im Staate Oregon existiert sogar ein Gesetz, das den Zugang zum Methadonprogramm vom Scheitern im Akupunkturprogramm abhängig macht. Im Lincoln-Hospital in New York werden täglich rund 250 Drogenabhängige ambulant mit (vornehmlich) Ohrakupunktur behandelt. Der Erfolg dieses Programms – das bedeutet unter anderem: Reduktion der Aggressivität und Verlängerung der Clean-Zeiten – liegt deutlich über dem anderer Drogenentzugsprogramme nicht nur in New York, sondern auch in anderen Teilen der USA. Dazu muß man ergänzend wissen, daß sich das Lincoln-Hospital in der South Bronx in New York befindet, einem der brisantesten Sozial- und Drogenbrennpunkte der Welt.

Aber wahrscheinlich würde die ambulante Drogentherapie mit Akupunktur von *Michael O. Smith* heute noch das frühere Mauerblümchendasein fristen, besäße sie nicht neben dem Erfolg am Patienten eine weitere – manchmal wichtigere – Eigenschaft: Sie ist kostengünstiger als andere Therapien. Ein nicht nur in Amerika unübersehbares Argument[4].

Erstaunlicherweise hat diese Therapieform dennoch nur langsam den Weg nach Europa und speziell nach Deutschland gefunden. Vielleicht hängt dies mit einem allgemeinen Vorurteil gegenüber der Akupunktur zusammen, vielleicht auch mit der aktuellen (drogen)politischen Willensbildung, die Substitutionsprogramme jedweder Art favorisiert, bis hin zur Legalisierung von Heroin[5].

Die ersten Erfahrungen in Deutschland konnte *Marx*[6] bereits 1979 mit Akupunktur in der Entzugsbehandlung Alkoholabhängiger sammeln. Interessanterweise sind Veröffentlichungen hierzu im wesentlichen in österreichischen Zeitschriften zu finden; die bundesrepublikanische Fachwelt blieb lange Zeit skeptisch bis ablehnend. Auch die Berichte von *Porr*[7], *Ramloch-Sohl*[8] und anderen[9] blieben ohne nachhaltige Wirkung. Selbst diejenigen, die bereits Akupunktur in der Suchtarbeit angewendet haben, wußten in aller Regel nichts voneinander. Um hier Abhilfe zu schaffen, wurde 1993 die deutsche Sektion der NADA gegründet[10]. Diese Entwicklung ging von der Reha-Klinik Agethorst aus, die seit 1991 existiert. Hier werden von illegalen Drogen abhängige Kranke mit einer akupunkturgestützten, ganzheitlichen Therapie entzogen und (fakultativ) im Rahmen einer Kurzzeittherapie von drei Monaten „rehabilitiert". Die in diesem Kapitel dargestellten Behandlungsvorschläge zur Akupunktur-Intervention sind hier erarbeitet und inzwischen an über 1200 Patienten (Stand 5/95) erprobt worden.

Die Sucht als Krankheit

Auch heute noch hält sich mancherorts die Meinung, Sucht sei keine Krankheit. Das ist Unsinn. Es stimmt, daß die heute vorliegenden Definitionen die Suchtkrankheit bislang nur unzureichend und nicht einheitlich bestimmen. Die Schwierigkeiten in der Erfassung aller Dimensionen einer Krankheit legitimieren jedoch keinesfalls die Leugnung des Vorhandenseins einer Krankheit. Die gleichen Schwierigkeiten finden wir zum Beispiel bei AIDS. Trotzdem kommt niemand auf die Idee, AIDS sei eine Charakterschwäche und keine Krankheit.

---

[4] Traditionell wird in den USA ambulant entzogen. Die Kosten spielen dort, wegen des völlig anders gestalteten Gesundheitssystems als zum Beispiel in der Bundesrepublik, eine oftmals entscheidende Rolle.

[5] Zur Klarstellung: Der Verfasser ist alles andere als ein Gegner eines Substitutionsprogramms. Im Gegenteil. Nach meiner Auffassung ist ein Substitutionsprogramm, das folgende Bedingungen erfüllt, ein ausgezeichnetes Instrument:
1. Das Substitut ist L-Polamidon® (oder ein anderes, langwirkendes Substitut), das der Patient in einer Arztpraxis verabreicht bekommt. Grund: Alle suchtpotenten Substanzen, die der Patient mit nach Hause bekommt, haben den Rang einer Währung. Sie können verkauft oder eingetauscht werden. Der Suchtkranke kann damit Teile seines Lebensunterhaltes bestreiten oder sich Substanzen kaufen, die er (nebenher) gerne konsumiert. Der Käufer des Ersatzstoffes ist in jedem Fall jemand, der nicht im Substitutionsprogramm ist. Das bedeutet, daß ein Schwarzmarkt für Substitute entsteht (und in Bezug auf das Remedacen entstanden ist), der vor allem Neueinsteiger und Suchtgefährdete relativ preiswert mit abhängig machenden Substanzen versorgt.
2. Die Verweildauer im Substitutionsprogramm ist (bis auf wenige, wohlbegründete Ausnahmen) auf die Dauer von vier Jahren begrenzt. Grund: Erfahrungen anderer Länder (zum Beispiel der Schweiz) zeigen, daß nach gut drei Jahren beim Patienten in der Regel keine wesentliche Veränderung mehr eintritt – außer dem Wunsch nach Clean-Sein.
3. Die Einbeziehung eines multiprofessionellen Teams im Rahmen der obligaten psychosozialen Begleitung ist selbstverständlich.

[6] *Marx, H. G.:* Erfahrungsbericht über den Einsatz der Akupunktur in einer Fachklinik für Suchtkranke, in: Ärztezeitschrift für Naturheilverfahren, Heft 3, März 1981.

[7] *Porr, T.-W.:* Die medikamentenfreie Entzugsbehandlung von alkohol-, medikamenten-, drogenabhängigen und polytoxikomanen Patienten unter stationären Bedingungen in einem Fachkrankenhaus für Suchtkrankheiten. Referat Januar 1989.

[8] *Ramloch-Sohl, M.:* Entzugsbehandlung mit Akupunktur. In: Suchtgefahren 35, 1989.

[9] Eine ausführliche Literaturliste kann von der deutschen NADA oder der Reha-Klinik Agethorst, Dorfstraße 17, 25560 Agethorst, angefordert werden.

[10] NADA, deutsche Sektion e.V., c/o Reha-Klinik Agethorst

Die Abhängigkeit von (illegalen) Drogen ist eine schwerwiegende und unter Umständen tödliche Erkrankung. Das wird häufig nicht beachtet. Die Patienten nehmen erheblichen körperlichen Schaden (u.a. Hepatitis, AIDS, Leberzirrhose, thrombembolische Erkrankungen etc.) und erleiden schwere psychische Störungen. Alle Substanzen vom Morphintyp „entkoppeln" den Menschen von seiner Gefühlswelt. Benzodiazepine, insbesondere das Rohypnol®, verstärken diesen Effekt deutlich. In der Bundesrepublik gibt es nur noch wenige Drogenabhängige, die ausschließlich eine einzige Substanz konsumieren. Die meisten sind sog. Polytoxikomane, d.h., sie konsumieren mehrere Substanzen gleichzeitig – zum Teil, um einen synergistischen Effekt zu erzielen (beispielsweise die Wirkungsverstärkung des Heroin durch das Rohypnol), zum Teil um antagonistische Wirkungen zu erreichen (Aufhebung der Wirkung von „dichtmachenden" Substanzen durch „Aufputschmittel"). In jüngster Zeit beobachte ich darüber hinaus zunehmend das Hinzutreten von schwerem Alkoholmißbrauch und Alkoholabhängigkeit zur Abhängigkeit von illegalen Drogen. Diese Kombination könnte das Krankheitsbild noch unübersichtlicher machen.
Immer deutlicher werden hingegen Schwere und Verlauf der Drogenabhängigkeit. Fragt man langjährig in der Drogenarbeit Tätige – gleich welchen Berufs – nach diesen Merkmalen, werden übereinstimmend Formulierungen genannt wie: „Der Gesundheitszustand der Abhängigen wird immer schlechter, die Clean-Phasen immer kürzer", „äußerst schwierig zu therapieren, manchmal kaum erreichbar, wenig ‚Krankheitseinsicht'", und immer wieder: „Es werden ja doch alle wieder rückfällig, manchmal frage ich mich, wozu das alles".
Schwere und Verlauf der Drogenkrankheit erfordern eine klare Definition:

► **Drogenabhängigkeit ist eine chronisch-rezidivierende Erkrankung.**

Eine zutreffende und klare Definition ist notwendig, um
- den *Krankheitsverlauf* nachvollziehbar richtig zu beschreiben, so, wie ihn der Praktiker erlebt;
- den *Patienten* im Falle des „Rückfalls" vom Vorwurf des persönlichen Versagens zu entlasten;
- den *Therapeuten* im Falle des „Rückfalls" des Patienten vom (Selbst-)Vorwurf des persönlichen Versagens zu entlasten.

Diese Punkte sind von großer Bedeutung. Viele Patienten empfinden nämlich eine große Scham, ein Gefühl des „Mal-wieder-versagt-Habens", wenn sie rückfällig geworden sind. Deshalb warten sie lange, bis sie sich erneut in einer Drogenberatungsstelle oder einer Klinik zur Entzugsbehandlung melden. Obwohl sie das eigentlich viel früher gewollt hätten – und dies auch notwendig gewesen wäre. So ist es keine Seltenheit, daß Drogenkranke immer weiter verelenden und ihr Gesundheitszustand immer dramatischer wird. Leider wird ihnen das Gefühl des Versagens durch die althergebrachte Sichtweise der Suchterkrankung nicht genommen. Im Gegenteil. Immer wieder berichten auch heute noch Patienten von Therapeuten, die ihnen bei einer erneuten Entzugsbehandlung die angebliche Aussichtslosigkeit ihres Lebens vorhalten, die ihnen mit einer Mischung aus Mitleid und Überheblichkeit das Gefühl geben, tatsächlich ein Junkie zu sein (engl. junk = Müll).
Dabei ist es die Hilflosigkeit der Helfer, die zu einem wenig qualifizierten Verhalten führt. Die Hilflosigkeit resultiert aus fehlendem Erfolg in der Arbeit. Niemand kann auf Dauer eine als erfolglos erlebte Arbeit machen, ohne Schaden an seiner (psychischen) Gesundheit zu nehmen. Das traditionelle, falsche (weil unzureichende) Krankheitsverständnis von Drogenabhängigkeit hat unter anderem auch kranke Therapeuten produziert. Leistungsträger und weite Teile der Öffentlichkeit gehen immer noch mehrheitlich davon aus, daß ein Drogenabhängiger nach einer oder zwei, höchstens aber drei oder vier Behandlungen geheilt ist; wird er rückfällig, dann hat sein Wille eben nicht ausgereicht, er ist therapieresistent oder er hat gar eine infauste Prognose. Dabei geht diese Erwartung an der Realität vorbei. Die Diskussion, woher diese Erwartungshaltung rührt, muß an anderer Stelle geführt werden. Als Beleg für ihre Realitätsferne jedoch mag das Beispiel des Rauchers gelten, der trotz zigarettenkonsumbedingter Amputation eines Beines weiterraucht, bis ihm das nächste entfernt werden muß. Ein gar nicht seltener Fall. Auch Herzinfarkte vermögen beileibe nicht regelmäßig den Raucher zur Aufgabe des Konsums zu bewegen. Mir ist von einer internistischen Station noch gut der schwer asthmakranke Patient in Erinnerung, der – wohl wissend um die Gefährdung – sich nachts aus dem Zimmer stahl, um auf der Toilette seine (letzte!) Zigarette zu rauchen…
Dabei ist das Suchtpotential von Zigaretten mit dem von Heroin, Kokain und anderen psychotro-

pen Substanzen gar nicht zu vergleichen. Suchtpotential bedeutet auch, daß der Mensch Dinge tut, die er eigentlich überhaupt nicht oder nicht in dieser Art ohne Substanzkonsum tun würde. Im nüchternen, cleanen Zustand ist ihm vieles von dem fremd, was er unter Drogen getan und gedacht hat. Aber zum Suchtpotential gehört auch das, was im englischen Sprachraum „craving" heißt, der Hunger nach Drogen. Und der ist auch im cleanen, im drogenfreien Intervall vorhanden. Er gehört – in unterschiedlicher Ausprägung und Intensität – zur Drogenkrankheit und damit auch zur Biographie des Menschen. Die Droge nistet sich im Patienten ein. Viele sagen in der Entzugsbehandlung auch, die Droge „müsse aus dem Kopf", das sei das schwierigste. Deshalb kann es eine Heilung im Sinne der restitutio ad integrum bei der Drogenkrankheit nicht geben. Hierin einen Erfolg anzustreben, wie es lange Zeit versucht worden ist, muß zum Scheitern verurteilt sein. Patienten mit einer chronisch-rezidivierenden Erkrankung ist sehr geholfen, wenn man ihre Krankheit anerkennt, ernst nimmt und ein realistisches Therapieziel ins Auge faßt. Dazu gehört im Falle der Drogenkrankheit das Bemühen, das drogenfreie Intervall möglichst lange auszudehnen und den Rückfall als krankheitsimmanent und nicht als Niederlage zu sehen.

Die Wirkungen der Akupunktur

Chronisch-rezidivierende Erkrankungen gelten gemeinhin nicht als Domäne der Akupunkturbehandlung. Dennoch zeigt gerade diese Methode eine Reihe von Vorteilen gegenüber anderen Verfahren in der Suchtbehandlung/Drogenentzugsbehandlung:

- **Akupunktur wirkt stoffunspezifisch.**
  Es spielt für die Indikation des Einsatzes von Akupunktur zunächst keine Rolle, ob der Patient alkoholkrank, von Medikamenten und/oder illegalen Drogen abhängig ist, ob er zu betäubenden oder aufputschenden Substanzen gegriffen hat. Das liegt daran, daß die Wirkweisen der Akupunktur (u.a. auch) auf der Ebene der Regelkreise zu suchen sind[12]. Gerade in der Bundesrepublik mit ihrem polytoxen Konsummuster, zu dem auch immer mehr Alkohol in der „illegalen Szene" gehört, ist dies von unschätzbarem Vorteil. Für die Entzugsbehandlung von Kokain gibt es sogar überhaupt kein alternatives Therapeutikum.

- **Akupunktur erlaubt den Zugang zur Gefühlswelt.**
  Die meisten Drogen (insbesondere die Gruppen der Morphine und Benzodiazepine) schneiden den Menschen in unterschiedlich starkem Umfang von seiner Gefühls- und Erlebniswelt ab. Eine ausschleichende Substitutionsbehandlung im Entzug wirkt prinzipiell synergistisch. Die stationäre, akupunkturgestützte Entzugsbehandlung erlaubt es in der Regel, die suchtpotenten Substanzen abrupt abzusetzen. Die lange mit Hilfe der Drogen unterdrückten Gefühle brechen sich dann sehr schnell Bahn. Die Behandlung psychisch wirksamer Punkte verhindert ein „Überfluten" des Patienten mit emotionalen Reizen; Akupunktur wirkt auch hier über das Regelkreisgeschehen ausgleichend. So wird dem Patienten der Zugang zu sich selbst erleichtert; gleichzeitig wird er gestützt, die wiedergewonnenen Gefühle für sich nutzen zu können und nicht unter ihrem Ansturm begraben zu werden.

- **Akupunktur reduziert den Drogenhunger.**
  Diese Wirkung ist für mich (und für viele Patienten) die erstaunlichste. Aber die Erfahrung bestätigt es: unter der Behandlung mit Akupunktur sinkt beim Drogenabhängigen der Drogenhunger (craving)[12]. Dabei spielt ebenfalls die Art der konsumierten Drogen keine Rolle. Welche Punkte, welche Kombination von Punkten oder welches Setting letztlich für diese erstaunliche Wirkung verantwortlich sind, ist derzeit nicht eindeutig bekannt. Kein Zweifel aber, daß hierin auch ein wichtiges Merkmal für den Erfolg dieser Behandlungsmethode zu sehen ist. Das ist auch für eine besondere, in Zukunft immer häufiger werdende Entzugsbehandlung von Bedeutung, dem Entzug von Methadon/L-Polamidon®. Wobei an dieser Stelle der o.g. Beikonsum nicht angesprochen ist. Vielmehr ist von der ausschleichenden Entzugsbehandlung mit Methadon/L-Polamidon® bekannt, daß etwa fünf bis acht Tage nach

[12] Das Ausmaß dieser Wirkung ist natürlich unterschiedlich. Nach den Erfahrungen in Agethorst reicht das Spektrum von „völlig weg" (selten), über „erstaunlich deutlich" (meistens) bis hin zu „ich bin Gift-geil wie immer" (selten).

Reduktion auf null eine kurzzeitige Phase (sehr starken) Drogenhungers einsetzt. Dann sind die Patienten allerdings regelmäßig aus der stationären Behandlung entlassen. Ein äußerst ungünstiger Moment für einen Belastungstest. Und leider häufig der Einstieg in die nächste Konsumphase. Unter der akupunkturgestützten Entzugsbehandlung von Methadon/L-Polamidon® tritt dieser Effekt ebenfalls auf. Allerdings deutlich abgeschwächt und vor allen Dingen noch in der Phase der stationären Behandlung.
Gemeinhin gilt der Entzug von Methadon/L-Polamidon® als schwierig und vor allem langwierig. Patienten müssen nicht selten drei bis vier Wochen, manchmal auch sechs bis sieben Wochen auf der Entzugsabteilung bleiben. Unter Akupunkturintervention im stationären Setting dauert die Entzugsbehandlung oft genauso lange wie bei anderen Drogen. Das sind in der Regel 14 Tage. Entzugsbehandlungen von bis zu vier Wochen kommen vor, sind aber die Ausnahme. Man kann sagen, daß die Akupunktur das Entzugsgeschehen zeitlich komprimiert.

- **Akupunktur beruhigt und vermindert Streß.** Jede Entzugsbehandlung, besonders die stationäre, bei der die suchtpotenten Mittel sofort abgesetzt werden, bedeutet für den Patienten eine erhebliche Streßsituation. Denn seine Droge, sein Schutz, seine Wärme, sein Zuhause wird ihm genommen. Das ist nicht übertrieben, vielen Patienten erfüllen die Drogen genau diese Wünsche und Funktionen. Dazu werden eine Vielzahl adaptierter Regelkreise aus dem veränderten Gleichgewicht gebracht. Das führt zu den teilweise heftigen Entzugserscheinungen. Akupunktur vermag hier eine Katalysatorfunktion zu erfüllen und die Rückkehr des Organismus zum ungestörten Gleichgewicht zu beschleunigen. Darüber hinaus kann sie über psychische Wirkungen einen Teil der o.g. Verluste des Patienten erträglich machen oder sogar ersetzen.

Möglichkeiten der Entzugsbehandlung

Es gibt mehrere Möglichkeiten, einen Patienten von Drogen zu entziehen.

- Beim sogenannten **kalten** Entzug werden keinerlei substituierende Substanzen eingesetzt. Wegen unter Umständen bedrohlicher Komplikationen, z.B. Krampfanfällen, wird angesichts des fast regelhaften polytoxen Gebrauchsmusters der kalte Entzug heute immer seltener durchgeführt. Der kalte Entzug kann ambulant und stationär erfolgen.
- Beim sogenannten **warmen** Entzug wird zum Beispiel Heroin durch Codein oder Methadon/L-Polamidon® substituiert und ausgeschlichen. Damit soll in erster Linie das körperliche Entzugssyndrom abgemildert oder völlig unterdrückt werden. Auch der warme Entzug kann ambulant oder stationär durchgeführt werden (Codein wird vom Patienten selbst häufig ambulant zum „Abtörnen“ eingesetzt. Stationär spielt es keine Rolle).
- Der **akupunkturgestützte** Entzug kann ebenfalls ambulant oder stationär erfolgen. Er kann als warmer oder als kalter Entzug konzipiert sein.

Damit gibt die Akupunktur dem Therapeuten erweiterte Möglichkeiten an die Hand, patientengerecht intervenieren zu können. Zum Beispiel ist es so im ambulanten Setting ohne weiteres möglich, schon in der Konsumphase mit Akupunktur eingreifen zu können. Das bietet unter anderem den Vorteil der früheren Erreichbarkeit, des schnelleren Zugangs und der erleichterten Stoffreduktion für den Patienten, ohne auf ein Substitut – soweit überhaupt möglich – ausweichen zu müssen. Beispielsweise ist das bei schwangeren substituierten Patientinnen ein großer Vorteil: wird unter Akupunktur der Beikonsum reduziert oder ganz eingestellt, verbessert das die erste Phase des Neugeborenen ganz erheblich.
Auch die akupunkturgestützte Entzugsbehandlung sollte immer unter dem Aspekt der ganzheitlichen Intervention erfolgen. Deshalb gehört aus unserer Sicht der Einsatz psychotherapeutischer Verfahren unabdingbar zu einer sinnvollen Entzugsbehandlung, wobei die strenge Anwendung *einer* therapeutischen Richtung (Psychoanalyse, Verhaltenstherapie u.v.a.) der Erfassung des Gesamtbildes des abhängig kranken Menschen unter Umständen entgegensteht. Bewährt hat sich eine der Biographie und der aktuellen Situation angemessene Auswahl von Elementen der verschiedensten therapeutischen Richtungen, die die biographische und aktuelle Situation des Behandlers mit einschließen sollte.

Therapieempfehlungen

Die folgenden Empfehlungen für die Anwendung der Akupunktur in der Entzugsbehandlung basieren auf den Erfahrungen, die *Michael O. Smith* gesammelt hat. Ergänzt wurden diese um Punktekombinationen, die das in der Bundesrepublik überwiegende Konsummuster berücksichtigen. Weil dieser polytoxe Drogenkonsum zu erheblichen Komplikationen im Entzug führen kann, ist ausdrücklich davor zu warnen, lediglich die in den USA vorwiegend angewandten Ohrpunkte alleine zu nadeln[14]. Nach unseren Erfahrungen[15] bedürfen diese im Einzelfall dringend der Ergänzung um Körperpunkte, um zum Beispiel Krampfanfällen ausreichend sicher vorbeugen zu können.

Wir halten es für sinnvoll, die bewährten Mittel der Schulmedizin nicht zu verschmähen. Deshalb ergänzen wir in der Reha-Klinik Agethorst eine krampfprophylaktische Akupunkturbehandlung immer mit einer hochdosierten oralen Magnesium-Gabe.

Vielfach findet sich Widerstand bei erfahrenen Akupunkteuren, werden für „Standardsymptome" rezeptartige „Standardpunkte" zur Behandlung angeboten. Das Argument ist richtig, daß gerade die kybernetische, ganzheitliche Denkweise und mit ihr die Akupunkturbehandlung individuelle Diagnostik und ebensolche therapeutische Reaktion erfordern. „Standard" bedeutet aber auch das Erreichen eines qualitativ soliden Niveaus. Deshalb wird im folgenden eine praxiserprobte Basis für die Akupunkturbehandlung dargestellt und empfohlen. Wie bei jeder anderen Therapieform auch sollte die Weiterentwicklung dieser „Basistherapeutika", deren individuelle Nutzung und Abwandlung jedem in der Suchtarbeit mit diesem Instrument Tätigen dringendes Anliegen sein[16].

Die Basis-Punkte

Die **Ohrpunkte** entsprechen weitgehend den von der US-NADA erfolgreich eingesetzten. Unterscheidungen gibt es an folgenden Stellen:

- ▶ **Ohrpunkt 51** wird von uns sehr tief, in der Umschlagrinne des Crus anthelicis inferius zur Helix, genadelt.
- ▶ Den **Ohrpunkt 101** nadeln wir auf einer Seite genau im oberen oder unteren Lungenfeld, auf der anderen Seite sehr tief, etwa in Höhe der Punkte 34 resp. 22.

Folgende Ohrpunkte haben sich bewährt:

51 Vegetativum
55 Shen-Men
95 Niere
98 Leber
101 Lunge
(häufig finden wir einen aktiven Punkt unterhalb des eigentlichen Lungenareals, wir bezeichnen ihn als unteren Lungenpunkt.)

Darüber hinaus gehören zu unserer Basis-Punkte-Kombination folgende **Körperpunkte:**
Yintang
Du Mai 20
Psychotherapiepunkt nach *Bourdiol* (morgens)
Extrapunkt 6 (abends)

Dauer: Ohrpunkte 45 Minuten, Körperpunkte 30 Minuten.
Häufigkeit: Anfangs zweimal täglich, später einmal täglich. In der Rehabilitationsphase oder einer ambulanten Nachbetreuung zwischen drei- bis einmal pro Woche.

Körperpunkte bei speziellen Indikationen

Diese Punkte bzw. Punktkombinationen wurden nach ihrer Effizienz in Hinsicht auf die Indikation ausgesucht. Gleichermaßen allerdings auch nach folgenden Kriterien:

- leichte Erlernbarkeit auch für Krankenpflegepersonal, Anfänger in der Akupunktur;
- gute Erreichbarkeit auch am bekleideten Patienten;
- gute Erreichbarkeit am sitzenden und liegenden Patienten;
- Vermeidung gefährlicher Punkte;
- Auswahl möglichst wenig schmerzhafter Punkte.

Krampfanfallsprophylaxe: Le3 – Bl 62 – Gb 34.

Wie oben ausgeführt, finden wir heute in der Bundesrepublik überwiegend den sogenannten

[14] Die deutsche NADA hat ein Ausbildungscurriculum entwickelt, das die hiesigen Gegebenheiten in Theroie und Praxis berücksichtigt.
[15] Wie oben erwähnt, werden hier die jetzt vierjährigen Erfahrungen in der Reha-Klinik Agethorst berücksichtigt und weitergegeben.
[16] Die deutsche Sektion der NADA hat sich u.a. die Weiterentwicklung, Sammlung und Weiterverbreitung von Fortschritten in der akupunkturgestützten ganzheitlichen Suchttherapie zur Aufgabe gemacht (Anschrift siehe Anhang).

Suchtbehandlung: Heroinabhängigkeit

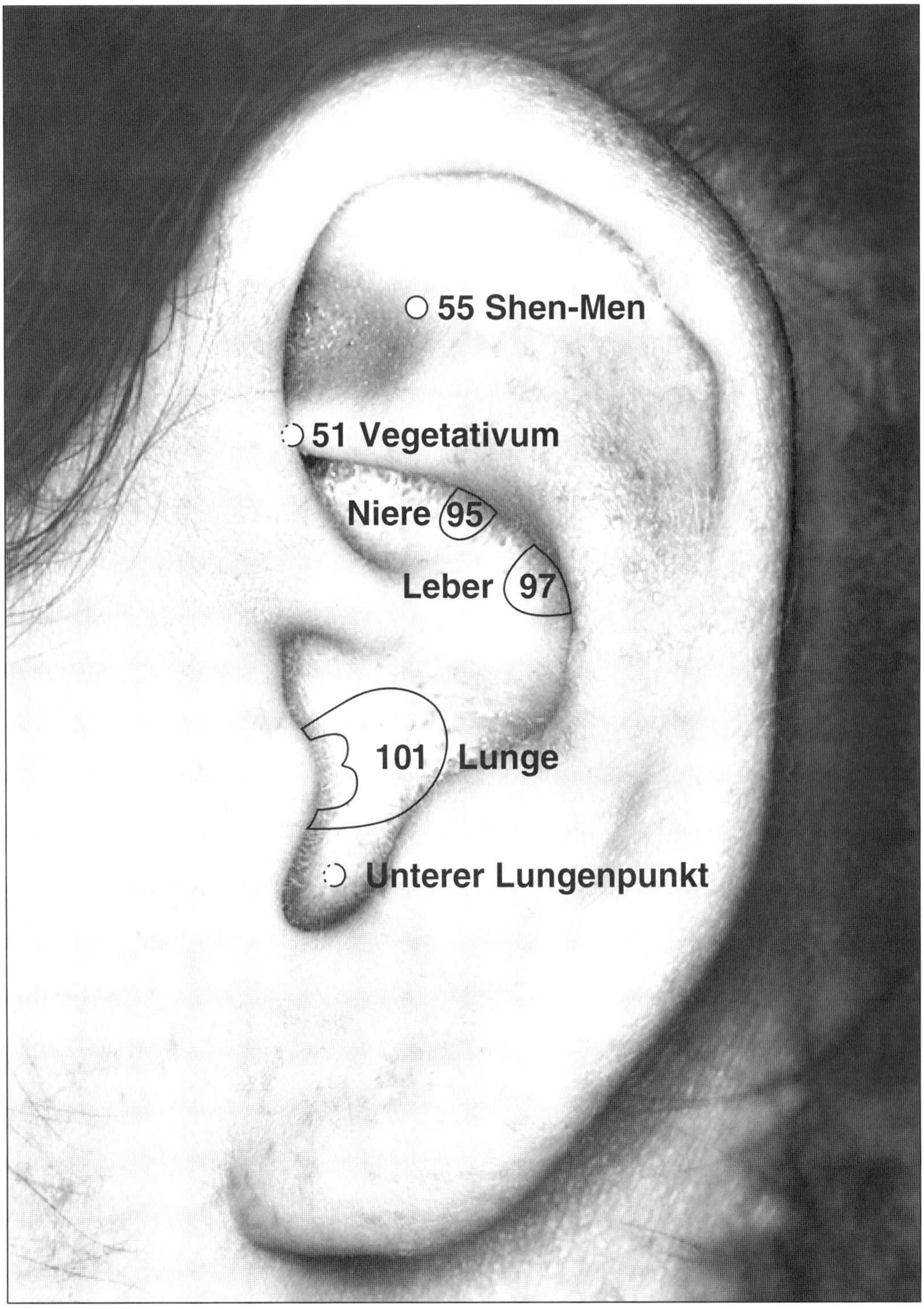

polytoxen Drogenkonsumenten. Insbesondere der Konsum von Flunitrazepam (Rohypnol®, Fluninoc®) und Barbituraten führt bei entsprechender Dosierung mit hoher Wahrscheinlichkeit zu Krampfanfällen, werden diese Substanzen abrupt abgesetzt. Bereits eine Dosis von zwei bis drei Tabletten pro Tag über einen Zeitraum von zwei Wochen kann diesen Effekt haben. Dies ist unter anderem einer der Gründe, weshalb in der Bundesrepublik nur noch selten ein nichtmedikamentengestützter Entzug durchgeführt wird.
Die vorgeschlagene Punktekombination hat sich in der Reha-Klinik Agethorst außerordentlich gut bewährt. Sie wird immer von einer hochdosierten oralen Magnesiumgabe unterstützt. Mit dieser Kombinationstherapie sind in der Reha-Klinik inzwischen rund 800 Patienten (Stand 2/95) behandelt worden. Obwohl bei 20% aller aufgenommenen Patienten Krampfanfälle im Entzug bekannt waren, traten unter dieser Therapie hier keine Krampfanfälle auf. Dabei hatte sich das Drogenkonsummuster, das zu den Anfällen geführt hatte, nicht geändert.

Diarrhö: Ma 25, Ma 36

Dies ist eines der häufigsten Symptome in der Entzugsbehandlung. Mit Akupunktur kann sowohl die Länge der diarrhöischen Phase als auch die Frequenz der durchfälligen Stühle gesenkt werden. Dies ist unter dem Aspekt des Elektrolythaushaltes von Bedeutung. Ein Moxibustion von Ma 36 sollte immer auch in Erwägung gezogen werden. Ergänzend zur Akupunktur steht u. a. noch die Gabe von Kohletabletten und getrockneten Heidelbeeren zur Verfügung.

Übelkeit, Erbrechen: Ren Mai 12[17], P 6

Der Gastrointestinaltrakt ist in der Entzugsphase äußerst reagibel. Das subjektiv sehr unangenehme Erbrechen, oft verbunden mit heftigen Magenbeschwerden, kann in vielen Fällen durch die Akupunktur sehr günstig beeinflußt werden. Allerdings sollte man sich bei hartnäckigem Fortbestehen nicht scheuen, das bewährte Metoclopramid zum Einsatz zu bringen.

Innere Unruhe: He 7, He 9

Das Gefühl der inneren Unruhe, des „Getriebenseins" tritt während der Entzugsbehandlung oft in phasenartigem Verlauf in Erscheinung. Es ist gelegentlich assoziiert mit mehr oder weniger starkem Drogenhunger. Unseren Erfahrungen nach ist die Nadelung des Punktes He 9 weniger schmerzhaft, als man der Lokalisation nach vermuten müßte. Er ist effektiver als der Punkt He 7.

Schlafstörungen: He 9, Anmian I und II

Der Biorhythmus drogenkranker Menschen ist regelmäßig schwer gestört. Oftmals ist der Tag-Nacht-Rhythmus gänzlich verschoben. Deshalb treten im Entzug Schlafstörungen regelhaft auf. Die genannten Punkte ergänzen die zur Routine gehörenden Punkte Ex 6 (s.o.). Nach den Agethorster Erfahrungen muß in etwa 10% der Fälle mit einer erfolglosen Akupunkturbehandlung gegen Schlafstörungen gerechnet werden. In diesen Situationen hat sich die Gabe von Aponal® bewährt in – für Drogenabhängige – homöopathischen Dosen von zum Beispiel 50 mg zur Nacht. Selbstverständlich unter gleichzeitiger Anwendung der Akupunktur.

Depressive Verstimmungen: Ni 3, Ni 7, Ren 6 (Moxa), Ma 36 (Moxa), Gb 20 (Akupressur)

Die durch die Drogen unterdrückten Gefühle werden im Laufe der Entzugsbehandlung sehr schnell wieder wahrgenommen. Dazu gehören selbstverständlich auch Zorn, Wut, Trauer, Traurigkeit, Enttäuschung u.v.a. Die antidepressive Behandlung kann hier wertvolle Dienste leisten, dem Patienten den Zugang zu seiner Gefühlswelt zu erleichtern. Unseren Beobachtungen nach kann die Moxibustion des Punktes Ren 6 häufig sogar eine (momentane) Indikatorfunktion haben: Ist der Punkt zu Beginn der Sitzung trotz bereits erfolgter Erwärmung und Rötung des umgebenden Hautareals noch blaß und kühl, so wird er nicht selten dann ebenfalls warm und rot, wenn der Patient angibt, daß ihm die Behandlung für den Augenblick ausreichend erscheine.

Nachtschweiß: He 6, MP 10, MP 9

Dies ist eine mehr subjektiv unangenehme denn eine medizinisch unbedingt zu therapierende Begleiterscheinung des Entzugssyndroms. Dennoch ist es selbstverständlich ausgesprochen störend, wenn vor allen Dingen nachts unter Umständen

[17] Auf Empfehlung von *H. Rüdinger*, Hamburg, nadeln wir diesen Punkt rund 1 Cun höher, als üblicherweise in den Lehrbüchern der Akupunktur angegeben. Wie wir inzwischen an ca. 150 Patienten gesehen haben, ist diese Lokalisation von der Wirksamkeit her tatsächlich vorzuziehen.

mehrmals ein Wechsel der Nachtkleidung und/ oder des Bettzeugs erfolgen muß. Der Elektrolytverlust bedarf einer gewissen Aufmerksamkeit.

Magenbeschwerden: Ren 12, Ma 25.
In Folge von Erbrechen oder als eigenständiges Beschwerdebild treten Magenbeschwerden und/ oder Magenkrämpfe in der Entzugsbehandlung auf. Der Einsatz der Akupunktur macht die Anwendung der sonst üblichen Gabe von säurebindenden Mitteln zur Ausnahme.

Rückenschmerzen:
Bl 23 (Moxa), PaM 75, Handpunkt 1. Auch Akupressur Du 26, ggf. nadeln.
Oftmals bereits nach einer Behandlung lassen sich Rückenbeschwerden bessern. Als gut wirksam hat sich bei starken Schmerzen der Punkt PaM 75 erwiesen. Der Punkt Du 26 wurde uns für diese Indikation erst kürzlich von *H. Rüdinger*, Hamburg, genannt. Den bisherigen Erfahrungen nach scheint auch dieser Punkt sich zu bewähren.

Kopfschmerzen:
Gb 20, Bl 10, Ma 8, Gb 14, Di 4
Die Akupressur und Akupunktur, besonders der drei erstgenannten Punkte, ermöglicht eine schnelle und effiziente Intervention nicht nur bei Kopfschmerzen. Wir stellen immer wieder fest, daß die Akupressur von Gb 20 auch bei depressiven Verstimmungen, allgemeinem Unwohlsein, bis hin zur akuten Abbruchgefährdung ein wirkungsvolles Instrument zur intensiven Kontaktaufnahme mit dem Patienten ist.

Beinschmerzen:
Punktekombination nach Pototzki (Ma 44 – Ni 3 – Pototzki-Punkt)
Lokalisation des Pototzki-Punktes: Zwischen Ma 36 und Gb 34, im Spalt zwischen M. extensor hallucis longus und M. tibialis anterior, in einer kleinen Mulde ca. 1,5 Cun unterhalb der Verbindungslinie Ma 36 – Gb 34.
Hierbei handelt es sich wahrscheinlich um einen sogenannten Triggerpunkt, den der Pfleger *B. Pototzki* der Reha-Klinik Agethorst zufällig entdeckt hat. Mit dieser Punktekombination war es möglich, die im Entzug auftretenden Beinschmerzen meistens nach einer, in gut 85 % der Fälle spätestens nach der dritten Behandlung, deutlich zu bessern oder zum Verschwinden zu bringen. Andere Kombinationen zuvor hatten bei weitem nicht diesen Erfolg gebracht.

Schielstellung der Augen: PaM 9, Ma 2
Ein zwar selten auftretendes, dann aber sehr unangenehmes Phänomen ist die Schielstellung der Augen. Manche Patienten berichten, daß sie darunter auch noch Wochen nach der Entzugsbehandlung zu leiden haben. Klassischerweise wird in diesen Fällen eine Augenklappe verordnet, mit den entsprechenden kosmetischen und optischen Nachteilen. Die oben genannte Punktekombination hat sich bei dieser Indikation gut bewährt.

Spastische Bronchitis, asthmatoide Beschwerden: Ren 17, Lu 9, Lu 7.
In der Entzugsbehandlung ist immer darauf zu achten, daß unter Opiaten die Selbstwahrnehmung der Patienten auch in Bezug auf sonstige Krankheitssymptome eingeschränkt ist. Die durch exzessives Rauchen, nicht ausreichende Ernährung und oft mangelhafte Wohnsituation angegriffene Gesundheit manifestiert sich nicht selten im Lungen- und Bronchialsystem.
Darüber hinaus vermag zum Beispiel die Nadelung von Lu 7 bei einem Patienten mit Atembeschwerden diese in kürzester Zeit deutlich zu verbessern. Das erspart oder reduziert einerseits den Einsatz von Broncholytika, andererseits fördert die für den Patienten beeindruckende Wirkung dessen Vertrauen in die Akupunktur. (Eine wichtige, nicht zu unterschätzende „Nebenwirkung").

Menstruationsbeschwerden:
Ren 4, MP 6, Ma 36, Le 3
Viele Patientinnen leiden unter einer sekundären Amenorrhö. Bereits während der Entzugsbehandlung kommt es in vielen Fällen zum Einsetzen der Regelblutung. Wegen des oft jahrelangen Ausbleibens setzt sie meistens nur verzögert und schmerzhaft ein. Hier leisten die obengenannten Punkte gute Dienste, die Regulation des Hormonhaushaltes des Körpers wirksam zu unterstützen.

► Die genannten Punkte stellen eine Auswahl dar. Lediglich die vorstehend durch einen Bindestrich miteinander verbundenen Punkte sollen gleichzeitig genadelt werden. Die anderen können entsprechend den Symptomen ausgewählt kombiniert werden. Selbstverständlich gilt auch hier, daß so wenig Nadeln wie möglich gleichzeitig gestochen werden sollen.

Ausblick

Die Erfahrungen mit der akupunkturgestützten Entzugsbehandlung in der Reha-Klinik Agethorst und weiteren Einrichtungen sind außerordentlich ermutigend. Sie zeigen, daß die Therapieform effizient, kostengünstig und gut praktikabel ist. Sie erweitert die Kompetenz der Behandler durch ihre universelle Einsetzbarkeit, wirkt stoffunspezifisch und kann *ambulant* und *stationär* eingesetzt werden. Mit ihrer Hilfe kann ein „warmer" sowie ein „kalter" Entzug durchgeführt werden. Sie ist (fast) nebenwirkungsfrei.

Aus diesen Gründen bietet sie sich als Methode der ersten Wahl im Rahmen der Drogenentzugs-/Drogenentwöhnungsbehandlung an.

5

Chinesische Schädelakupunktur

Einleitung

Die chinesische Schädelakupunktur stellt kein eigentliches Somatotop dar. Die Chinesen haben vielmehr bestimmte Reflexzonen am Schädel beschrieben, von denen aus gezielt auf motorische und sensorische Störungen Einfluß genommen werden kann. Dabei werden vierzehn Haupttherapiezonen unterschieden:

1. Sensibilitätszone
2. Motorikzone
3. Antitremorzone
4. Vasomotorische Zone
5. Schwindel- und Hörzone
6. Sprachzone II
7. Psychomotorische Zone
8. Sensomotorische Zone der unteren Extremität
9. Sprachzone I
10. Optische Zone
11. Gleichgewichtszone
12. Thoraxzone
13. Abdominalzone
14. Genitalzone

In Europa ist die chinesische Schädelakupunktur sehr eng mit dem Namen Zeitler verbunden.
Der inzwischen verstorbene Kollege der Wiener Schule hat sich sehr um die Entwicklung dieser Methode verdient gemacht.

Die wichtigsten Projektionszonen

Sensibilitätszone

Lokalisation: Verbindungslinie der Punkte Gallenblase 7 und Du Mai 20.
Diese Zone liegt am weitesten okzipital.
Indikation: Sensibilitätsstörungen, Schmerzen. Eine unterstützende Wirkung bei der Behandlung des Phantomschmerzes ist beschrieben. Trigeminusneuralgie, Zahnschmerzen.

Motorikzone

Lokalisation: Die Zone schließt sich in Richtung Nase im Abstand von 1 cm der Sensibilitätszone an und verläuft parallel zu dieser.
Eine orientierende Aufteilung der Motorikzone ergibt etwa fünf gleiche Teile:

- Im Bereich des oberen Fünftels sind die untere Extremität, der Rumpf, aber auch Blase und Mastdarm lokalisiert. Die Behandlung erfolgt in der Regel kontralateral. Bei unklarer Zuordnung wird bilateral akupunktiert (z.B. Blase).
- Das zweite Fünftel entspricht der Behandlungszone für die obere Extremität.
- In das dritte Fünftel projizieren sich Hand und Finger.
- Für motorische Störungen im Bereich der Gesichtsmuskulatur finden sich häufig Triggerpunkte im vierten und fünften Fünftel der Motorikzone. Schluck- und Kaubeschwerden sind über diese Projektionszone ebenfalls behandelbar.

Antitremorzone

Lokalisation: Die Zone schließt sich in Richtung Nase im Abstand von etwa 1 cm der Motorikzone an und verläuft parallel zu dieser.
Indikation: Tremor im Rahmen einer Parkinson-Erkrankung.

Vasomotorische Zone

Lokalisation: In Richtung Nase, am weitesten frontal und parallel zur Antitremorzone.
Indikation: Über diese Zone ist eine Hypertoniebehandlung unterstützend möglich. Beschrieben ist auch die Ödembehandlung bei zerebral verursachten Paresen.

Schwindel- und Hörzone

Lokalisation: Die etwa 4 cm lange Linie liegt ungefähr 2 cm über der Ohrspitze.
Indikation: Behandlung von Schwindelzuständen unterschiedlicher Genese (vertebrobasiläre Insuffizienz, M. Ménière).

Sprachzone II

Lokalisation: Ungefähr vom Mittelpunkt der Schwindel- und Hörzone ausgehend Richtung Hinterkopf, unterhalb der Schwindel- und Hörzone.
Indikation: Im Rahmen der Behandlung sensorischer Aphasie.

Psychomotorische bzw. assoziative Zone

Lokalisation: Im Bereich des Tuber parietale. Die Zone hat die Form eines etwa gleichschenkligen Dreiecks von ca. 3 cm Kantenlänge.
Indikation: Assoziationsstörungen, Ataxie.

In Richtung Okziput können vier weitere Zonen unterschieden werden.

Topographische Lage wichtiger Schädelakupunkturzonen nach chinesischer Nomenklatur

1 Sensibilitätszone
2 Motorikzone
3 Antitremorzone
4 Vasomotorische Zone
5 Schwindel und Hörzone
6 Sprachzone II
7 Psychomotorische Zone

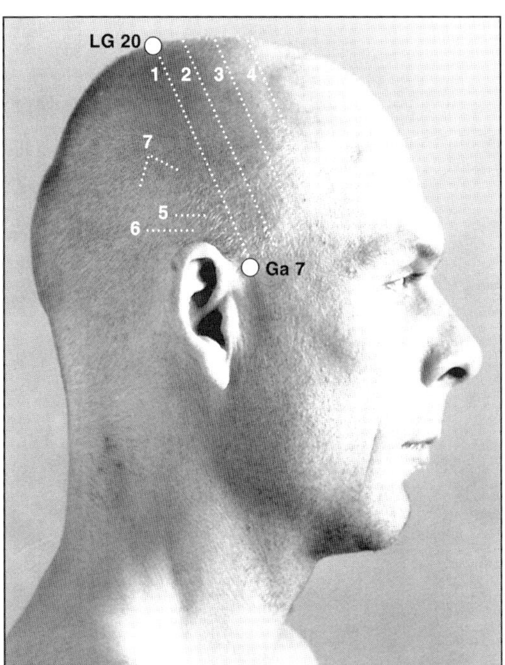

Orientierende Aufteilung der Motoriklinie

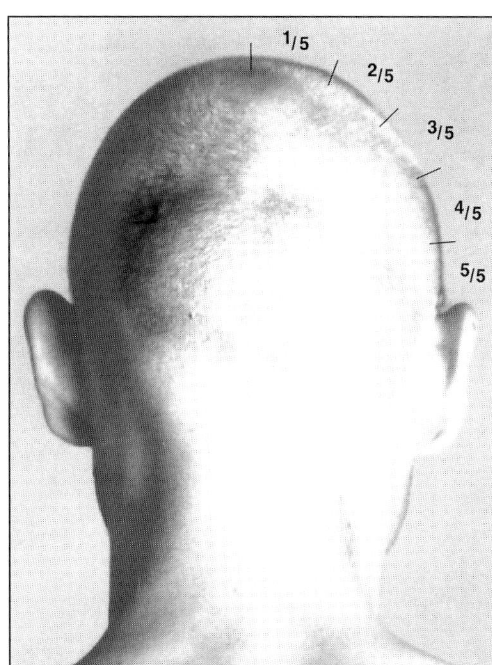

Sensomotorische Zone der unteren Extremität

Lokalisation: Parallel zur Medianlinie (Verbindungslinie der Punkte PdM-LG 16). Vom Mittelpunkt dieser Linie ausgehend ungefähr 3 cm in Richtung Okziput reichend.
Indikation: Sensitive und/oder motorische Störungen der unteren Extremität sowie im Rahmen der Behandlung peripherer Ödeme. Weiterhin werden infantile Enuresis und der Uterusprolaps angegeben.

Sprachzone I

Lokalisation: Etwa 2 cm hinter dem Tuber parietale, parallel zur Medianlinie (Verbindungslinie der Punkte PdM-LG 16).
Indikation: Motorische Aphasie, Alexie.

Optische Zone

Lokalisation: Etwa 3,5 cm lateral der Protuberantia occipitalis externa, parallel zur Medianlinie (Verbindungslinie der Punkte PdM-LG 16). Verlaufsrichtung: nach frontal.
Indikation: Überwiegend bei zentralen Sehstörungen.

Gleichgewichtszone

Lokalisation: Parallel zur Medianlinie, etwa 3,5 cm lateral der Protuberantia occipitalis externa, kaudal verlaufend.
Indikation: Schwindelzustände, deren Ursache mit dem Kleinhirn in Verbindung steht.

Frontal lassen sich drei Zonen unterscheiden. Sie liegen alle im Bereich des Haaransatzes.

Thoraxzone

Lokalisation: In der Haaransatzlinie, oberhalb des medialen Augenbrauenrandes.
Indikation: Bronchitis, Asthma, Dyspnoe, Thorakodynien.

Abdominalzone

Lokalisation: Im Haaransatz, etwa in Höhe der Mitte der Augenbraue.
Indikation: Abdominelle Beschwerden.

Genitalzone

Lokalisation: Im Haaransatz, ca. 2 cm lateral der Abdominalzone.
Indikation: Genitalerkrankungen, abdominelle Beschwerden.

Topographische Lage wichtiger Schädelakupunkturzonen nach chinesischer Nomenklatur

8 Sensomotorische Zone der unteren Extremität
9 Sprachzone I
10 Optische Zone
11 Gleichgewichtszone
LG 16 Protuberantia occipitalis externa (dient der Lokalisationshilfe)

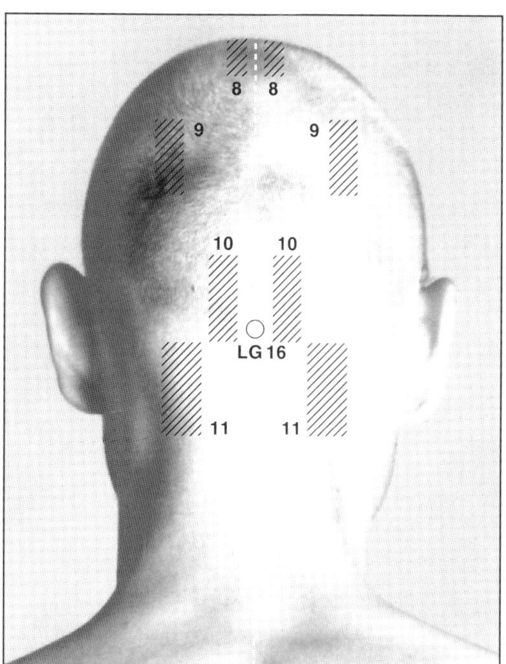

12 Thoraxzone
13 Abdominalzone
14 Genitalzone

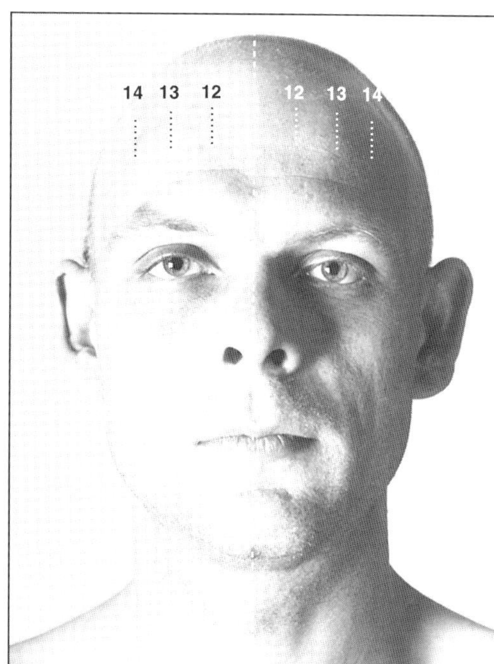

Methodik

Die genaue Untersuchung des Schädels vor der Akupunktur auf eventuelle Defekte versteht sich von selbst.
Bei der Behandlung von Lähmungen finden wir die Reaktionspunkte im Bereich der Schädelzonen meist kontralateral zur Lähmung. Es ist aber immer die Untersuchung beider Zonen sinnvoll, da beidseitig auftretende Triggerpunkte auch beidseitig genadelt werden sollten, unabhängig von der Lokalisation der Lähmung. Die besten Erfolge sind beschrieben bei der Akupunktur bis zum Schädelperiost.
Zur Lokalisation der Triggerpunkte fährt man mit dem Daumen das vermutete Areal mit gleichbleibendem Druck ab. Der Patient gibt dann in der Regel bei einer Störung einen umschriebenen Triggerpunkt bzw. eine Zone an, die genadelt wird.
In der Regel wird bei der chinesischen Schädelakupunktur in kurzen, ein- bis zweitägigen Intervallen therapiert.
Sinnvoll ist diese Behandlung von Lähmungen natürlich nur unter zusätzlicher effektiver krankengymnastischer Therapie.

6

Yamamoto Neue Schädel-akupunktur (YNSA)

Einleitung

Dieses neue Somatotop im Bereich des Kopfes wurde von dem japanischen Arzt Dr. *Toshikatsu Yamamoto* entdeckt und im Laufe von 25 Jahren weiterentwickelt. Die YNSA (Yamamoto Neue Schädelakupunktur) stellt heute neben der Ohrakupunktur (Chinesen, *Nogier*) und der Mundakupunktur nach *Gleditsch* die in Deutschland wohl am meistverbreitetste Akupunkturmethode am Somatotop dar.

Die Neue Schädelakupunktur hat einige wesentliche Vorteile. Sie ist, wie Dr. *Yamamoto* schreibt, „eine schnell erlernbare, einfach handhabbare und ohne großen Zeitaufwand durchführbare Behandlungsmethode".

▶ **Hinweis:** Zentrales Werk ist die von Frau Dr. med. *W. Marić-Oehler* vorgelegte Darstellung und Bearbeitung *Yamamoto T., Marić-Oehler, W.: Yamamoto Neue Schädelakupunktur – YNSA. 2. Auflage, Chun-Jo Verlag 1993,* an deren Inhalten sich das folgende Kapitel orientiert.

Punktunterteilung

Die Unterteilung des Somatotops erfolgt nach folgenden Gesichtspunkten:

- Yin und Yang,
- Strukturell – funktionell.

Unterteilung nach Yin- und Yang-Punkten

Hierbei wird der Kopf mittels einer gedachten senkrechten Ebene durch den höchsten Punkt der Ohrmuschel in ein frontales Areal, dem Yin zugehörig, und ein okzipitales Areal, dem Yang zugehörig, unterteilt. Entsprechend können wir zwischen frontalen Yin- und okzipitalen Yang-Punkten unterscheiden.

Lokalisation der Yin- und Yang-Punkte

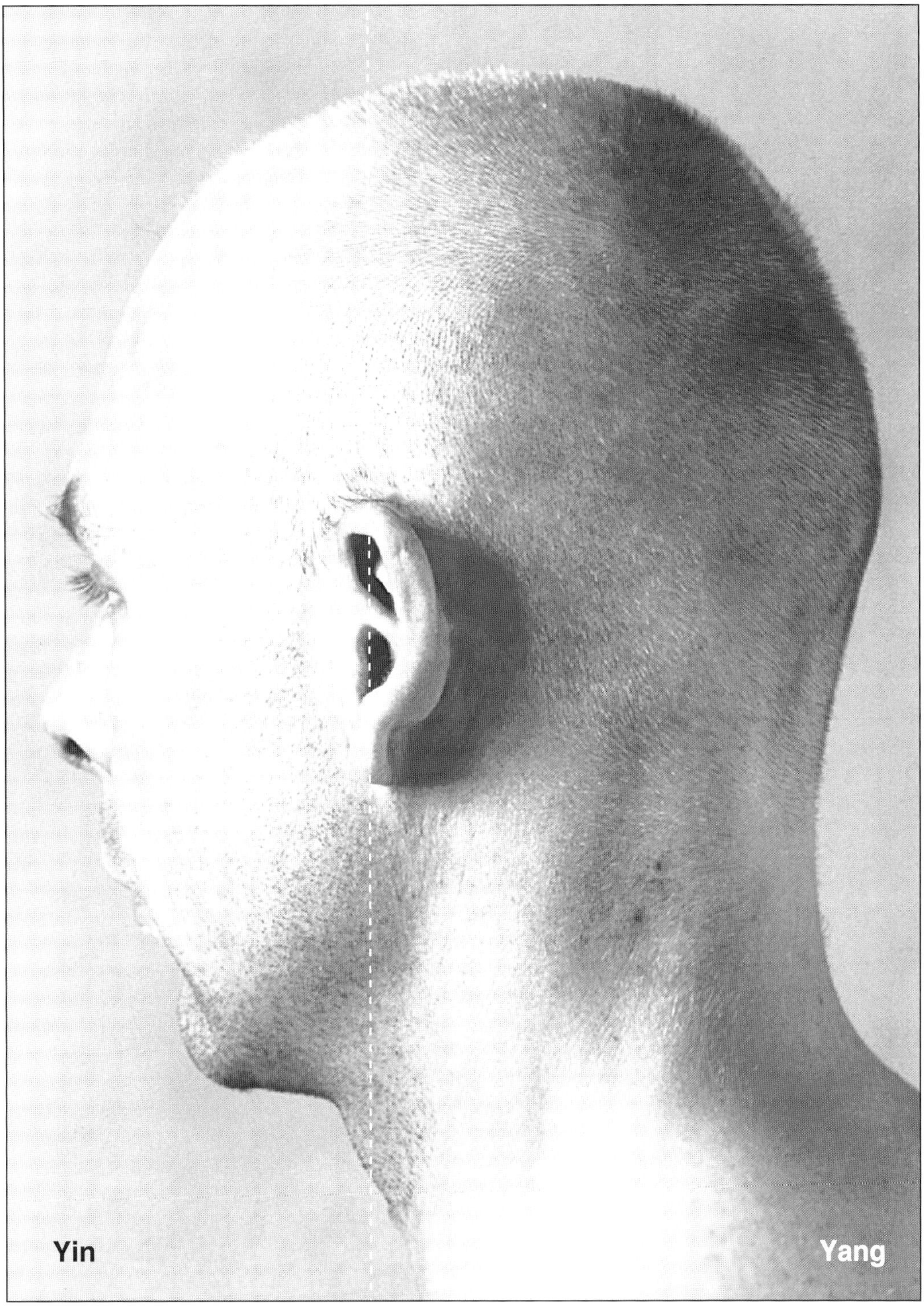

Unterteilung nach strukturellen und funktionellen Gesichtspunkten

Sie erfolgt über zwei unterschiedliche Somatotope.
- YNSA-Basis-Punkte
- YNSA-Ypsilon-Punkte

YNSA-Basis-Punkte

Hier repräsentiert sich das *strukturelle* Somatotop des Bewegungsapparates und der Sinnesorgane. Entsprechend unserer Yin-Yang-Einteilung finden wir sowohl eine frontale Yin-Projektion als auch eine okzipitale Yang-Projektion.
Therapeutisch finden die YNSA-Basis-Punkte Anwendung bei strukturellen Veränderungen, wie HWS-Syndrom, Epikondylitis, Ohrenschmerzen. Die Punkte bzw. Zonen werden sowohl diagnostisch genutzt (Triggerpunktsuche) als auch zur Therapie genadelt.

Okzipitale YNSA-Basis-Punkte

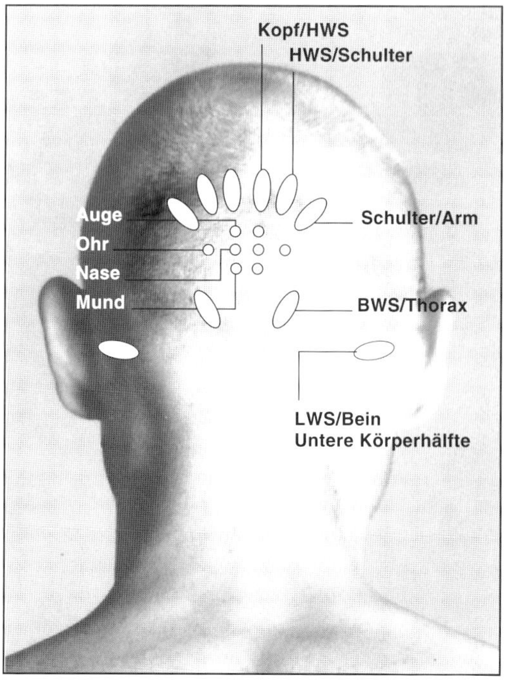

Frontale YNSA-Basis-Punkte

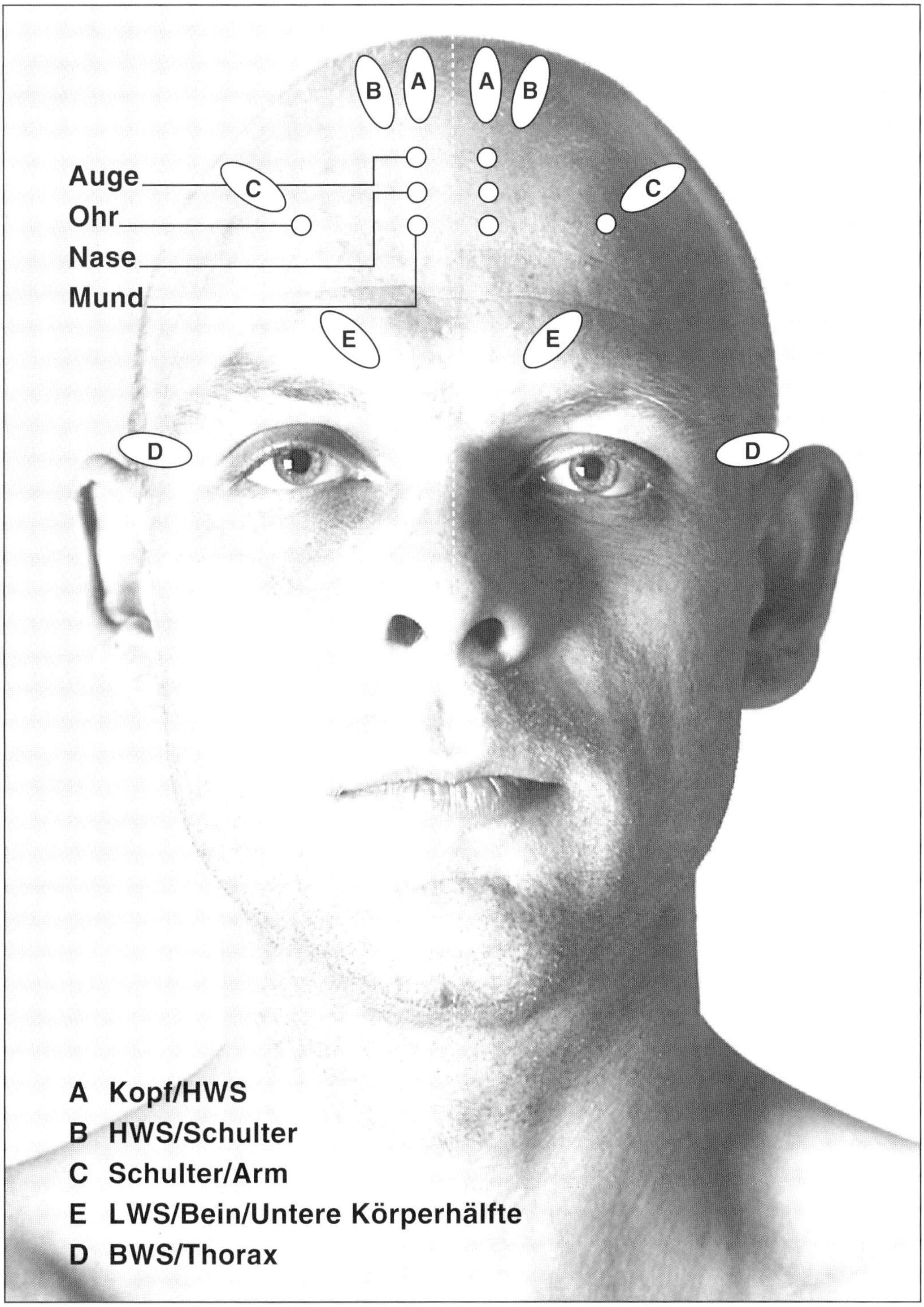

YNSA-Ypsilon-Punkte

Diese Punkte stellen das *funktionelle* Somatotop der inneren Organe dar, wie wir sie aus der Traditionellen Chinesischen Medizin kennen. Die Punkte bzw. Zonen entsprechen den Funktionskreisen in der Traditionellen Chinesischen Medizin.

Die Ypsilon-Punkte sind in der Schläfenregion und Retroaurikularregion lokalisiert.
Bei der Behandlung „funktioneller" Erkrankungen kommen die YNSA-Ypsilon-Punkte zur Anwendung, so z.B. bei funktionellen Magen-Darm-Beschwerden, Gastritiden, funktionellen Herzbeschwerden, Hautekzemen.

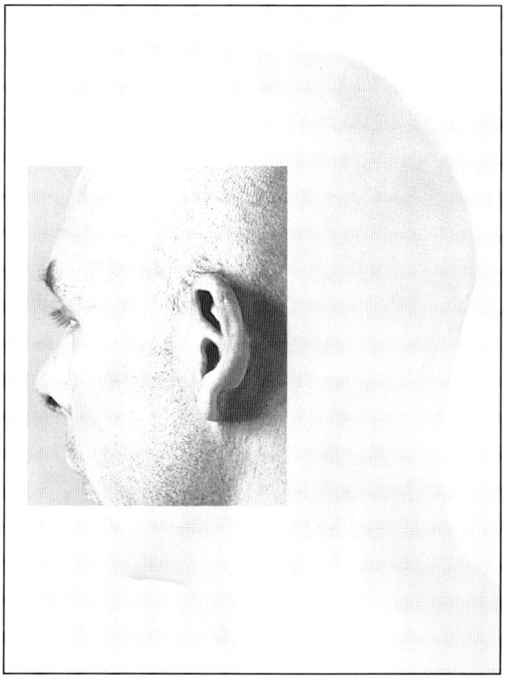

Frontale und okzipitale Ypsilon-Punkte

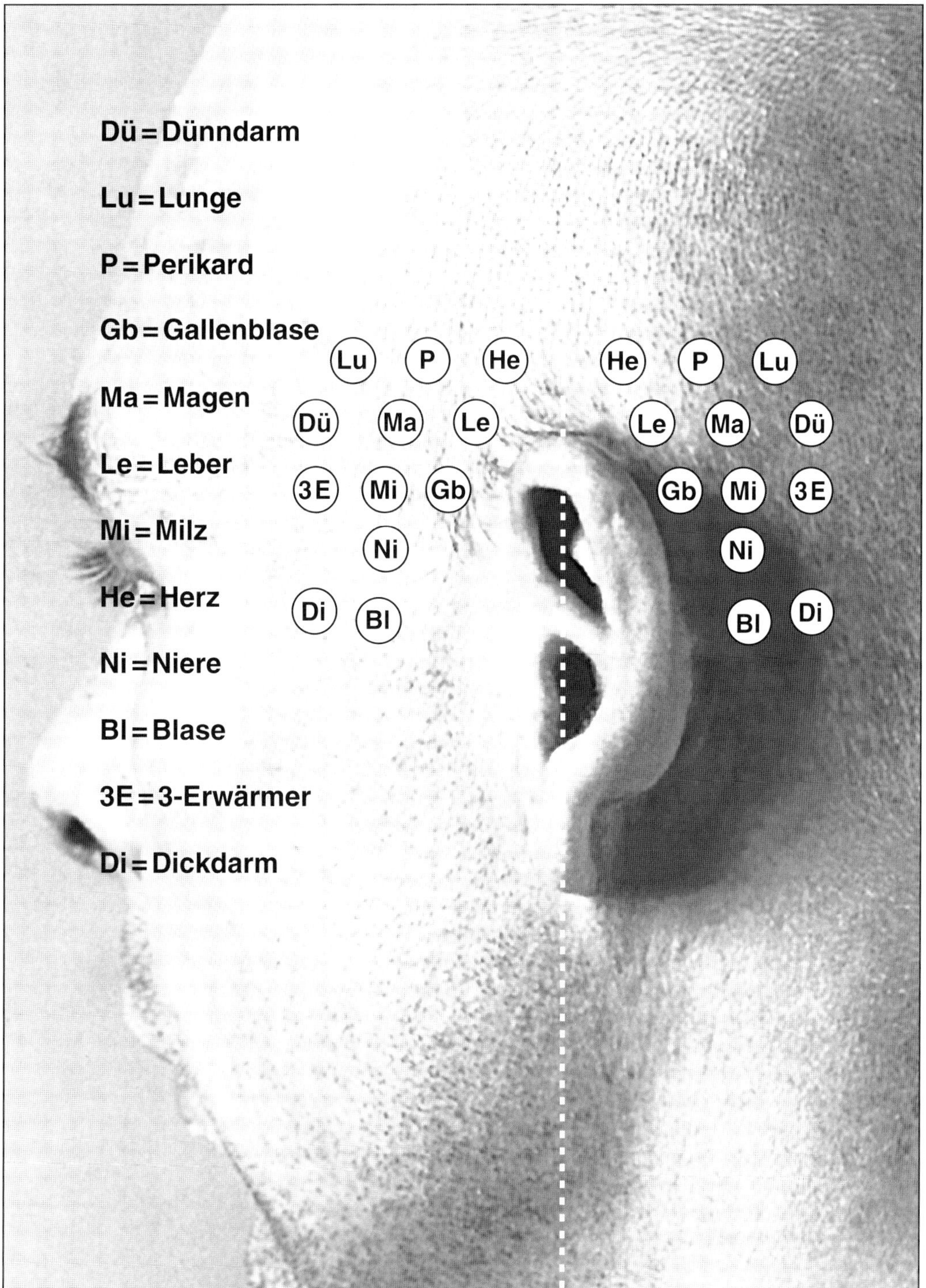

YNSA-Basis-Punkte

Die Basis-Punkte Yin stellen die Projektionen der Wirbelsäule und des übrigen Bewegungsapparates im Bereich der Stirn und des Okziput dar *(S. 162, 163)*.
Neben der Projektion des Bewegungsapparates finden wir auch Punkte, die den Sinnesorganen zugeordnet sind. Hierbei handelt es sich um das strukturelle Somatotop.
Über die YNSA-Basis-Punkte werden überwiegend Erkrankungen des Bewegungsapparates und Erkrankungen der Sinnesorgane, die nach der Traditionellen Chinesischen Medizin eher äußeren Erkrankungen zuzuordnen sind, behandelt.

YNSA-Basis-Punkte Bewegungsapparat

Beidseits der Stirnmitte und des Okziput finden wir die YNSA-Basis-Punkte, die entsprechende Projektionen des Bewegungsapparates darstellen. Dabei unterscheiden wir fünf **Hauptareale**, die mit den Buchstaben **A bis E** gekennzeichnet werden:

- – Kopf und Halswirbelsäule ——► Zone A
- – Halswirbelsäule/Schulter ——► Zone B
- – Schulter/obere Extremität ——► Zone C
- – Brustwirbelsäule/Thorax ——► Zone E
- – Lendenwirbelsäule/Becken und untere Extremität ——► Zone D

Innerhalb dieser Zonen kann bei Zone A noch eine segmentale Unterscheidung getroffen werden (C 1 bis C 8). Dabei liegt das Segment C 1 kranial und das Segment C 8 kaudal *(S. 170)*.
Eine ähnliche Unterteilung ist in Zone E (Brustwirbelsäule/Thorax) möglich. Dort werden die Segmente Th1 bis Th 12 entsprechend E 1 und E 12 unterschieden. Die Einteilung von Th 1 bis Th 12 erfolgt wiederum von kranial nach kaudal.
In Zone C erfolgt die Unterscheidung Schultergelenk, Oberarm, Ellenbogengelenk, Unterarm, Handgelenk, Hand und Finger (gespreizt) ebenfalls von kranial nach kaudal.
Zone D stellt die gesamte untere Körperhälfte dar. Eine weitere Subuntergliederung ist im Rahmen der frontalen Lokalisation nicht beschrieben worden *(S. 170)*.

Frontale YNSA-Basis-Punkte Bewegungsapparat

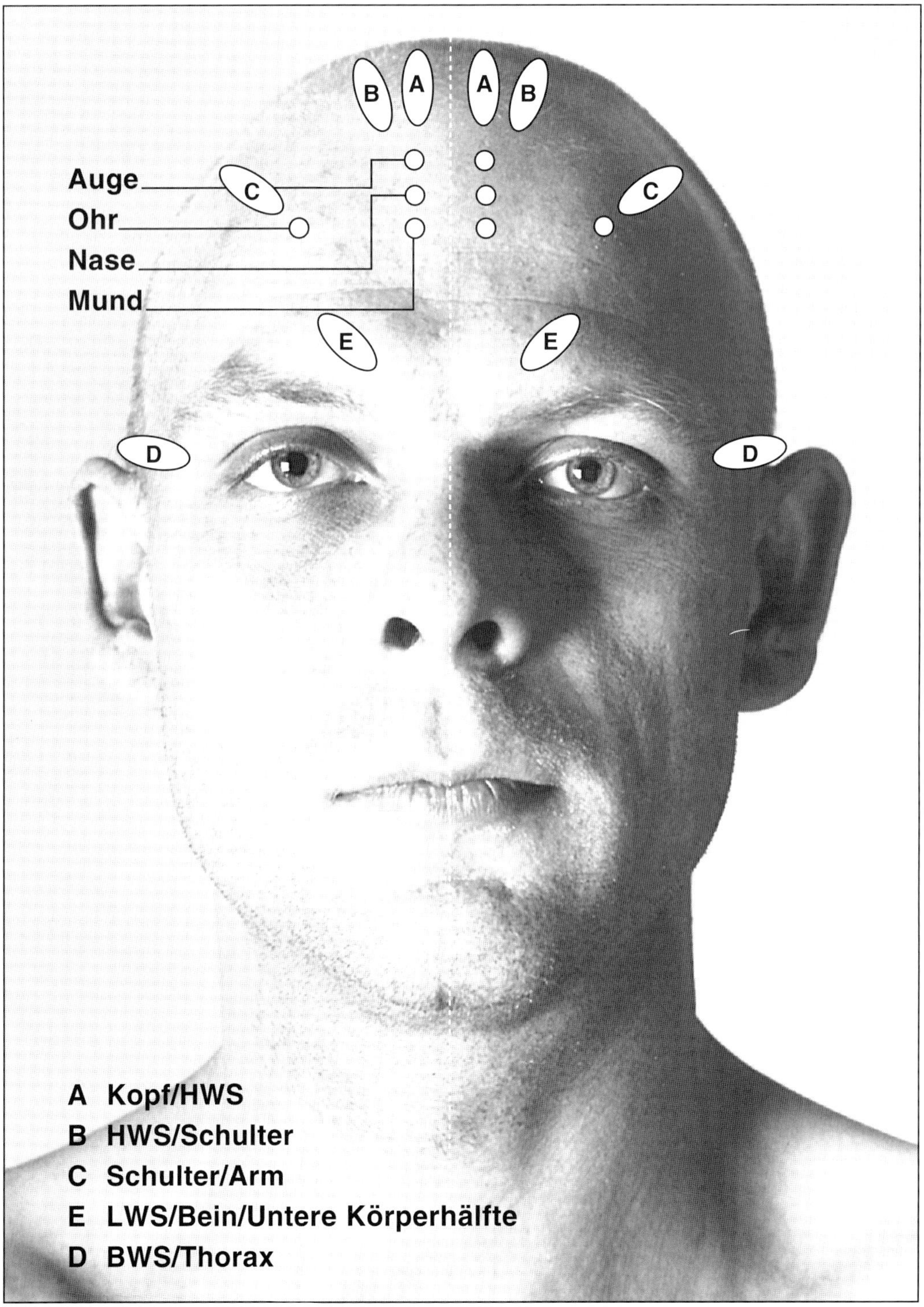

Topographische Lage der Projektionszonen der YNSA-Basis-Punkte Bewegungsapparat

Zone A Kopf und Halswirbelsäule

Lokalisation: ½ cm beidseits der Stirnmitte in der Stirnhaargrenze, Länge ca. 2 cm.
Innerhalb dieser Zone kann noch eine segmentale Unterscheidung getroffen werden von C 1 bis C 8. Dabei liegt das Segment C 1 kranial und das Segment C 8 kaudal *(S. 170)*.

Zone B Halswirbelsäule/Schulter

Lokalisation: Ca. ½ cm lateral von Zone A, Länge ca. 2 cm.
Eine Subuntergliederung dieser Zone ist bisher nicht beschrieben.

Zone C Schulter/obere Extremität

Lokalisation: Diese Zone liegt in den sogenannten Geheimratsecken und hat ebenfalls eine Länge von 2 cm.
Zone C läßt sich untergliedern: von kranial nach kaudal in Schultergelenk, Oberarm, Ellenbogen, Unterarm, Hand. Die Finger finden sich gespreizt projiziert und liegen am weitesten kaudal *(S. 170)*.

Zone E Brustwirbelsäule/Thorax

Lokalisation: Schräg nach kranial oberhalb der Augenbrauen.
Die Zone erstreckt sich von etwas oberhalb des Punktes Blase 2 bis ungefähr zum Punkt Gallenblase 14 der Körperakupunktur.
Innerhalb dieser Zone finden wir eine Subunterteilung von E 1 bis E 12, entsprechend einer Einteilung Th 1 bis Th 12 von kranial nach kaudal.

Topographische Lage der Projektionszonen der YNSA-Basis-Punkte (Bewegungsapparat)

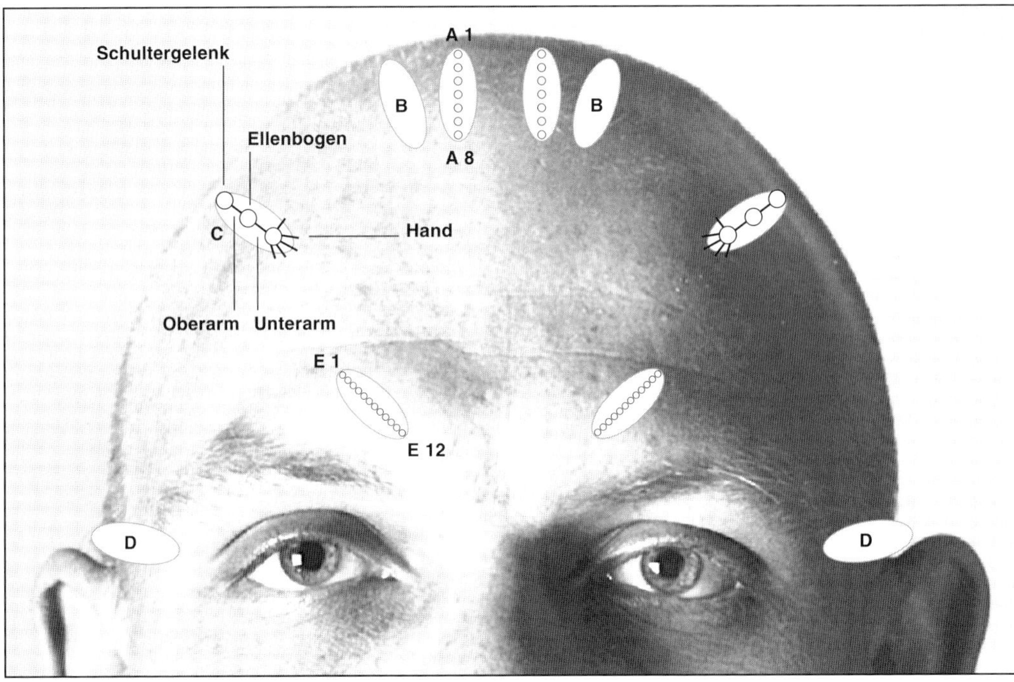

Zone D Lendenwirbelsäule, Becken und untere Extremität

Lokalisation: In der Schläfenhaargrenze horizontal liegend, ungefähr 1 cm oberhalb des Oberrandes des Os zygomaticus.
Eine weitere Untergliederung ist im Rahmen dieser topographischen Zuordung nicht beschrieben.

D-Punkte

Lokalisation: Vor und hinter dem Ohr finden wir im Gegensatz zur frontalen Projektion der YNSA-Basis-Punkte Bewegungsapparat eine zweite Projektion der Lendenwirbelsäule, die eine segmentale Gliederung von kranial nach kaudal entsprechend L 1 bis L 5 unterscheiden läßt. Sie befindet sich direkt vor dem frontalen Ohrmuschelansatz. Für die Projektion der D-Punkte, entsprechend der Lendenwirbelsäule, ist eine Yin- und eine Yang-Projektion beschrieben.

Zone F

Lokalisation: Die F-Zone entspricht dem N. ischiadicus. Sie liegt retroaurikulär über dem Mastoid.

Zone G und G-Punkte

Lokalisation: Die G-Zone läßt eine Unterscheidung im Bereich des Kniegelenkes zu. Dabei unterscheiden wir die Punkte G 1, G 2 und G 3, wobei der Punkt G 1 das Kniegelenk medial darstellt, der Punkt G 2 das Knie dorsal und der Punkt G 3 das Knie lateral. Die G-Punkte sind bogenförmig um den Unterrand des Mastoids angeordnet.
Für die G-Punkte/-Zone und den F-Punkt (Zone F) ist bisher nur eine Yang-Projektion beschrieben.

D-Punkte und -Zonen, F-Punkt und G-Punkte

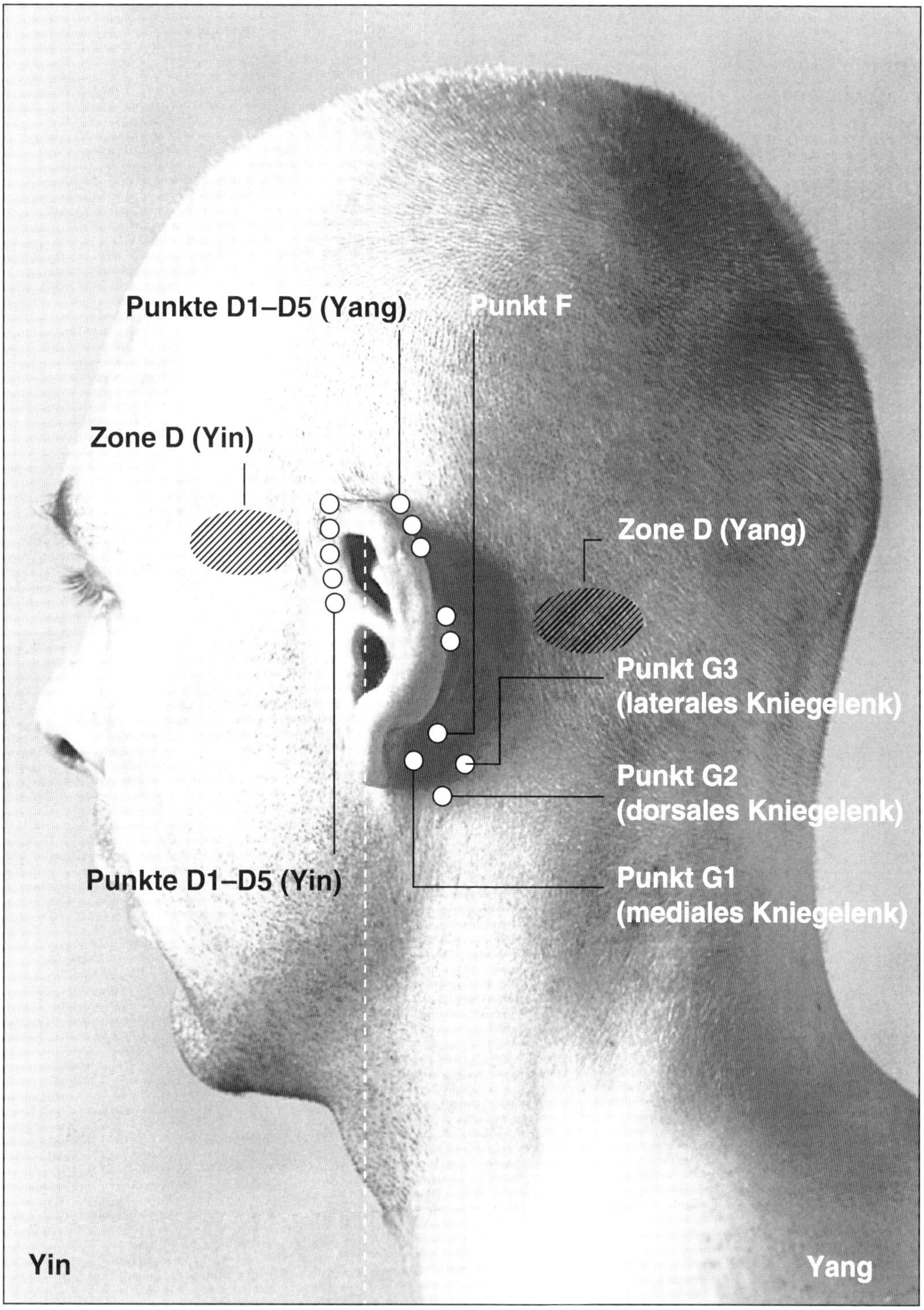

YNSA-Basis-Punkte Sinnesorgane

Neben dem Bewegungsapparat werden nach *Yamamoto* die Sinnesorgane im Bereich des Kopfes projiziert. Diese Projektion ist ebenfalls sowohl frontal als auch okzipital beschrieben.

Augenzone (frontale Projektion)

Lokalisation: ½ cm lateral der Stirnmittellinie unterhalb der Zone A.

Nasenzone

Lokalisation: In einer Senkrechten unterhalb der Zone Auge.

Mundzone

Lokalisation: In einer Senkrechten unterhalb der Zone Nase.

Ohrzone

Lokalisation: In der lateralen Verlängerung der Nasenzone und in der kranialen Verlängerung der Zone C.

Okzipitale YNSA-Basis-Punkte (Sinnesorgane)

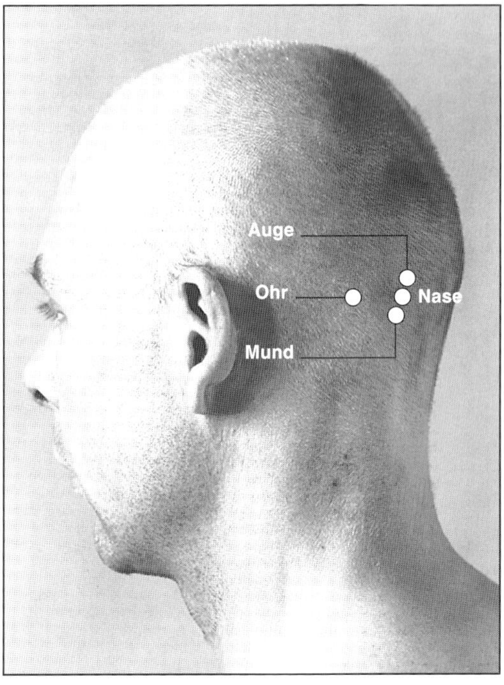

Frontale YNSA-Basis-Punkte Sinnesorgane

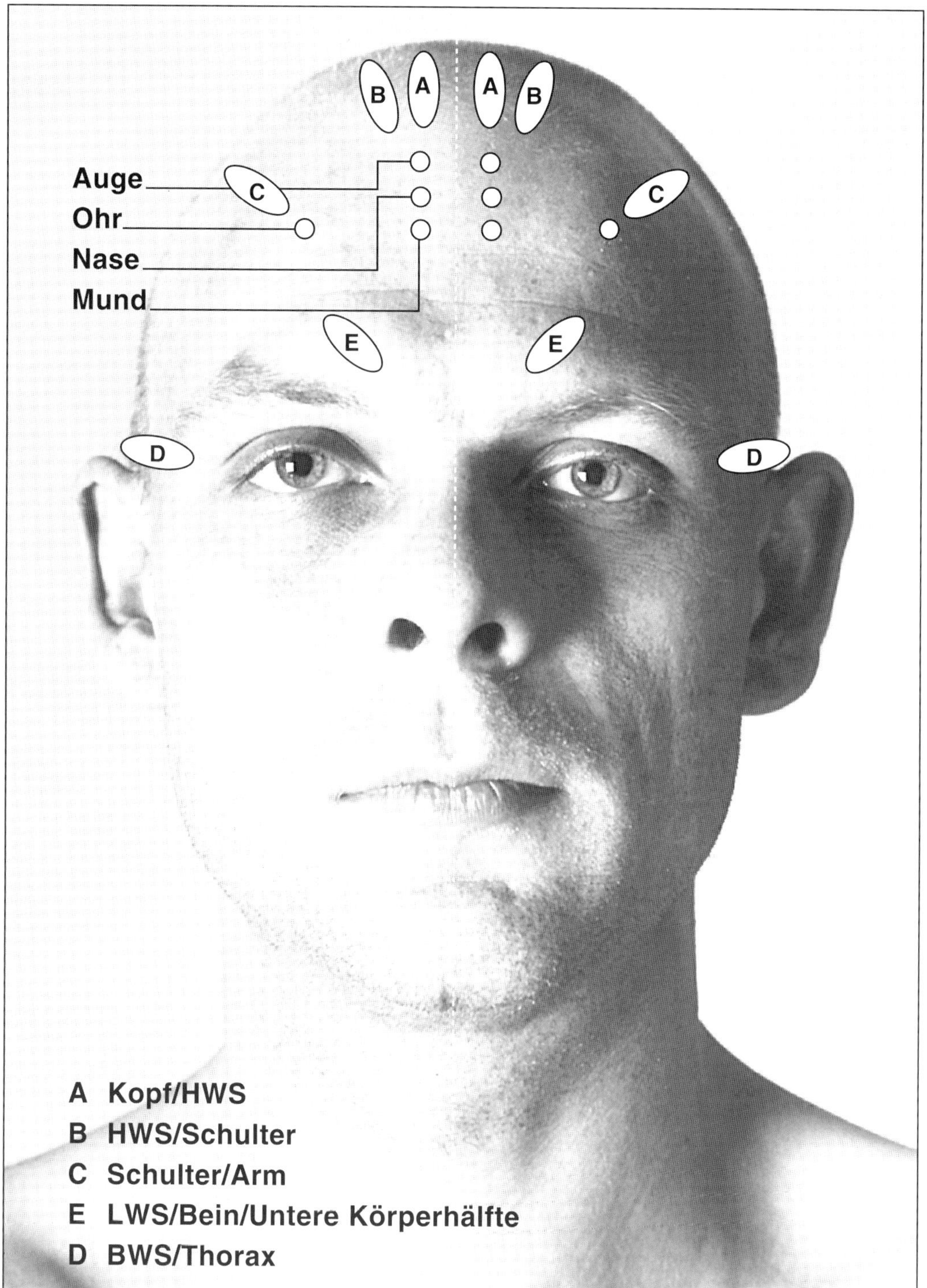

Zusammenfassende Darstellung der YNSA-Basis-Punkte

Die YNSA-Basis-Punkte werden sowohl diagnostisch als auch therapeutisch genutzt.
Über die YNSA-Basis-Punkte können Beschwerden im Bereich des Bewegungsapparates und der Sinnesorgane behandelt werden. Die Projektionszonen werden nach Yin- und Yang-Punkten unterschieden, wobei frontal die Yin-Punkte liegen, okzipital die Yang-Punkte.
Die Therapie ist in 98% der Fälle allein über die Yin-Punkte ausreichend. Nur in Ausnahmefällen ist das Hinzuziehen oder das alleinige Therapieren über die Yang-Punkte notwendig. Die Test- und Therapiepunkte sind dabei links und rechts am Schädel lokalisiert, so daß entsprechend der Beschwerdelokalisation eher über den rechten bzw. den linken Punkt therapiert wird.
Die Auswahl des zu therapierenden Areals bzw. der zu therapierenden Areale erfolgt aufgrund der anatomischen Lokalisation der Störung.

Praktisches Vorgehen bei der Behandlung

Nach Lokalisation der Störung wird die entsprechende Testzone palpatorisch untersucht. Dabei fährt man am besten mit dem Daumen von kranial nach kaudal den Bereich der Testzone ab. Im Bereich der Testzone gibt der Patient dann meist eine von der Umgebung abgrenzbare druckschmerzhafte Stelle an (Triggerpunkt). Diese ist auch palpatorisch als Gelose bzw. Mygelose tastbar. Oberhalb dieses Triggerpunktes wird die Nadel eingeführt und gegen den Triggerpunkt bis in dessen Zentrum vorgeschoben.
Häufig ist die Behandlung über eine einzige Nadel möglich.
In der Regel stellt sich sehr schnell eine Besserung ein, so daß der Erfolg gleich kontrolliert werden kann.

Indikationen für die YNSA-Basis-Punkte

Die YNSA-Basis-Punkte lassen sich nach *Yamamoto* bei Störungen und Erkrankungen am Bewegungsapparat und bei Störungen und Erkrankungen der Sinnesorgane unterschiedlicher Genese, unterschiedlichen Beschwerdegrades und unterschiedlicher Dauer anwenden. Am besten lassen sich, wie in der Akupunktur auch, reversible Störungen und Erkrankungen behandeln.

Beispiele für die YNSA-Basis-Punkte Bewegungsapparat

Zone A: Beschwerden im Bereich des Kopfes und der Halswirbelsäule, Beschwerden innerer Organe, deren segmentale Mitversorgung durch die Zervikalnerven erfolgt, Zephalgien, Migräne, Schwindel, Tinnitus, Kiefergelenksschmerzen, Neuralgien. Insgesamt Störungen im Bereich des Kopfes und der Halswirbelsäule.
Zone B: Beschwerden im Bereich der HWS, des Nackens und des Schultergelenks.
Zone C: Entsprechend der segmentalen Unterscheidung Schultergelenk, Oberarm, Ellenbogen, Unterarm, Hand lassen sich Störungen im Bereich der oberen Extremität über diese Zone behandeln.
Zone E: Entsprechend der segmentalen Zuordnung Brust, Wirbelsäule, Thorax können Beschwerden in diesem Bereich therapiert werden:
Interkostalneuralgie, Zosterneuralgie, Asthma bronchiale, Thorakodynien, Singultus.
Zone D: Sie repräsentiert die gesamte untere Extremität einschließlich der Lendenwirbelsäule und des Beckens. Entsprechend lassen sich Störungen in diesem Bereich über diese Zone therapieren:
Myalgie, Neuralgie, Durchblutungsstörungen, Paresen und Lähmung der unteren Extremität, Urogenitalerkrankungen, Potenzstörungen.
Punkte G 1–G 3: Beschwerden im Bereich des Knies.
Zone F: Bei Lumboschialgie oder bei Störungen, an denen der N. ischiadicus beteiligt ist.

Beispiele für die YNSA-Basis-Punkte Sinnesorgane

Auge: Erkrankungen des Auges, z. B. Sehstörungen, Konjunktivitis, Hordeolum.
Nase: Erkrankungen der Nase, z. B. Geruchsstörungen, Rhinitis, Sinusitis.
Mund: Erkrankungen der Mundhöhle, z. B. Stomatis, Kieferbeschwerden, „Zahnschmerzen", Zungenbrennen, Sprachstörungen.
Ohr: Erkrankungen des Ohres, z. B. Ekzem, Tinnitus, M. Ménière, Schwindel (otogen).

YNSA-Ypsilon-Punkte

Sie repräsentieren die Funktionskreise und Organe, wie wir sie aus der Traditionellen Chinesischen Medizin kennen. Dadurch unterscheiden sie sich grundlegend von den YNSA-Basis-Punkten. Entsprechend den Regeln und Kriterien in der Traditionellen Chinesischen Medizin lassen sich über das funktionelle Somatotop innere Erkrankungen behandeln.

Bei ungenügender Behandlung über die YNSA-Basis-Punkte ist daran zu denken, daß der vermeintlich äußeren Störung eine innere Störung zugrunde liegt: Bei Therapieresistenz der Behandlung über die YNSA-Basis-Punkte sollte immer an eine evtl. tieferliegende Ursache gedacht werden, die dann über die Ypsilon-Punkte therapierbar ist.

Die Auswahl des zu therapierenden Ypsilon-Punktes erfolgt anhand der Befunde der Bauchdecken- und Halsdiagnostik *(s. S. 180, 182).*

Beim Vorliegen einer *Leberstörung* beispielsweise erwarten wir sowohl einen auffälligen Untersuchungsbefund im Rahmen der Bauchdeckendiagnostik als auch der YNSA-Halsdiagnostik. Zeigt sich in beiden Somatotopen eine Störung im Bereich der „Leber", so erfolgt die Therapie über den entsprechenden Ypsilon-Leberpunkt.

Ergeben sich mehrere Testzonen druckschmerzhaft, erfolgt die Therapie in der Regel über den Haupttriggerpunkt. Bei nicht ausreichendem Behandlungserfolg werden die zusätzlich gestörten „Organe" über die Ypsilon-Punkte mitgenadelt. Die Anzahl der Nadeln sollte dabei so niedrig wie möglich gehalten werden.

Der Erfolg der Therapie ist prompt nachvollziehbar. Die vorher druckschmerzhaften Areale sollten nach korrekter Auswahl der Punkte und Therapie über die Ypsilon-Punkte verschwinden oder schwächer werden.

Zusammenhänge der YNSA-Ypsilon-Punkte mit der Bauchdecken- und Halsdiagnostik *(Yamamoto)*

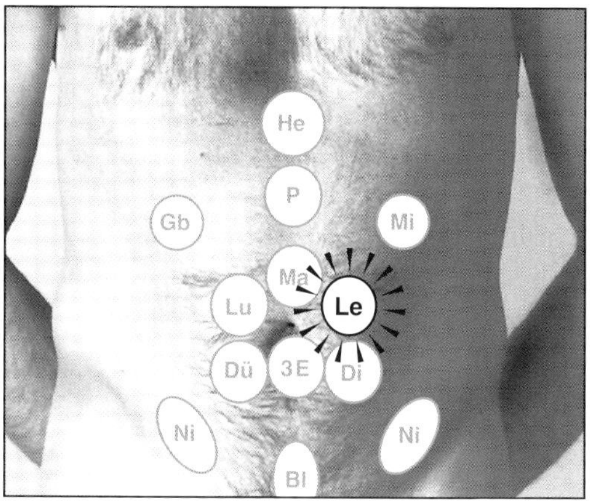

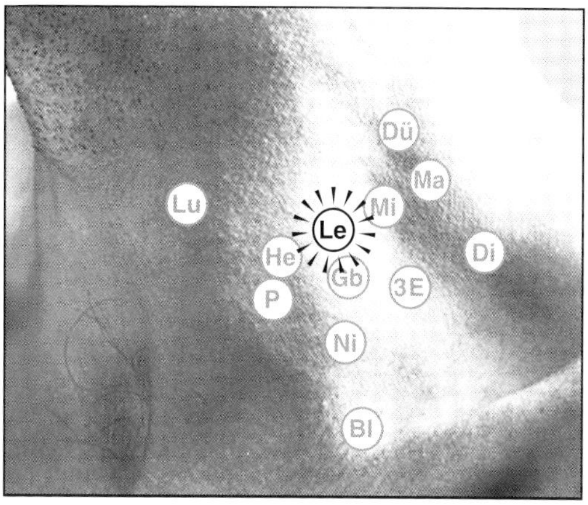

Suchen und Auffinden des gestörten »Organs« anhand der Befunde der Bauchdecken- und Halsdiagnostik

Die Therapie erfolgt über die entsprechenden YNSA-Ypsilon-Punkte

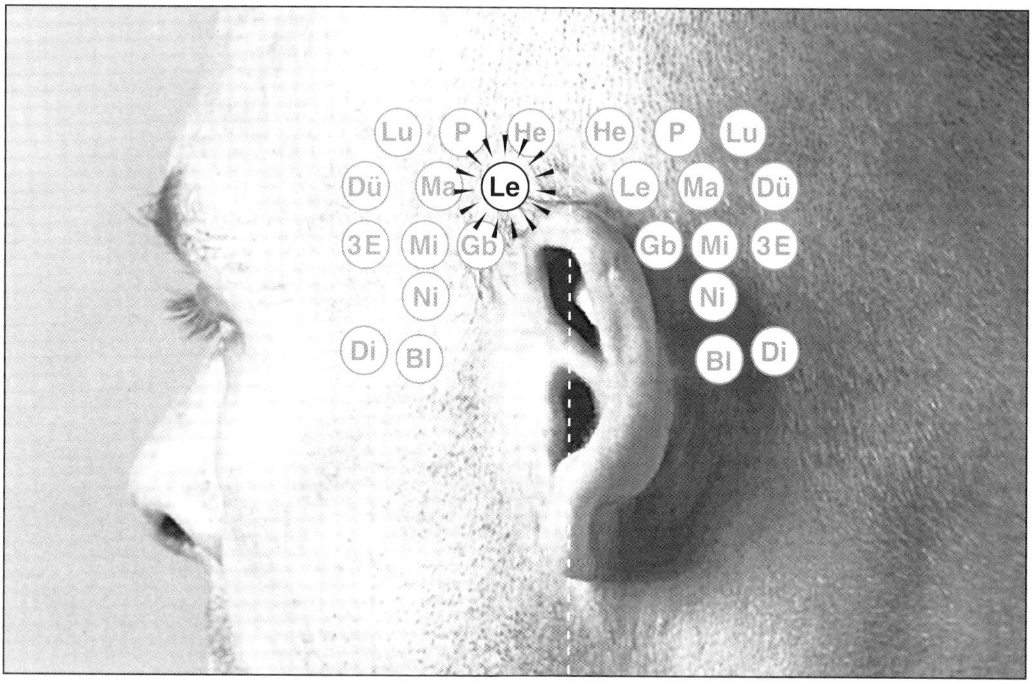

Topographische Lage der YNSA-Ypsilon-Punkte

Da die YNSA-Ypsilon-Punkte in einem sehr eng begrenzten Raum liegen, läßt sich die topographische Lage am besten aus ihrer Lage zueinander beschreiben.
Die Begrenzung des Areals, in dem die YNSA-Ypsilon-Punkte liegen, bildet einerseits die Haaransatzlinie, das Os zygomaticum und eine gedachte Senkrechte durch den höchsten Punkt der Ohrmuschel. Am weitesten kaudal liegen die Punkte Dickdarm und Blase. Der Punkt Dickdarm liegt im Schnittpunkt der Haaransatzlinie mit dem Os zygomaticum. Weiter nach kranial folgen dann an der Haaransatzlinie die Testpunkte für den Drei-Erwärmer und den Dünndarm. Die Testzone der Blase schließt sich nach okziptal dem Dickdarm an. Oberhalb der Testzone für die Blase liegen in einem leicht kurvenförmigen Verlauf die Testzonen für Niere, Milz, Pankreas und Magen. In gleicher Höhe wie die Testzonen Drei-Erwärmer und Milz liegt kurz vor dem Ohr die Testzone für die Gallenblase. Über der Gallenblase finden wir wieder leicht kurvenförmig angeordnet die Testzonen für Leber und Herz.

▶ Es sei nochmals darauf hingewiesen, daß die Projektion dieser Testzonen immer wieder individuell am Patienten überprüft werden muß, da entsprechend der Erkrankung und unterschiedlichen anatomischen Gegebenheiten durchaus Variationen möglich sind.

Frontale YNSA-Ypsilon-Punkte Yin

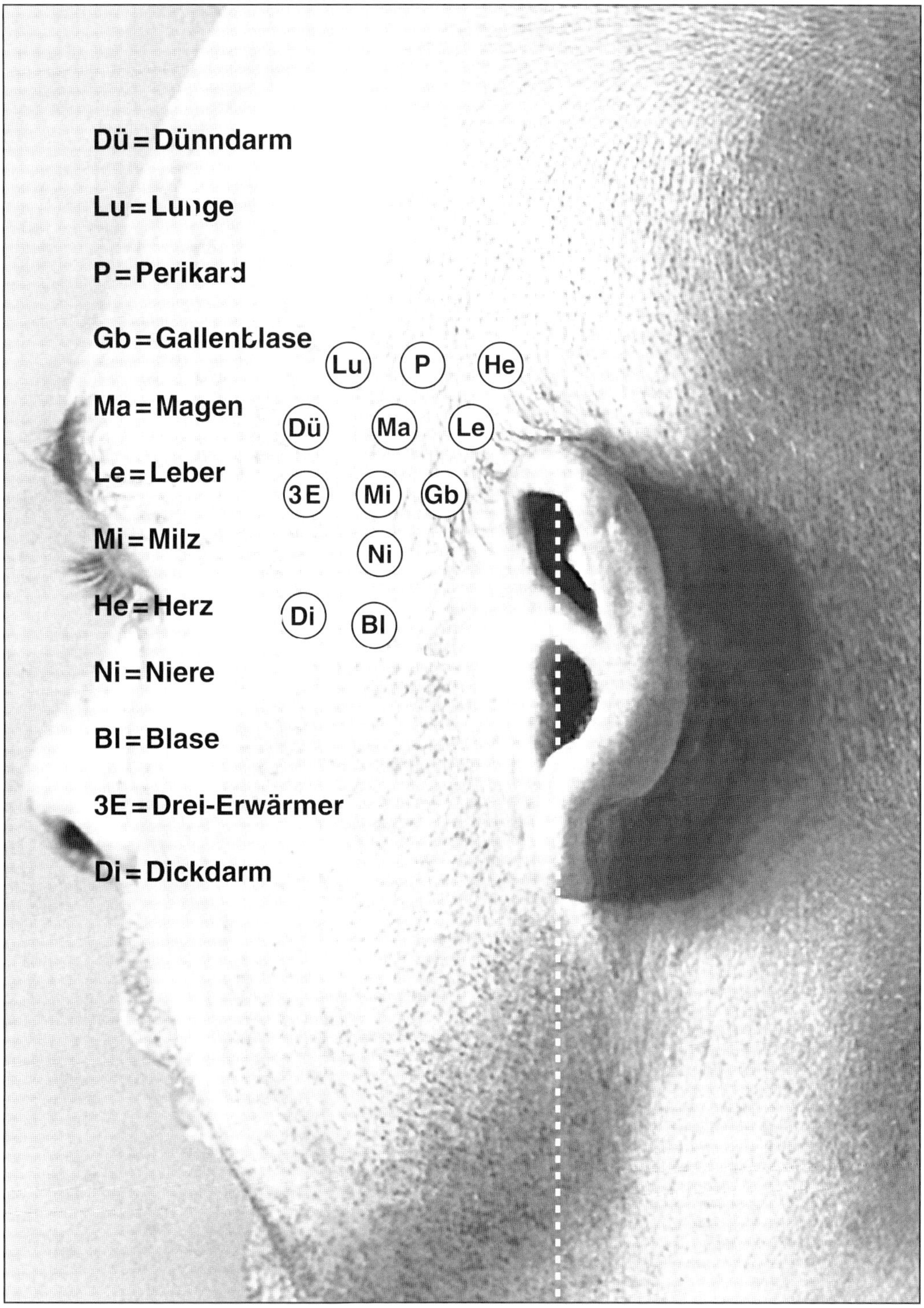

Japanische Bauchdeckendiagnostik

Zwischen der Bauchdeckendiagnostik und den YNSA-Ypsilon-Punkten besteht ein funktioneller Zusammenhang. Mittels der Bauchdeckendiagnostik sind wir in der Lage, den gestörten Funktionskreis bzw. das gestörte Organ ausfindig zu machen. Kommt es zu einer Störung des Organs, wird diese Störung im Bereich der Bauchdecke an den entsprechenden Testzonen Änderungen hervorrufen, die als Gelosen, Myogelosen bzw. Verquellungen tastbar sind. Wird so das gestörte Areal ausfindig gemacht, kann direkt über den entsprechenden Ypsilon-Punkt therapiert werden. Bei korrekter Nadelung und Untersuchung sollte die Verquellung, Myogelose, Gelose im Bereich der Bauchdecke sofort bzw. kurze Zeit nach Nadelung des entsprechenden Ypsilon-Punktes verschwinden.
Neben der Projektion der inneren Organe finden wir noch Testzonen für die unterschiedlichen Wirbelsäulenabschnitte. Hierbei lassen sich Zonen für die Halswirbelsäule, Brustwirbelsäule, das Os sacrum und das Os coccygis unterscheiden. Die Wirbelsäulenzonen stellen eine Unterstützung des Diagnostikums dar. Auch haben wir hier wieder ein Kontrollmittel unserer Therapie. Bei adäquater Therapie, z. B. über die Ypsilon-Punkte bzw. YNSA-Basis-Punkte, sollte die als gestört festgestellte Zone verschwinden.

Topographische Lage der Reflexzonen im Bereich des Bauches

- Um den Nabel herum projizieren sich fünf „Organe“:
  Kranial des Nabels, unterhalb des Punktes KG 12, liegt die Testzone für den Magen, im Uhrzeigersinn weiter projizieren sich Leber, Dickdarm, Drei-Erwärmer, Dünndarm und Lunge.
- Die Projektionszonen des Herzens liegen unterhalb des Xiphoids. Unterhalb der Testzone des Herzens liegt die Testzone für das Perikard.
- Entsprechend der anatomischen Verhältnisse finden wir die Testzonen für die Gallenblase: rechts unterhalb des Rippenbogens.
- Die Projektionszone für die Milz links liegt unterhalb des Rippenbogens.
- Die Testzone für die Blase liegt oberhalb des Symphyse.
- Die Nieren projizieren sich beidseits in den Unterbauch oberhalb der Leistenregion.

Japanische Bauchdeckendiagnostik

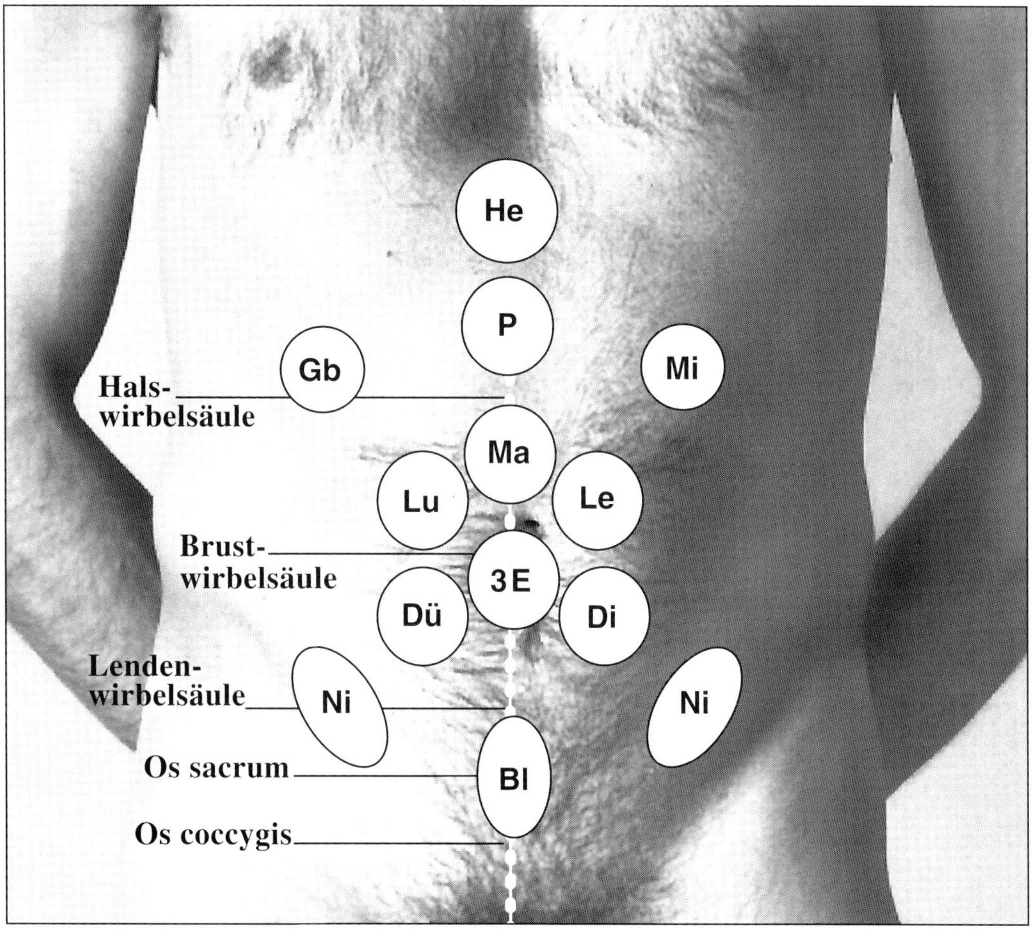

Dü = Dünndarm
Lu = Lunge
P = Perikard
He = Herz
Ma = Magen
Le = Leber

Gb = Gallenblase
Ni = Niere
Bl = Blase
3E = Drei-Erwärmer
Di = Dickdarm
Mi = Milz

Die Testzone für den Drei-Erwärmer ist nach einer verbesserten, modifizierten topographischen Lokalisation nach Frau Dr. med. W. Marić-Oehler dargestellt.

YNSA-Halsdiagnostik

Hierbei liegen die gleichen Kriterien wie bei der Bauchdeckendiagnostik zugrunde. Bei Störungen innerer Organe kommt es zur Projektion der Störung in der Peripherie, an der Körperoberfläche. Entsprechend finden wir Veränderungen (Triggerpunkte) im Bereich des Bauches und im Bereich des Halses. Dieses Somatotop ist von Dr. *Yamamoto* neu beschrieben worden und hat eine rein diagnostische Bedeutung.
Die Bauchdeckendiagnostik und die YNSA-Halsdiagnostik werden kombiniert eingesetzt. Finden wir druckschmerzhafte Punkte im Bereich des Bauches, sollten die entsprechenden Punkte im Bereich des Halses ebenfalls druckschmerzhaft sein. Die Triggerpunkte werden über die palpatorische Druckschmerzhaftigkeit gefunden. Bei adäquater Therapie über die Ypsilon- bzw. YNSA-Basis-Punkte verschwinden diese Triggerpunkte am Bauch und am Hals. Bei nicht eindeutiger Zuordnung erfolgt die Orientierung an beiden Somatotopen. Zwischen beiden Testzonen besteht also eine enge funktionelle Verbindung.
Die Vorteile der YNSA-Halsdiagnostik gegenüber der Bauchdeckendiagnostik sind praktischer Natur: Der Patient kann angezogen im Sitzen untersucht werden.

Lokalisation der Testpunkte

Im Bereich des Halses finden wir die Testpunkte für die inneren Organe und Funktionskreise der Akupunktur. Als Leitstruktur dienen der M. sternocleidomastoideus, der M. trapezius und die Klavikula. Eine horizontale Mittellinie von der Prominentia laryngica nach dorsal dient als weitere Orientierungshilfe. Entsprechend lassen sich die Testpunkte wie folgt auffinden:

- Hinterrand des M. sternocleidomastoideus, von kaudal nach kranial: Blase, Niere, Gallenblase, Leber.
- Punkte für Dickdarm, Magen und Dünndarm: am ventralen Rand des M. trapezius.
- Testpunkte für Milz-Pankreas und Drei-Erwärmer: ungefähr in der Mitte des Halsdreiecks.
- Testpunkte für den Pericard und Herz: am Vorderrand des Sternokleidomastoideus.
- Vor dem M. sternokleidomastoideus liegt der Testpunkt für die Lunge.

YNSA-Halsdiagnostik

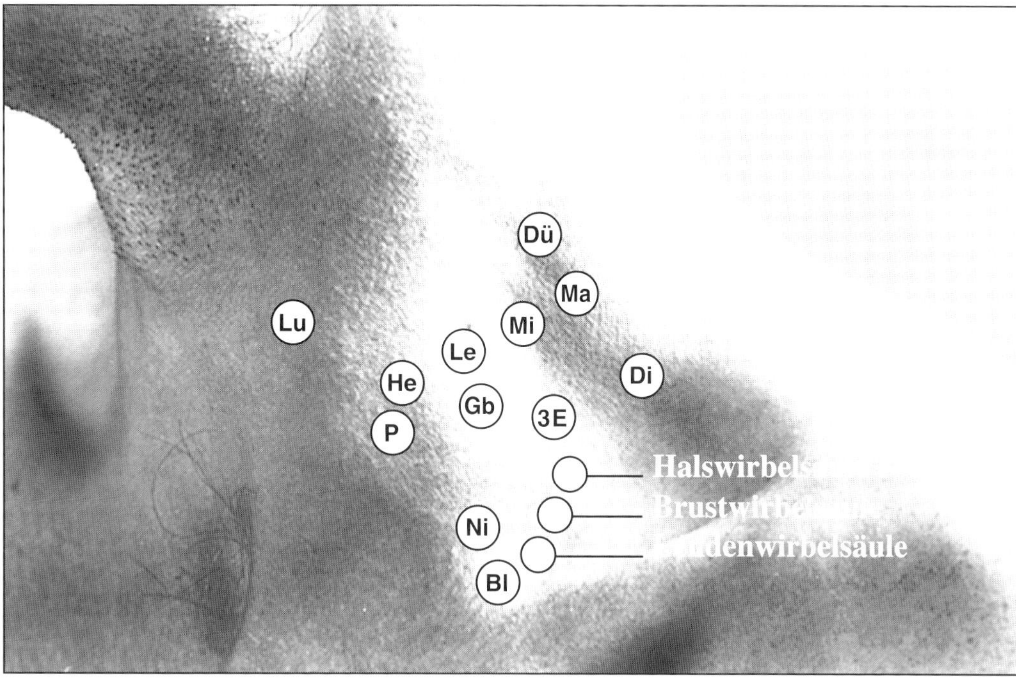

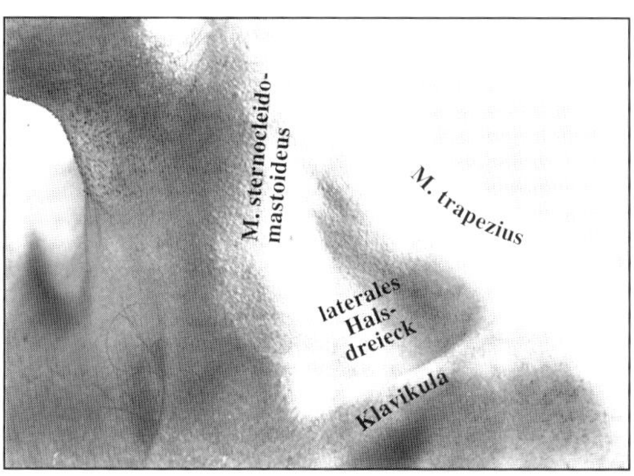

Dü = Dünndarm
Lu = Lunge
P = Perikard
He = Herz
Ma = Magen
Le = Leber
Gb = Gallenblase
Ni = Niere
Bl = Blase
3E = Drei-Erwärmer
Di = Dickdarm
Mi = Milz

Praktische Hinweise zur Durchführung der *Yamamoto Neue Schädelakupunktur*

Normalerweise erfolgt die Behandlung über ipsilaterale Areale. Bei Paresen zerebraler Ätiologie erfolgt die Behandlung über die kontralateralen Punkte.
Prinzipiell ist die Druckschmerzhaftigkeit der Punkte ausschlaggebend. Sind die kontralateralen Zonen ebenfalls sehr druckschmerzhaft, werden diese auch bei nicht zerebraler Ätiologie mitgenadelt.
Dabei wird das vermutlich gestörte Areal folgendermaßen gesucht: Am sitzenden Patienten fährt man mit dem Daumen den Bereich des vermuteten Areals von kranial nach kaudal ab. Dies geschieht nach Möglichkeit mit dem gleichen Druck.
Mit ein wenig Übung können Konsistenzveränderungen in diesem Areal ertastet werden. Dabei ist der Patient häufig in der Lage, einen genau umschriebenen, besonders druckschmerzhaften Punkt (Triggerpunkt) anzugeben. Haben wir solch einen Triggerpunkt gefunden, wird etwas oberhalb dieses Punktes eingestochen und die Nadel nach kaudal gegen den Triggerpunkt vorgeschoben. Bei Erreichen des Triggerpunktes und bei richtiger Lage der Nadel gibt der Patient ein Gefühl ähnlich des De-Qi-Gefühls an. Wir können hier häufig auch eine Nadelsensation auslösen.
Erfolgt durch die Nadelung keine prompte Reaktion, sollte der Sitz der Nadel überprüft werden bzw. die anderen Segmente mit in die Untersuchung einbezogen werden. Aus der Akupunktur und Chirotherapie kennen wir die Fälle, in denen die Lendenwirbelsäulenbeschwerden nicht ursächlich der Lendenwirbelsäule zuzuordnen sind, sondern auf Blockierungen im Bereich der Halswirbelsäule bzw. gnathologischen Problemen beruhen. Eine suffiziente Behandlung ist dann natürlich nur über die entsprechenden Segmente zu erreichen.
Die Nadeln werden ca. 20 Minuten lang belassen. Der Patient sollte in der Regel eine Änderung der Beschwerden unter der ersten Nadelbehandlung angeben. Ist dies nicht der Fall, muß, wie oben besprochen, nach einem ursächlich gestörten Areal gesucht werden.
Prinzipiell gilt wie bei der chinesischen Akupunktur: Je weniger Nadeln, desto besser.
Ebenfalls wird bei akuten Erkrankungen häufiger behandelt, evtl. täglich, bei chronischen Erkrankungen zwei- bis dreimal wöchentlich.
Häufig läßt sich die Schädelakupunktur sehr sinnvoll mit anderen Regulationsverfahren kombinieren, wie Körperakupunktur, Neuraltherapie, Chirotherapie, Kinesiologie.

Kontraindikationen

Absolute Kontraindikationen für die Schädelakupunktur bestehen nicht.

Alle schubhaft verlaufenden Entzündl. chron. Erkrankungen. PCP, MS

Optimalfehler: Akupunkturwirkung der Regulationsmethode eingeschränkt

7 Mundakupunktur

Einleitung

Die Mundakupunktur ist ein von dem deutschen Arzt und Akupunkteur *Gleditsch* in vieljähriger Beobachtungszeit neuentdecktes und begründetes Somatotop im Bereich der Mundhöhle. Als Hals-Nasen-Ohren-Arzt und Zahnarzt konnte er an vielen tausend Patienten seine Untersuchungen und Beobachtungen machen. So entstand im Laufe einiger Jahre das Konzept der Mundakupunktur. *Gleditsch* schreibt in seinem Buch „Mundakupunktur – Ein Schlüssel zum Verständnis regulativer Funktionssysteme“: „Der Mundakupunktur liegt also die Beobachtung zugrunde, daß im Gefolge verschiedener Funktionsstörungen nahezu regelmäßig bestimmte zirkumskripte Areale im Vestibulum oris, insbesondere im Lippen- und Wangenbereich, druckempfindlich werden. Wenn durch eine gezielte Behandlung die Druckempfindlichkeit solcher Areale beseitigt wird, so werden damit oft auch funktionelle Störungen und Beschwerden entferntliegender Organe günstig beeinflußt“.

► **Hinweis:** Zentrales Werk ist *Gleditsch, J. M.:* Mundakupunktur – Ein Schlüssel zum Verständnis regulativer Funktionssysteme. 4. Aufl., WBV, Biologisch Medizinische Verlagsgesellschaft, Schorndorf 1988, und *Gleditsch, J. M.:* Reflexzonen und Somatotopien. 5. Aufl., WBV, Biologisch Medizinische Verlagsgesellschaft, Schorndorf 1993, an dessen Inhalten sich das folgende Kapitel orientiert.

Charakteristika

Die Akupunkturpunkte im Bereich des Mundes sind Schleimhautpunkte. Diese lassen sich durch eine erhöhte Druckempfindlichkeit von der Umgebung abgrenzen. Die in der Schleimhaut gelegenen Akupunkturpunkte stehen in engem Zusammenhang mit den benachbarten Zähnen, und *Gleditsch* weist darauf hin, daß die für die Zähne gefundenen Wechselbeziehungen *(Voll, Kramer)* auch für die Vestibulumpunkte gelten. Die Mundakupunktur stellt einerseits wie andere Somatotopieformen ein Therapeutikum dar, andererseits läßt sich diese Methode natürlich auch diagnostisch benutzen, ähnlich wie die Ohr- oder Schädelakupunktur.

Die Mundakupunktur wird als Injektionsakupunktur z. B. mit einem Lokalanästhetikum bzw. einer physiologischen Kochsalzlösung durchgeführt, da sich eine Nadelung im Bereich des Mundes natürlich verbietet.

Die Wirkung der Mundakupunktur setzt – ähnlich wie bei der Schädel- und Ohrakupunktur – häufig sofort ein.

Nomenklatur der Mundakupunkturpunkte nach *Gleditsch*

Die Numerierung der Akupunkturpunkte erfolgt in Anlehnung an die internationale Nomenklatur der Zähne. Dabei werden die Zähne des rechten oberen Kieferquadranten mit den Ziffern 11 bis 18, beginnend vom mittleren Schneidezahn, beziffert. Die Zähne im linken oberen Kieferquadranten tragen die Ziffern 21 bis 28, im linken Unterkieferquadranten die Ziffern 31 bis 38, die Zähne im rechten Unterkieferquadranten die Ziffern 41 bis 48.

Gleditsch kennzeichnet die Vestibulumpunkte mit dem Buchstaben O für oral, so daß wir dann als entsprechende Punkte z.B. O 11 bis O 18 finden. Für das Retromolargebiet, das fiktive Gebiet des 9. Zahnes, wird die Bezeichnung O 19, O 29, O 39, O 49 gewählt. Da die Punkte in sehr engem Raum liegen, schlägt *Gleditsch* eine weitere Differenzierung durch die Buchstaben „b" für „bukkal", „d" für „distal" (dorsal), „p" für „palatinal" und „l" für „lingual" vor.

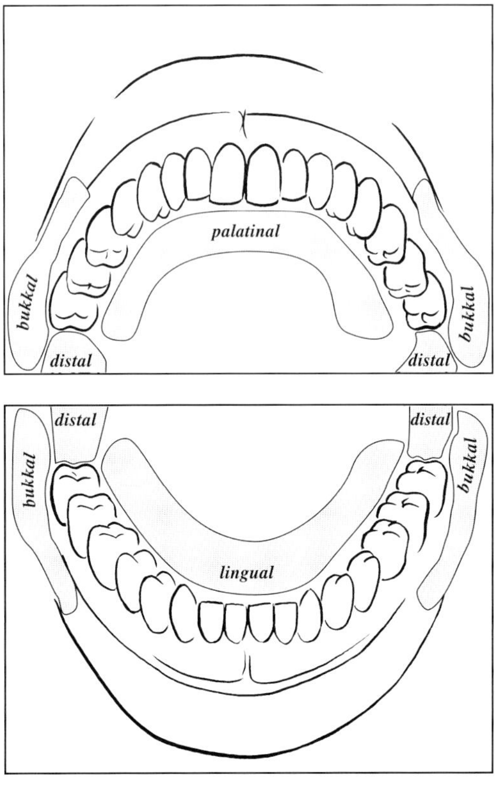

Nomenklatur der Vestibulumpunkte und Zuordnung zu den 5 Funktionskreisen nach *Gleditsch, Voll* und *Kramer*

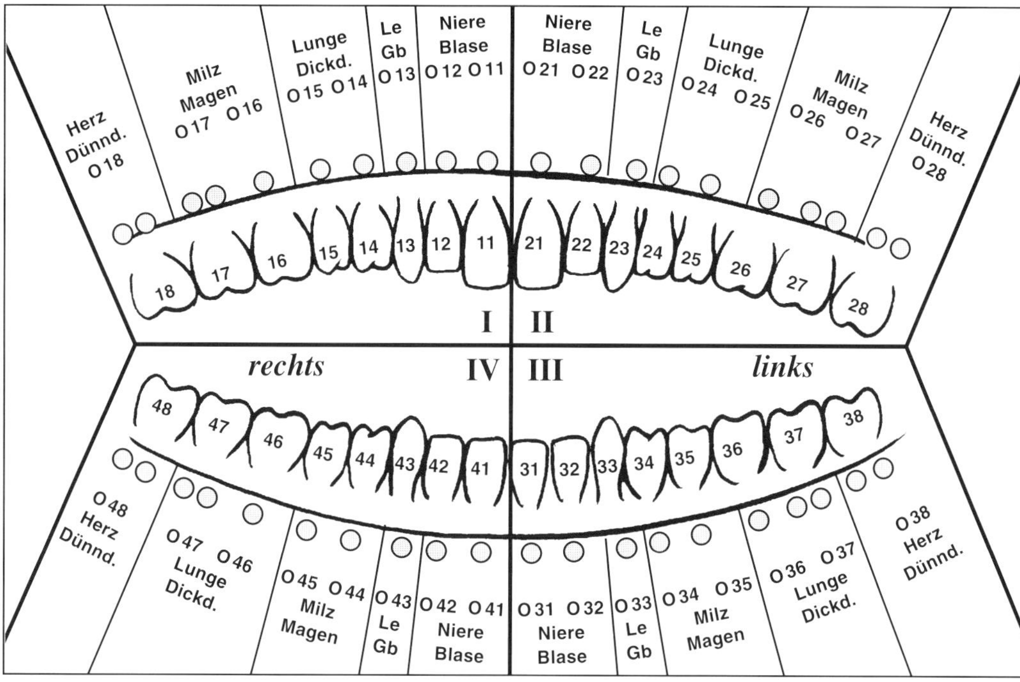

Vestibulum- und Retromolarpunkte

Bei den Mundakupunkturpunkten unterscheiden wir zwei Gruppen:
- die Vestibulumpunkte,
- die Retromolarpunkte.

Lage der Vestibulumpunkte

Die Vestibulumpunkte liegen in der Lippen- und Wangenschleimhaut. Dabei ist den Schneidezähnen, Eckzähnen und Prämolaren jeweils ein Vestibulumpunkt zugeordnet. Gegenüber den Molaren und den Weisheitszähnen finden sich in der Wange jeweils pro Zahn zwei bis drei Vestibulumpunkte. Dies sind Befunde, wie sie *Gleditsch* häufig erhoben hat. Abweichungen sind durchaus möglich: Wir können im Bereich der Schneidezähne zwei Mundakupunkturpunkte pro Zahn finden, und im Bereich eines Molaren kann nur ein Akupunkturpunkt liegen.

Im Gegensatz zu den in der Neuraltherapie verwendeten Injektionspunkten liegen die Akupunkturpunkte im Bereich der Incisivi, Canini und Prämolaren in einiger Entfernung von der Umschlagfalte. Sie liegen eher gegenüber den Zähnen in dem Schleimhautareal, das Kontakt zu den Zahnhälsen hat.

Topographische Lage der Incisivi- und Caninipunkte

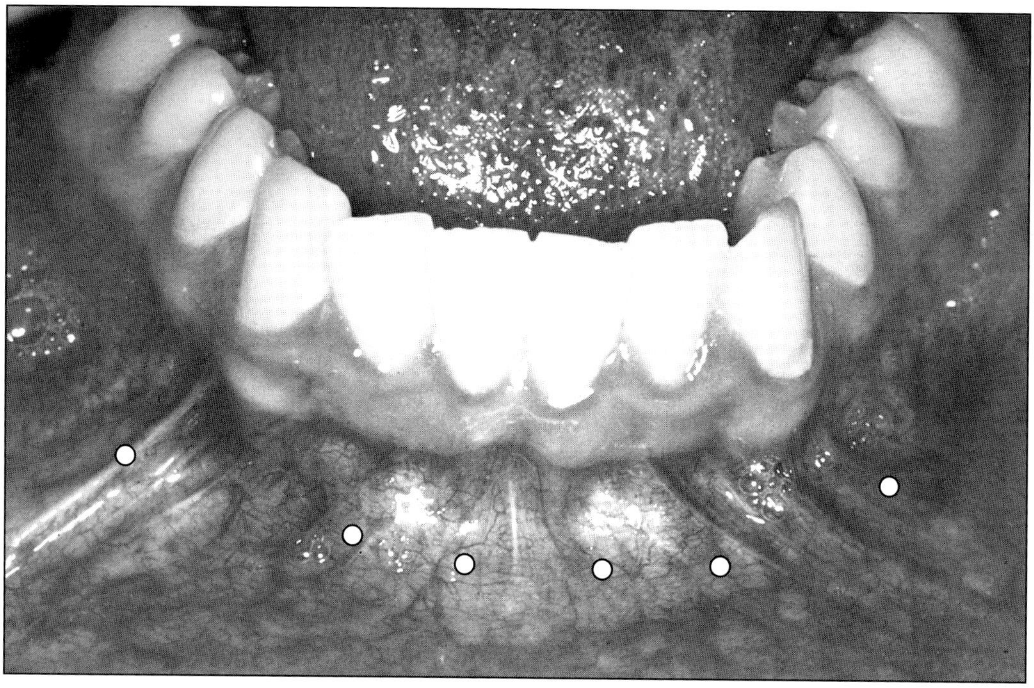

Lage der Punkte im Querschnitt

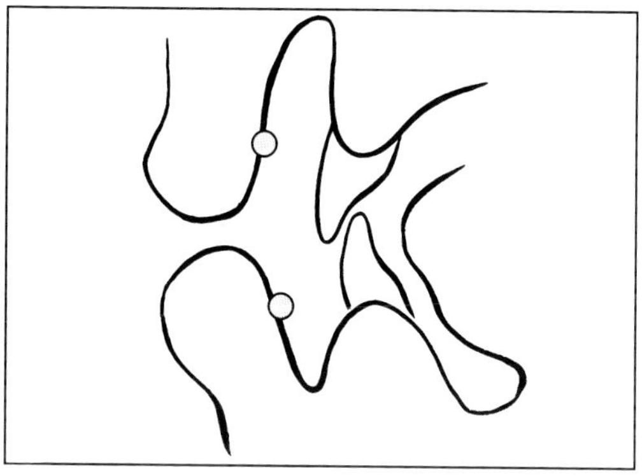

Lage der Retromolarpunkte

Die Punkte des Retromolargebietes liegen im Bereich, den ein fiktiver 9. Zahn einnehmen würde. Dieser Raum ist sehr klein, und auf ihm drängen sich eine Reihe von Punkten.
Da die Lage der einzelnen Punkte durchaus variieren kann und nicht konstant ist, läßt sich das Retromolargebiet besser in Zonen unterteilen, in denen dann die einzelnen Akupunkturpunkte zu finden sind.
Wir sprechen also besser von „Retromolar*zonen*“ und nicht von definierten Punkten.

Projektionsschemata der Retromolarzonen in den Quadranten I bis IV

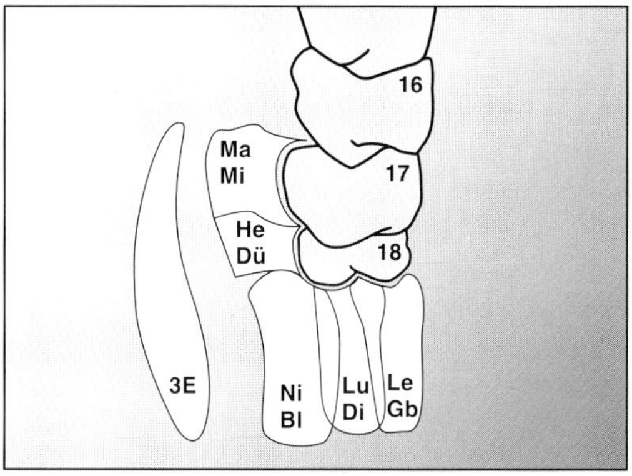

I. Quadrant

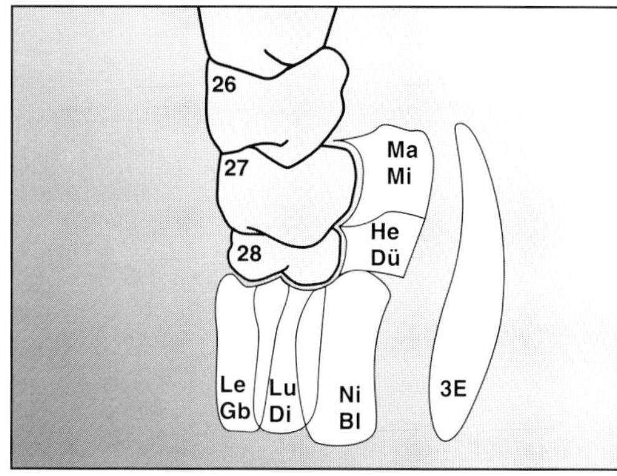

II. Quadrant

3E Drei-Erwärmer
Ma Magen
Mi Milz
He Herz
Dü Dünndarm
Ni Niere
Bl Blase
Lu Lunge
Di Dickdarm
Le Leber
Gb Galle

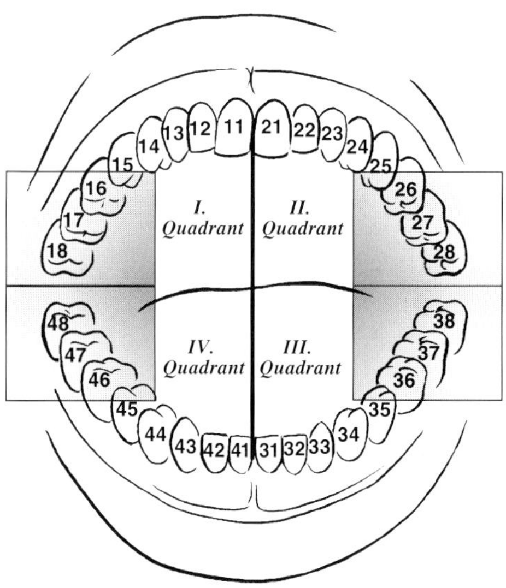

Für den Perikardmeridian ist bisher keine Projektionszone beschrieben worden.

IV. Quadrant

III. Quadrant

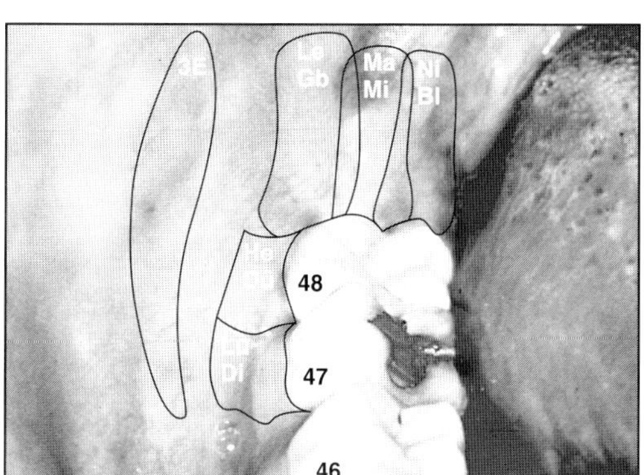

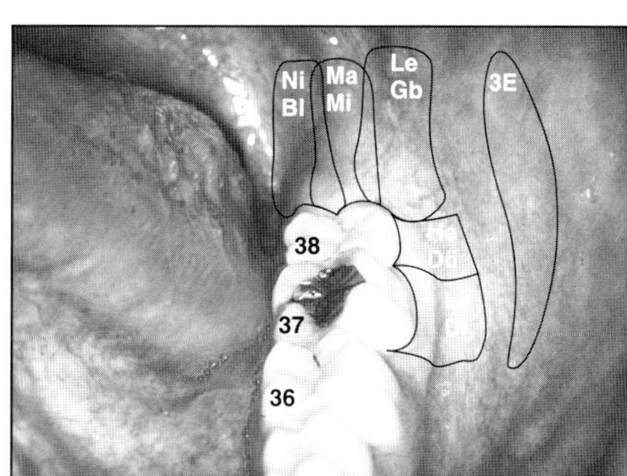

Technik

Wie bereits erwähnt, verbietet sich die Anwendung von Akupunkturnadeln im Mund. Die Mundakupunktur wird als Injektionsakupunktur durchgeführt. In der Regel werden möglichst feine Einmalkanülen verwendet. Bewährt haben sich die feinen Dentalkanülen. Um jegliches Risiko einer Aspiration der Nadel auszuschließen, ist darauf zu achten, daß der Ansatz der Nadel an der Spritze außerhalb der Mundhöhle liegt.
Der Wichtigkeit halber sei auf folgende grundlegende Bedingungen hingewiesen:

1. Optimale Ausleuchtung.
2. Vor der Akupunktur optische Inspektion des gesamten Schleimhautareales.
3. Palpatorische Untersuchung.
4. Durchführung der Injektionsakupunktur mit einem niedrig konzentrierten kurz wirksamen Lokalanästhetikum (0,5%ig ohne Vasokonstriktionszusatz).
5. Fixierung des Kopfes während der Akupunktur.

Eine evtl. Medikamentenallergie ist vorher auszuschließen.

Die Injektionsmenge der verwendeten Lokalanästhetika sollte so gering wie möglich gehalten werden. Nicht die Menge, sondern das Treffen des richtigen Punktes ist ausschlaggebend. In der Regel reichen dann 0,2 bis 0,5 ml bei gezielter Injektion aus. Es versteht sich von selbst, daß Lokalanästhetika mit einer Depotwirkung in der Mundakupunktur keinen Einsatz finden.
Neben der Verwendung von niedrig konzentrierten Lokalanästhetika finden physiologische Kochsalzlösung und homöopathische Medikamente Einsatz in der Mundakupunktur.
Die palpatorische Technik ist die Grundlage der Mundakupunktur. Nur durch sachgerechte und genaue Palpation sind die häufig sehr kleinen Areale zu tasten, in die dann die Injektion des Lokalanästhetikums erfolgt. Im besten Falle sollte der Patient nach richtiger Injektion eine sofortige Besserung der Beschwerden angeben.
Erweisen sich bei der Untersuchung des Mundes sehr viele Punkte als aktive Triggerpunkte, so sollte nicht nach dem Prinzip „viel hilft viel" verfahren werden. Die Therapie sollte sich dann in der ersten Sitzung auf Mundakupunkturpunkte eines bzw. zweier Funktionskreise beschränken.

Für die Mundakupunktur gilt im wesentlichen die Regel der Homolateralität. Linksseitige Beschwerden werden über die linksseitigen Mundakupunkturpunkte behandelt, rechtsseitige Beschwerden über die rechtsseitigen Akupunkturpunkte. Bei vielen chronischen Erkrankungen hat sich die Injektion auf beiden Seiten bewährt. Bei ausgesprochen therapieresistenten Fällen ist, wie bei anderen Akupunkturarten, nach einem Störfeld zu fahnden.
Die Mundakupunktur ist ein hervorragendes Diagnostikum zur Auffindung von Störfeldern. Beim Vorliegen einer Hyperreflexie, d.h. bei sehr vielen aktiven Mundakupunkturpunkten, hat sich die Infiltration der Haupttriggerpunkte an allen vier Kieferquadranten bewährt.
Die Fixierung des Kopfes, z.B. durch eine Arzthelferin, ist zwingende Voraussetzung für eine lege artis durchgeführte Mundakupunktur.

► Nach Durchführung der Injektionsakupunktur sollten die Patienten unter Aufsicht der Praxis bleiben. In der Regel sind 15 Minuten ausreichend. Bei vegetativ sehr labilen Patienten sollte die Behandlung im Liegen durchgeführt werden.

Anwendung des Lasers

Die Laserakupunktur im Rahmen der Mundakupunktur hat einen großen Vorteil: Sie ist schmerzfrei durchführbar. Besonders bei Kindern und überempfindlichen Patienten ist dies eine gute Alternative zur Injektionsakupunktur.
Gleditsch gibt an, daß eine Überstimulierung auf jeden Fall zu vermeiden ist. Es sollten nicht mehr als zwei bis vier Punkte pro Sitzung behandelt werden, wobei die Einstrahldauer maximal fünf bis zehn Sekunden pro Punkt beträgt, bei Kindern eher fünf Sekunden.
Die Lasertherapie im Bereich des Mundes sollte eher dem erfahrenen Akupunkteur vorbehalten sein.
Eine Elektrostimulation im Rahmen der Mundakupunktur ist auf Grund der ausgesprochenen Schmerzhaftigkeit nicht durchführbar.

Nebenwirkungen

Bei lege artis durchgeführter Behandlung ist diese Methode quasi nebenwirkungsfrei. Eine Erstverschlimmerung ist möglich und kann häufig als Zeichen einer gewünschten Regulation verstanden werden.

► Bei der Therapie von Patienten, die unter antikoagulatorischer Therapie stehen, ist höchste Vorsicht geboten. Für den Anfänger in der Akupunktur stellt dies eine Kontraindikation dar.

Daß durch die Mundakupunktur wie durch die anderen Akupunkturverfahren heftige psychische Reaktionen ausgelöst werden können, weiß jeder in der Akupunktur erfahrene Arzt. Dies sollte den in der Akupunktur sonst eher unerfahrenen Kollegen zur Vorsicht mahnen bei Patienten, bei denen eine vegetative Labilität wahrscheinlich ist bzw. die eine auffallend psychische Fehlhaltung zeigen.

Projektionszonen der verschiedenen Wirbelsäulenabschnitte und des Iliosakralgelenkes

Nach *Gleditsch* projizieren sich die unterschiedlichen Anteile der Wirbelsäule und des Iliosakralgelenkes im Retromolargiet:

- Die Halswirbelsäule projiziert sich in einem Bereich, der sich über bukkal, distal nach lingual im Neunergebiet erstreckt.
- Die Lendenwirbelsäule finden wir im bukkalen Anteil der Siebener, Achter und Neuner.
- Das Iliosakralgelenk projiziert sich im Neunergebiet lingual.

Eine Projektion für die Brustwirbelsäule ist bisher nicht beschrieben.

Indikationen: Strukturelle Störungen in den jeweiligen Wirbelsäulenabschnitten bzw. im Iliosakralgelenk.

Projektionszonen der verschiedenen Wirbelsäulenabschnitte und des Iliosakralgelenkes

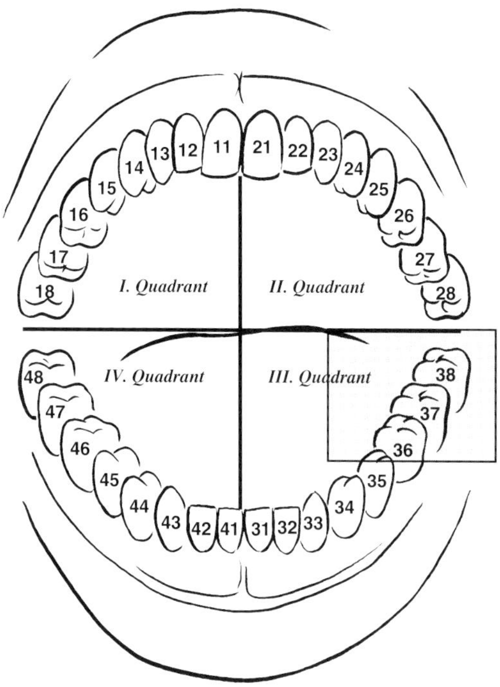

Iliosakralgelenk (ISG)
9 | 9
lingual

Halswirbelsäule (HWS)
9 | 9
bukkal/lingual/distal

Lendenwirbelsäule (LWS)
7 8 9 | 9 8 7
bukkal

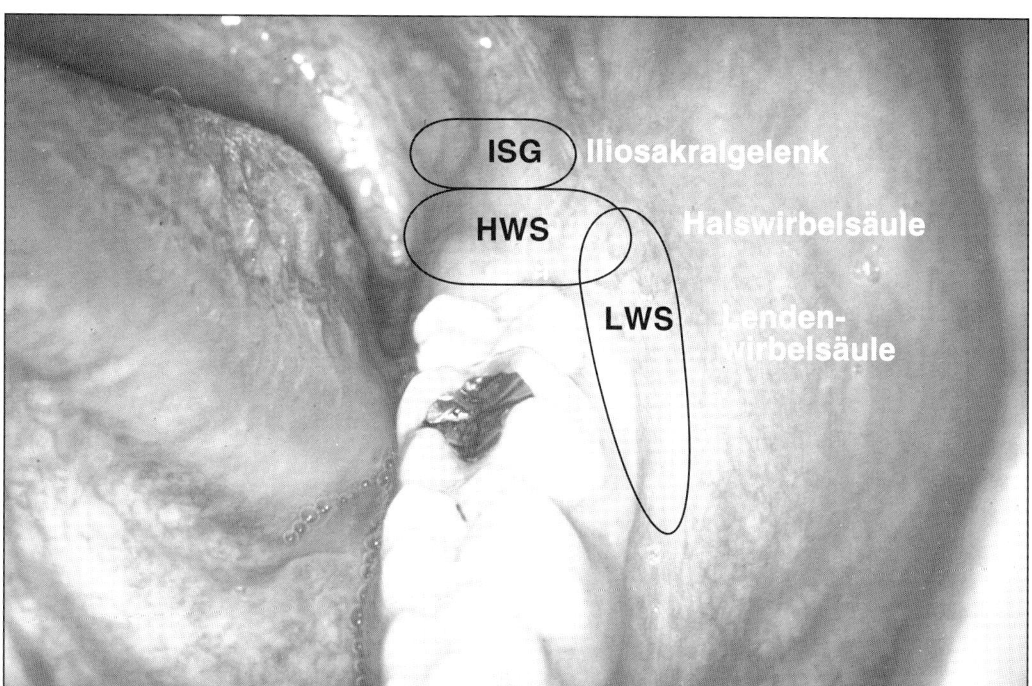

Mundakupunkturpunkte des Nieren-Blasen-Funktionskreises

Die Punkte, die dem Nieren-Blasen-Funktionskreis zuzuordnen sind, sind die Vestibulumpunkte der Schneidezähne O11, O12, O21, O22, O31, O32, O41, O42.
Im Retromolargebiet projizieren sich der Funktionskreis Niere-Blase und die entsprechenden Mundakupunkturpunkte im Unterkiefer und Oberkiefer unterschiedlich. Im Unterkiefer nimmt der Funktionskreis Niere-Blase eher den lingualen Anteil des fiktiven 9. Zahnes ein, im Oberkiefer eher den bukkalen. In diesen Zonen suchen wir dann immer den „aktiven" Triggerpunkt.

Therapiemöglichkeiten: Urogenitalerkrankungen, Zephalgien, Erkrankungen des Ohres, Trigeminusneuralgien, Sinusitiden, LWS-Beschwerden, ISG-Blockierungen (s.a. Projektionen des Iliosakralgelenkes).

Topographische Lage der Mundakupunkturpunkte des Funktionskreises Niere-Blase

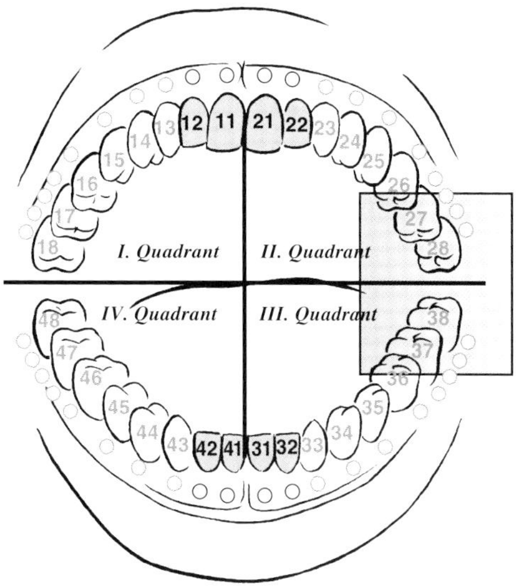

Zugeordnete Zähne
(11, 12, 21, 22, 41, 42, 31, 32)

Lage der Vestibulumpunkte (oben) und der Retromolargebiete (unten) des Funktionskreises Niere-Blase

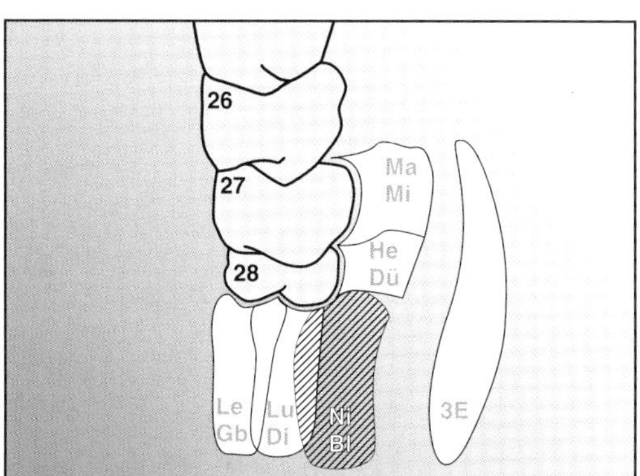

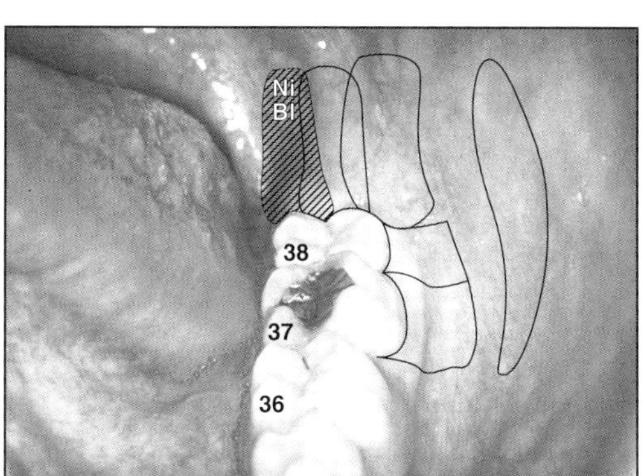

3E Drei-Erwärmer
Ma Magen
Mi Milz
He Herz
Dü Dünndarm
Ni Niere
Bl Blase
Lu Lunge
Di Dickdarm
Le Leber
Gb Gallenblase

Mundakupunkturpunkte des Leber-Gallenblasen-Funktionskreises

Die Vestibulumpunkte O13, O23, O33, O43 repräsentieren den Leber-Gallenblasen-Funktionskreis.
Im Retromolargebiet finden wir den Leber-Gallenblasen-Funktionskreis im Unterkiefer unterschiedlich projiziert (vgl. Niere-Blase-Funktionskreis): Im Unterkiefer nimmt der Funktionskreis Leber-Gallenblase eher den bukkalen Anteil des fiktiven 9. Zahnes ein, im Oberkiefer liegt das Gebiet palatinal.

Therapiemöglichkeiten: Gelenkbeschwerden, besonders Knie- und Hüftgelenksbeschwerden, thorakale Beschwerden (seitlich), Augenerkrankungen, Migräne, Stoffwechselerkrankungen, Verdauungsbeschwerden.

► Über die Yin-Yang-Kopplung ist der Gallenblasen-Meridian mit dem Drei-Erwärmer verbunden. Da dieser eine enge Beziehung zum Hormonsystem hat, ist es durchaus möglich, über Mundakupunkturpunkte des Funktionskreises Leber-Gallenblase hormonelle Störungen zu beeinflussen.

Topographische Lage der Mundakupunkturpunkte des Funktionskreises Leber-Gallenblase

Zugeordnete Zähne
(13, 23, 33, 43)

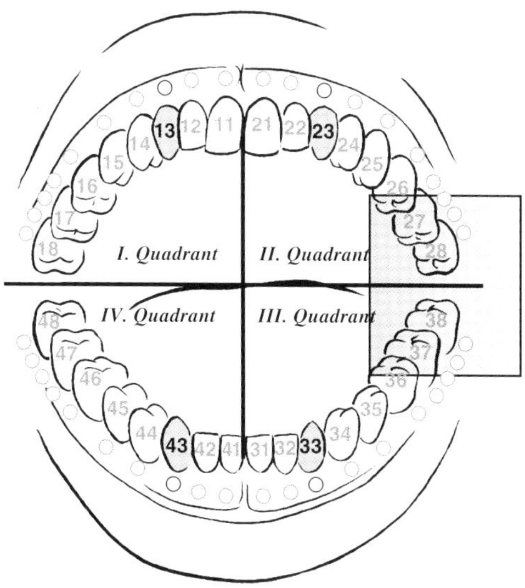

Lage der Vestibulumpunkte (oben)
und der Retromolargebiete (unten)
des Funktionskreises Leber-Gallenblase

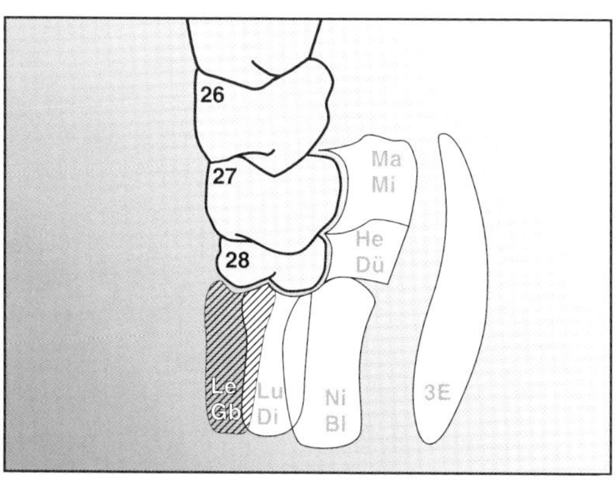

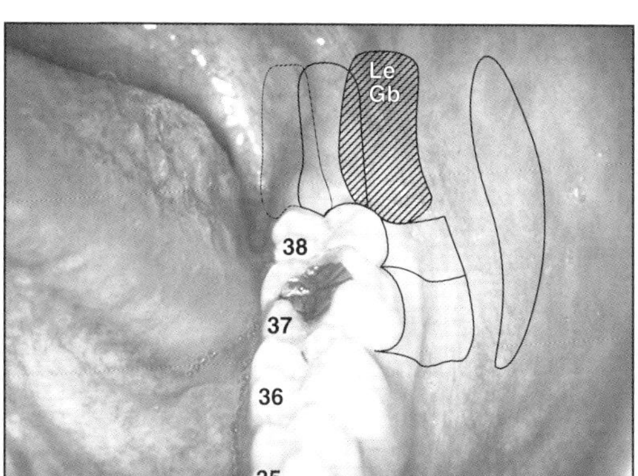

3E Drei-Erwärmer
Ma Magen
Mi Milz
He Herz
Dü Dünndarm
Ni Niere
Bl Blase
Lu Lunge
Di Dickdarm
Le Leber
Gb Gallenblase

Mundakupunkturpunkte des Milz-Pankreas-Magen-Funktionskreises

Die Vestibulum-Punkte O 16, O 17, O 26, O 27 (Oberkiefer-Molaren) sowie O 34, O 35, O 44, O 45 (Unterkiefer-Prämolaren) sind dem Funktionskreis Milz-Pankreas-Magen zugeordnet. Die Zone, in der sich die Retromolarpunkte für den Funktionskreis Milz-Pankreas-Magen befinden, liegt im mittleren Anteil des Neunergebietes.

Therapiemöglichkeiten: Sinusitiden, Kiefergelenkbeschwerden, Magen-Darm-Beschwerden, Knie-Beschwerden, BWS-Beschwerden, Erkrankungen des Verdauungssystems, immunologische Erkrankungen.

Topographische Lage der Mundakupunkturpunkte des Funktionskreises Milz-Pankreas-Magen

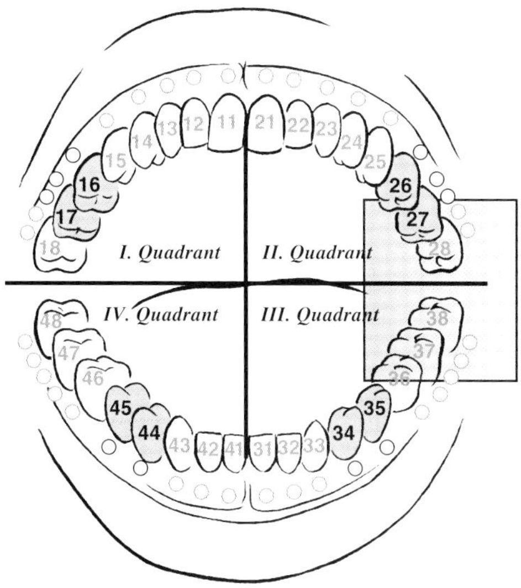

Zugeordnete Zähne
(16, 17, 26, 27, 34, 35, 44, 45)

*Lage der Vestibulumpunkte (oben)
und der Retromolargebiete (unten)
des Funktionskreises Milz-Pankreas-Magen*

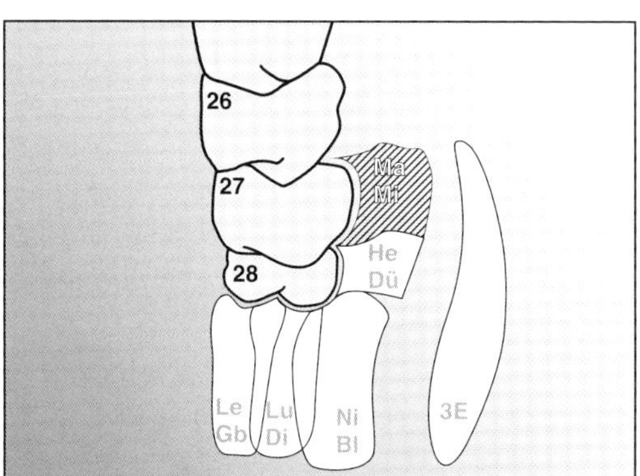

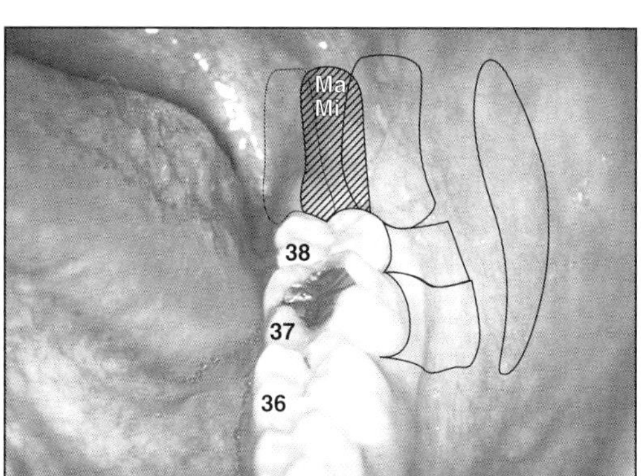

3E	Drei-Erwärmer
Ma	Magen
Mi	Milz-Pankreas
He	Herz
Dü	Dünndarm
Ni	Niere
Bl	Blase
Lu	Lunge
Di	Dickdarm
Le	Leber
Gb	Gallenblase

Mundakupunkturpunkte des Lunge-Dickdarm-Funktionskreises

Die Vestibulum-Punkte O 14, O 15, O 24, O 25, O 36, O 37, O 46, O 47 sind dem Lunge-Dickdarm-Funktionskreis zugeordnet.
Im Retromolargebiet ergibt sich im Unterkiefer und Oberkiefer wieder eine unterschiedliche Lokalisation. Im Oberkiefer finden wir die Zone Lunge-Dickdarm in der Mitte des Neunergebietes, im Unterkiefer projiziert sich der Funktionskreis Lunge-Dickdarm in den bukkalen Gingiva-Anteil der Zähne 37 und 47.

Indikationen: Verdauungsbeschwerden, Störungen des Respirationstraktes, Gelenkbeschwerden, überwiegend Ellenbogen und Schultergelenke, Sinusitiden, Wirbelsäulenbeschwerden.

Topographische Lage der Mundakupunkturpunkte des Funktionskreises Lunge-Dickdarm

Zugeordnete Zähne
(14, 15, 24, 25, 36, 37, 46, 47)

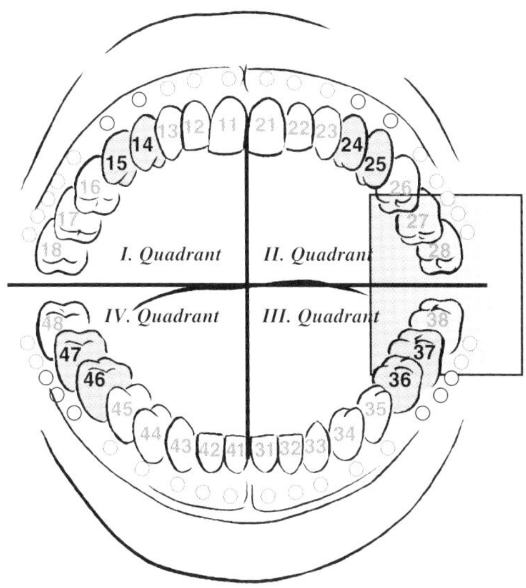

Lage der Vestibulumpunkte (oben)
und der Retromolargebiete (unten)
des Funktionskreises Lunge-Dickdarm

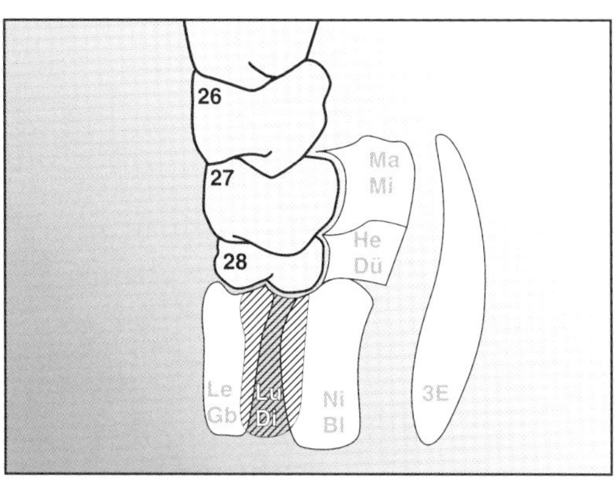

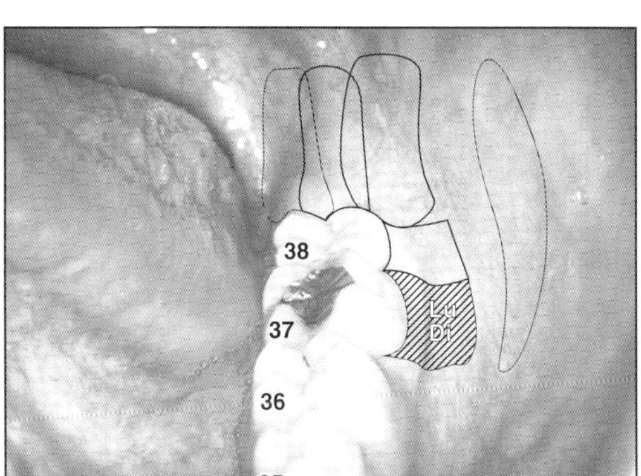

3E Drei-Erwärmer
Ma Magen
Mi Milz-Pankreas
He Herz
Dü Dünndarm
Ni Niere
Bl Blase
Lu Lunge
Di Dickdarm
Le Leber
Gb Gallenblase

Mundakupunkturpunkte des Herz-Dünndarm-Funktionskreises

Die Vestibulumpunkte sind O18, O28, O38, O48. Die genaue Lokalisation muß immer eruiert werden. Die Punkte können sowohl in der Umschlagfalte liegen als auch in der mit dem Zahn in Kontakt stehenden Wangenschleimhaut.
Die Retromolarpunkte sind in dem bukkalen Gingiva-Anteil der Zähne 18, 28, 38, 48 zu finden. Der bukkale Gingiva-Anteil des Achter-Zahnes wird dem Retromolargebiet zugeordnet.

Indikationen: Psychosomatische Beschwerden, Verdauungsbeschwerden, funktionelle Herzbeschwerden, Gelenkbeschwerden, Wirbelsäulenbeschwerden, kardiovaskuläre Erkrankungen.

Topographische Lage der Mundakupunkturpunkte des Funktionskreises Herz-Dünndarm

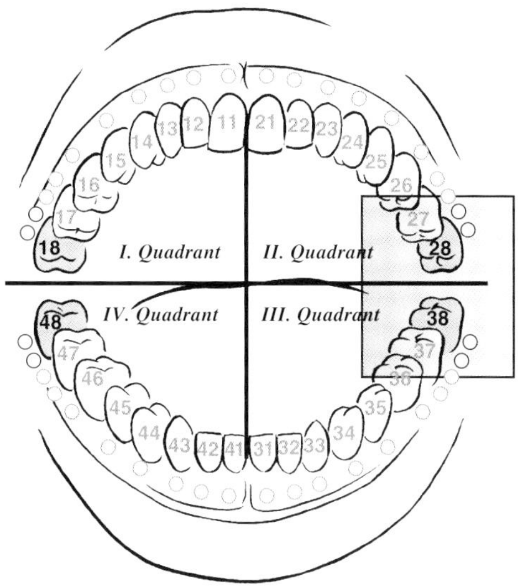

Zugeordnete Zähne
(18, 28, 38, 48)

Lage der Vestibulumpunkte (oben)
und der Retromolargebiete (unten)
des Funktionskreises Dünndarm-Herz

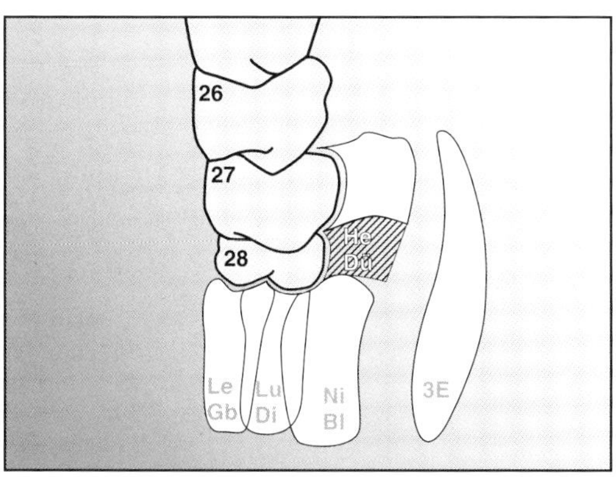

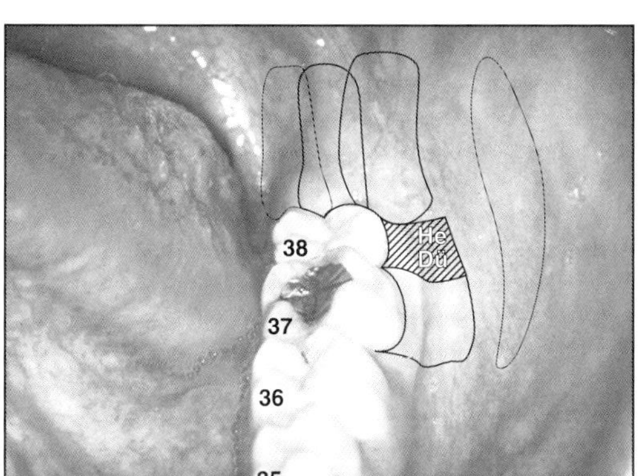

3E Drei-Erwärmer
Ma Magen
Mi Milz-Pankreas
He Herz
Dü Dünndarm
Ni Niere
Bl Blase
Lu Lunge
Di Dickdarm
Le Leber
Gb Gallenblase

Mundakupunkturpunkte des Drei-Erwärmer-Perikard-Funktionskreises

Eine Zuordnung zu den Vestibulumpunkten besteht nicht.
Die seitliche Wangenregion, in der sich der Drei-Erwärmer projiziert, wird dem Retromolargebiet zugerechnet.
Für den Perikard-Meridian findet sich bisher keine eindeutige Zuordnung.
Man palpiere zum Auffinden der Drei-Erwärmer-Punkte den Vorderrand der aufsteigenden Mandibula; meistens finden sich Punkte in der Ebene, die in der Mitte zwischen Ober- und Unterkiefer gelegen ist.

Therapiemöglichkeiten: Hormonelle Regulationsstörungen, „hormonelle“ Migräne.

Topographische Lage der Mundakupunkturpunkte des Funktionskreises Drei-Erwärmer-Perikard

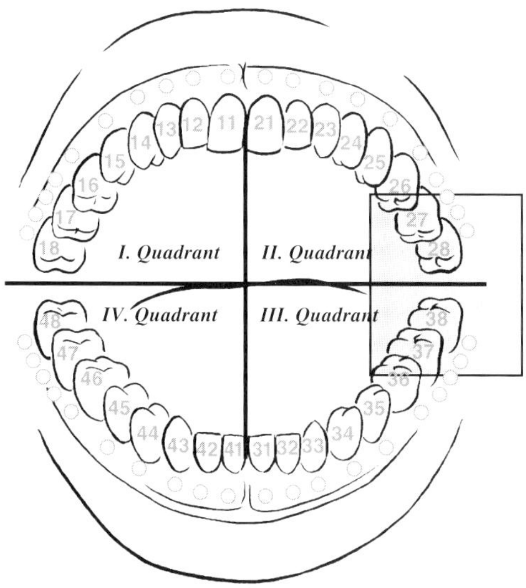

Für den Perikardmeridian ist bisher keine Projektionszone beschrieben.

Lage der Retromolargebiete (unten) des Funktionskreises Drei-Erwärmer-Perikard

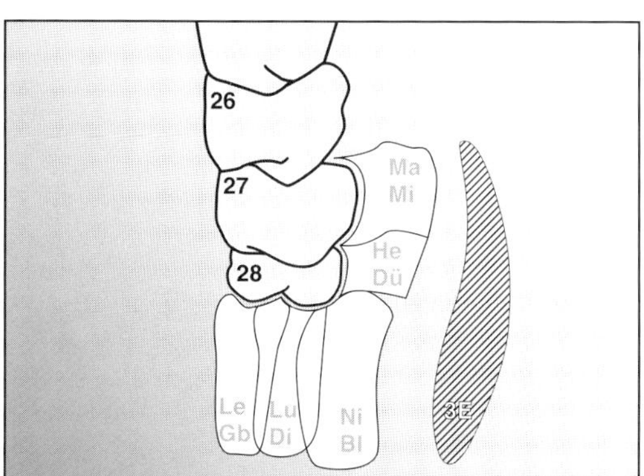

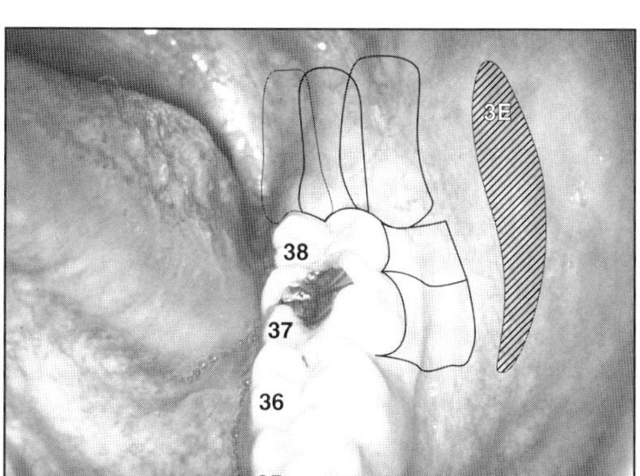

3E	Drei-Erwärmer
Ma	Magen
Mi	Milz-Pankreas
He	Herz
Dü	Dünndarm
Ni	Niere
Bl	Blase
Lu	Lunge
Di	Dickdarm
Le	Leber
Ga	Galle

Mundakupunkturpunkte des Meridianpaares Lenkergefäß-Konzeptionsgefäß

Die Endpunkte der beiden Meridiane enden in der Mundschleimhaut. Daher ergibt sich der funktionelle Zusammenhang zu den Mundakupunkturpunkten. Der Endpunkt des Lenkergefäßes (LG 28) liegt in der Mitte, etwa am Frenulum des Oberkiefervestibulums, der Endpunkt des Konzeptionsgefäßes (KG 24) liegt an der entsprechenden Stelle des Unterkiefervestibulums.

Indikationen: Sie ergeben sich aus der Lage, z. B. Gingivitis, Stomatitis, Rhinitis, Neuralgien im Bereich des Gesichtes.
Auch die Schmerzen bei einer akuten Hämorrhoidalvenenthrombose lassen sich manchmal durch Infiltrationen an dem Punkt LG 28 (27) schlagartig bessern.

Topographische Lage der Mundakupunkturpunkte des Lenker- und Konzeptionsgefäßes

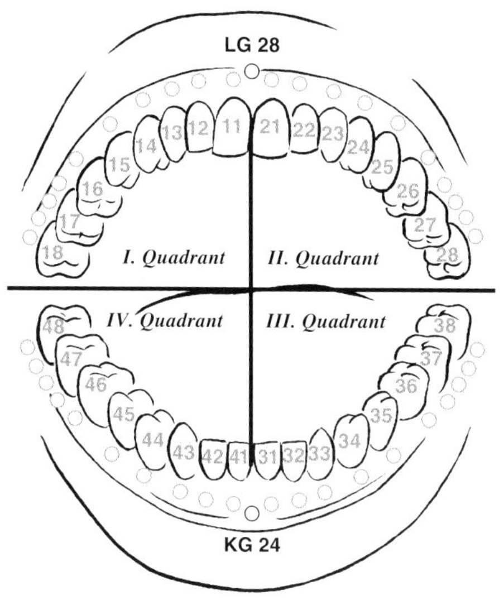

LG = Lenkergefäß
KG = Konzeptionsgefäß

8
Handakupunktur

Einleitung

Die Handakupunktur ist eine eher selten angewandte Akupunkturform, die häufig in Kombination mit anderen Akupunkturverfahren, z. B. Körper- und Ohrakupunktur, eingesetzt wird.

Der Vollständigkeit halber sei darauf hingewiesen, daß sich in Korea eine spezielle Schule der Handakupunktur entwickelt hat, die auch hier in Europa zunehmend eingesetzt wird.

In den westlichen Ländern haben sich einige Punkte der Handakupunktur als sehr effektiv erwiesen und werden auch häufig verwendet, so der Punkt 1 (eigentlich 2 Punkte) zur Behandlung von Lumbalgien und Ischialgien, oder der Punkt 14 (= Punkt außerhalb des Meridians 108 PaM) zur Therapie von Nacken-Hals-Beschwerden.

Ähnlich wie an Ohr, Schädel und Mund stellt sich auch im Bereich der ventralen und dorsalen Handfläche eine somatotope Anordnung verschiedener Körperregionen dar. Durch die Nadelung der entsprechenden Akupunkturpunkte kann auf diese regulierend eingewirkt werden.

Nachteil der Handakupunktur ist die relativ hohe Schmerzhaftigkeit der Behandlung.

Technik

Bei der Handakupunktur ist die Akupunktur mit dem Laser gegenüber der Nadeltechnik patientenfreundlicher.
Die Behandlungsdauer bei Nadeltechnik wird in der Regel mit zehn bis 20 Minuten angegeben und ist somit etwas kürzer als die Körperakupunktur (ca. 30 Minuten). Je nach Lokalisation der Punkte kann die Stichtiefe zwischen 0,2 und 1 cm variieren.

Gute Erfolge sind durch die Anwendung der Elektroakupunktur beschrieben. Dabei erfolgt die Elektrostimulation überwiegend mit Frequenzen von 3–10 Hertz.
Die Nadelung der Handinnenfläche kann sich wegen der ausgesprochenen Schmerzhaftigkeit als sehr schwierig herausstellen. Störend sind auch Verhornungen im Bereich der Handinnenfläche.
Bei der Behandlung über die Punkte der Handinnenfläche ist die Laserakupunktur bei sehr schmerzempfindlichen Patienten am günstigsten.

Indikationen und Kontraindikationen

Hauptindikation ist die Schmerztherapie.
Absolute Kontraindikationen gibt es nicht. Bei ausgeprägter Schmerzhaftigkeit einzelner Punkte sollten diese gemieden werden.

Handakupunkturpunkte der dorsalen Handfläche

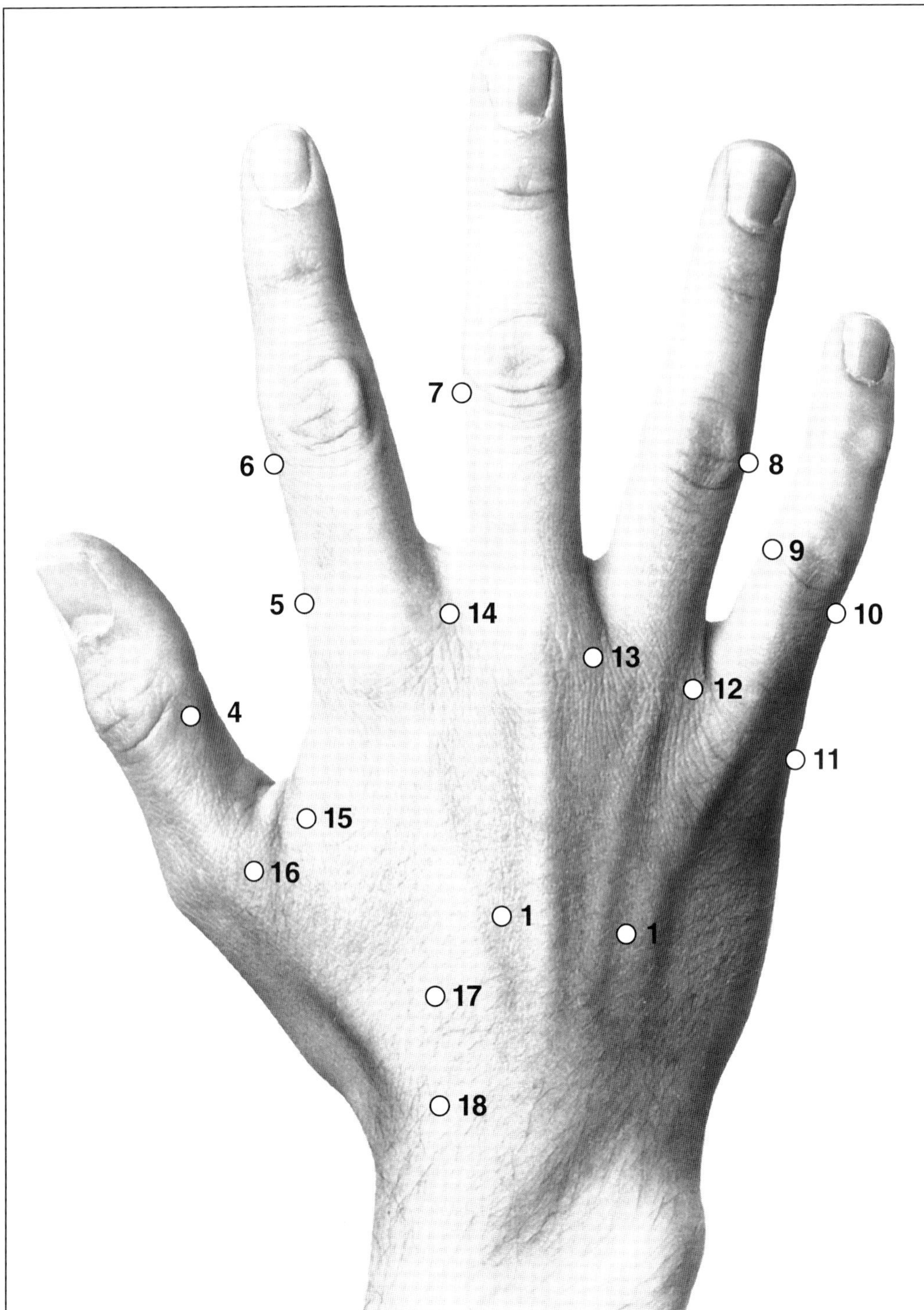

Handakupunkturpunkte der dorsalen Handfläche

Handpunkt 1 Lenden-, Beinpunkt

Lokalisation: Hierbei haben wir zwei Punkte, die jeweils am proximalen Ende der Metakarpalknochen zwischen 4. und 5. Finger und 2. und 3. Finger liegen.
Indikation: Lumboischialgie, LWS-Syndrom.
In der Regel werden die Punkte gemeinsam gestochen und kräftig manipuliert.
Es ist der wichtigste Punkt der chinesischen Handakupunktur, der vielfach Anwendung beim akuten LWS-Syndrom bzw. bei Lumboischialgie findet. Diese beiden Punkte (es sind 2 Punkte) werden dann bei akuten Beschwerden in einer sedierenden Nadeltechnik genadelt.

Handpunkt 2 Knöchelpunkt, Fußpunkt

Lokalisation: Radialseitig des Daumengrundgelenkes, am Ende der Beugefalte.
Indikation: Gelenkschmerz im Bereich des Fußes.

Handpunkt 3 siehe S. 202

Handpunkt 4 Augenpunkt

Lokalisation: Ulnarseitig des Interphalangealgelenkes des Daumens, am Ende der Beugefalte.
Indikation: „Augenschmerzen".

Handpunkt 5 Schulterpunkt

Lokalisation: Radialseitig des Metakarpophalangealgelenkes des Zeigefingers, am Ende der Beugefalte.
Indikation: Schulter-Arm-Syndrom.

Handpunkt 6 Stirnpunkt

Lokalisation: Radialseitig des proximalen Interphalangealgelenkes des 2. Fingers, am Ende der Beugefalte.
Indikation: Zephalgien, Sinusitis, Affektionen im Stirn-Kopf-Bereich.

Handpunkt 7 Scheitelpunkt

Lokalisation: Radialseitig des proximalen Interphalangealgelenkes des Mittelfingers, am Ende der Beugefalte.
Indikation: Zephalgien, Migräne.

Handpunkt 8 Migränepunkt, Kopfhälfte (rechts oder links)

Lokalisation: Ulnarseitig des proximalen Interphalangealgelenkes des 4. Fingers, am Ende der Beugefalte.
Indikation: Migräne, Zephalgien, einseitiger Kopfschmerz, Affektionen der Gallengänge und Gallenblase.

Handpunkt 9 Genitalpunkt, Damm

Lokalisation: Radialseitig des proximalen Interphalangealgelenkes des Kleinfingergelenkes, am Ende der Beugefalte.
Indikation: Hämorrhoiden, Schmerzen im Perianalbereich.

Handpunkt 10 Hinterkopfpunkt

Lokalisation: Ulnarseitig des proximalen Interphalangealgelenkes des 5. Fingers, am Ende der Beugefalte.
Indikation: Okzipitalkopfschmerz

Handpunkt 11 Wirbelsäulenpunkt

Lokalisation: Ulnarseitig des Kleinfingergrundgelenkes, am Ende der Beugefalte.
Indikation: WS-Syndrom, Tinnitus, Thorakodynien.

Handpunkt 12 Nervus ischiadicus

Lokalisation: Ulnarseitig des Ringfingergrundgelenkes.
Indikation: Ischialgie, Koxalgie, Lumboischialgie.

Handpunkt 13 Innerer Hals-, Pharynx- und Larynxpunkt

Lokalisation: Ulnarseitig des Mittelfingergrundgelenkes.
Indikation: Laryngitis, Pharyngitis, Globus nervosus, Zahnschmerzen.

Handpunkt 14 Hals- und Nackenpunkt

Lokalisation: Ulnarseitig des Zeigefingergrundgelenkes.
Indikation: HWS-Syndrom.
Neben dem Handpunkt 1 ist der Handpunkt 14 einer der ganz wichtigen Punkte in der Handakupunktur. Über eine sedierende Nadeltechnik lassen sich Hals- und Rückenbeschwerden häufig gut bessern.

Handpunkt 15 „Nasenbluten"

Lokalisation: Ulnarseitig des Randes der Schwimmhaut zwischen 2. und 1. Finger.
Indikation: Nasenbluten.

Handpunkt 16 Kopf
Lokalisation: Ulnarseitig des Daumengrundgelenkes, am Ende der Beugefalte.
Indikation: Kopfschmerz.

Handpunkt 17 Nase
Lokalisation: Hand dorsal im Winkel der Metakarpalknochen 1 und 2.
Indikation: Rhinitis, Sinusitis.

Handpunkt 18 Handgelenkspunkt
Lokalisation: In der Handgelenksbeugefalte ca. 1/2 Cun ulnar der Tabatière.
Indikation: Affektionen des Handgelenkes.

Handakupunkturpunkte der dorsalen Handfläche

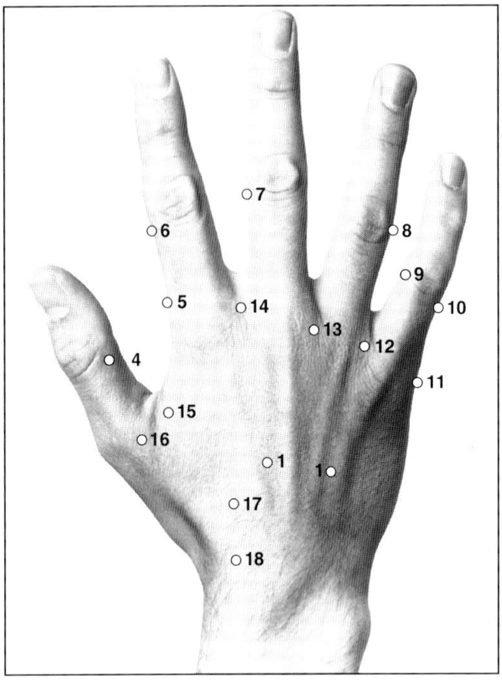

Handakupunkturpunkte der ventralen Handfläche

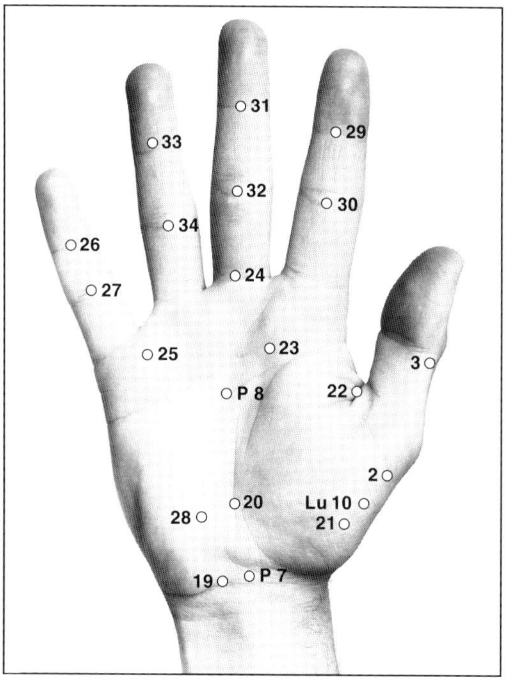

Zum Vergleich die Handakupunkturpunkte der ventralen Handfläche. Die Punkte P 7, P 8 und Lu 10 dienen der Lokalisationshilfe.

Handakupunkturpunkte der ventralen Handfläche

Handpunkt 3 Brustpunkt, Thoraxpunkt

Lokalisation: Radialseitig des Interphalangealgelenkes des Daumens, am Ende der Beugefalte.
Indikation: Thorakodynien, Interkostalneuralgie.

Handpunkt 19 Oberbauch

Lokalisation: Etwas ulnar des Punktes Perikard (KS) 7 in der Handinnenfläche.
Indikation: Oberbauchschmerzen.

Handpunkt 20 Fußgelenk

Lokalisation: Ca. 1 Cun proximal Pericard 8 in der Handinnenfläche.
Indikation: Schmerzen im Fußgelenk.

Handpunkt 21 Erkältung

Lokalisation: Etwas unterhalb und ulnar des Punktes Lunge 10 in der Handinnenfläche.
Indikation: Erkältung.

Handpunkt 22 Hysterie

Lokalisation: Bei abgespreiztem Daumen auf der Mitte der Schwimmhaut in der Handinnenfläche.
Indikation: Hysterie.

Handpunkt 23 Bronchitis

Lokalisation: Ca. 1 Cun proximal der Schwimmhaut des 2. und 3. Fingers in der Handinnenfläche.
Indikation: Bronchitis.

Handpunkt 24 Mund

Lokalisation: In der Mitte des Metakarpophalangealgelenkes des 3. Fingers in der Handinnenfläche.
Indikation: Stomatitis.

Handpunkt 25 Herz

Lokalisation: Ca. $^1/_2$ Cun proximal der Schwimmhaut zwischen 4. und 5. Finger in der Handinnenfläche.
Indikation: Funktionelle Herzbeschwerden.

Handpunkt 26 Niere

Lokalisation: In der Mitte des distalen Interphalangealgelenkes des 5. Fingers in der Handinnenfläche.
Indikation: Nierenerkrankungen (Schmerzen).

Handpunkt 27 Enuresis

Lokalisation: In der Mitte des proximalen Interphalangealgelenkes des 5. Fingers in der Handinnenfläche.
Indikation: Enuresis.

Handpunkt 28 Schwitzen

Lokalisation: 1 Cun oberhalb des Punktes 19 in der Handinnenfläche.
Indikation: Hyperhidrosis.

Handpunkt 29 Dickdarm

Lokalisation: In der Mitte des distalen Interphalangealgelenkes des Zeigefingers in der Handinnenfläche.
Indikation: Funktionelle Magen-Darm-Beschwerden.

Handpunkt 30 Dünndarm

Lokalisation: In der Mitte des proximalen Interphalangealgelenkes des Zeigefingers in der Handinnenfläche.
Indikation: Funktionelle Magen-Darm-Beschwerden.

Handakupunkturpunkte der ventralen Handfläche

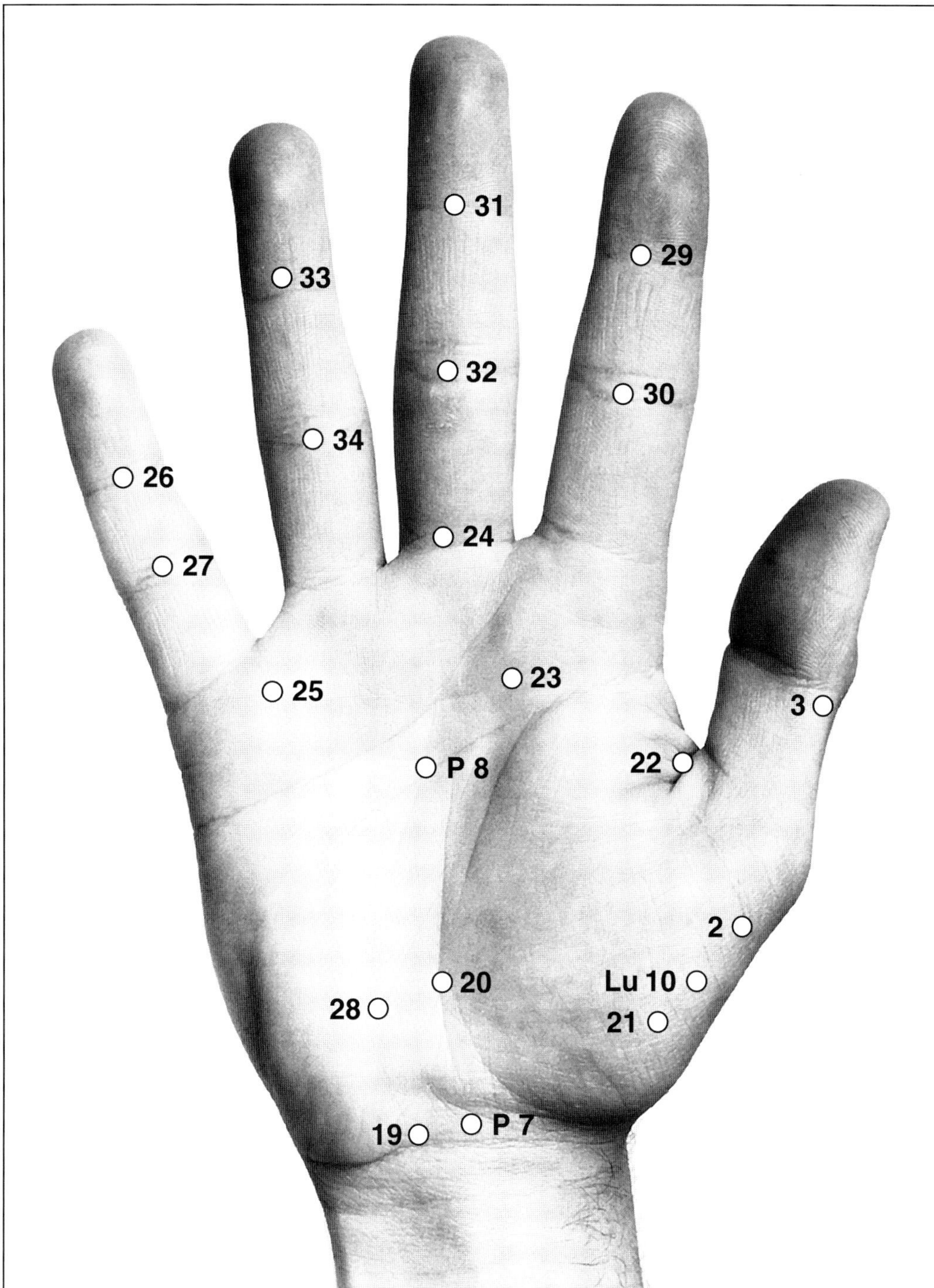

Die Punkte P 7, P 8 und Lu 10 dienen der Lokalisationshilfe

Handpunkt 31 Herz
Lokalisation: In der Mitte des distalen Interphalangealgelenkes des Mittelfingers.
Indikation: Funktionelle Herzbeschwerden.

Handpunkt 32 Drei-Erwärmer
Lokalisation: In der Mitte des proximalen Interphalangealgelenkes des Mittelfingers.
Indikation: Lymphatische Erkrankungen.

Handpunkt 33 Milz
Lokalisation: In der Mitte des distalen Interphalangealgelenkes des Ringfingers.
Indikation: Bluterkrankungen.

Handpunkt 34 Leber
Lokalisation: In der Mitte des proximalen Interphalangealgelenkes des Ringfingers.
Indikation: Verdauungsbeschwerden.

Handakupunkturpunkte der ventralen Handfläche

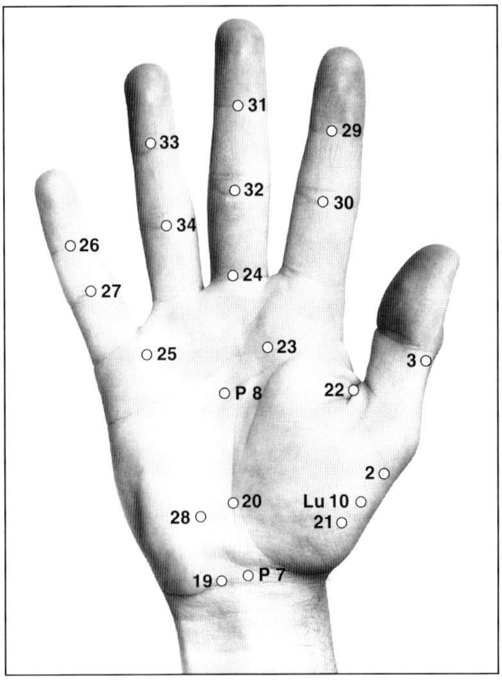

Die Punkte P 7, P 8 und Lu 10 dienen der Lokalisationshilfe

Handakupunkturpunkte der dorsalen Handfläche

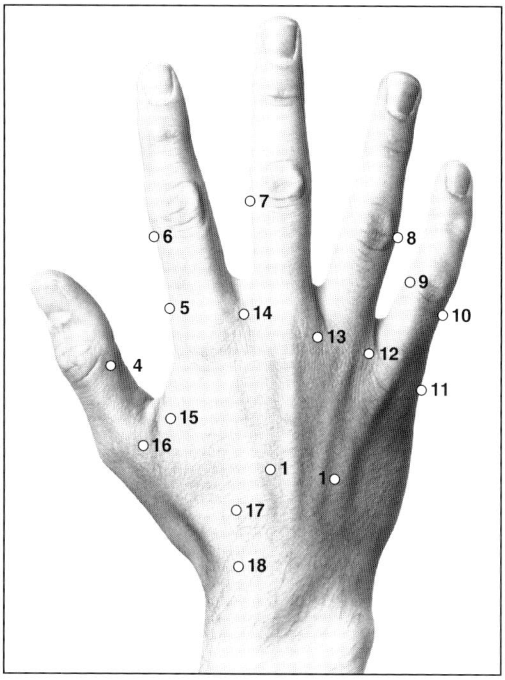

Zum Vergleich die Handakupunkturpunkte der dorsalen Handfläche

Literatur

Bahr, F. R.: Einführung in die wissenschaftliche Akupunktur. 6. Aufl. Vieweg, Braunschweig 1994

Bahr, F. R.: Wissenschaftliche Ohrakupunktur in der Praxis, Bd. 5.1. Verlag für Medizin, Heidelberg 1980

Bahr, F. R.: Systematik und Praktikum der wissenschaftlichen Ohrakupunktur für Fortgeschrittene (Stufe 3). Skriptum, Braunschweig 1993

Bahr, F. R., Reis A., Straube E.-M., Strittmatter B., Suwanda S.: Skriptum für die Aufbaustufe aller Akupunkturverfahren. 4. Aufl. Eigenverlag München, Deutsche Akademie für Akupunktur + Auriculomedizin e.V., 1993

Bergsmann, O., Bergsmann, R.: Projektionssymptome. 2. Aufl. Facultas, Wien 1990

Bischko, J.: Einführung in die Akupunktur, Bd. 1. 3. Aufl. Haug, Heidelberg 1989

Bischko, J.: Akupunktur für mäßig Fortgeschrittene, Bd. II. Haug, Heidelberg 1985

Bischko, J.: Akupunktur für Fortgeschrittene, Bd. 3. 8. Aufl. Haug, Heidelberg 1986

Bischko, J. (Hrsg.): Weltkongreß für wissenschaftliche Akupunktur, Kongreßband Teil 1. Wien 1983

Bischko, J.: Sonderformen der Akupunktur. Broschüre 21.4.0 aus dem Handbuch der Akupunktur und Aurikulotherapie. Haug, Heidelberg, 1981

Bucek, R.: Lehrbuch der Ohrakupunktur. Eine Synopsis der französischen, chinesischen und russischen Schule. Haug, Heidelberg 1994

Dawood, M. Y., Ramos, J.: Transcutaneous electrical nerve stimulation (TENS) for the treatment of primary dysmenorrhea: a randomized crossover comparison with placebo TENS and ibuprofen. Obstet. Gynecol. 75 (1990) 656–660

Dilling, H., Mombour, W., Schmidt, M. H. (Hrsg.): Internationale Klassifikation psychischer Störungen, ICD 10, Kapitel V (F), klinisch-diagnostische Leitlinien. WHO Huber, Bern 1991

Deutsche Hauptstelle gegen die Suchtgefahren (Hrsg.): Drogenabhängigkeit. Eine Information für Ärzte. Achenbach-Druck, Hamm 1988

Deutsche Hauptstelle gegen die Suchtgefahren (Hrsg.): Medikamentenabhängigkeit. Eine Information für Ärzte. 3. Aufl. Achenbach-Druck, Hamm 1991

Elias, J.: Lehr- und Praxisbuch der Ohrakupunktur. Sommer, Tenningen, 1990

Gerhard, I.: Die Ohrakupunktur. Technik und Einsatz in der Gynäkologie sowie Ergebnisse bei Sterilitätsbehandlung. Erfahrungsheilk. 39 (1990) 503–511

Gerhard, I., Müller, C.: Akupunktur in der Gynäkologie und Geburtshilfe. In: *Dittmar, Loch, Wiesenauer* (Hrsg.): Naturheilverfahren in der Frauenheilkunde und Geburtshilfe. Hippokrates, Stuttgart 1994

Gerhard, I., Postneek, F.: Möglichkeit der Therapie durch Ohrakupunktur bei weiblicher Sterilität. Geburtsh. Frauenheilk. 48 (1988) 154–171

Gerhard, I., Postneek, F.: Auricular acupuncture in the treatment of female infertility. Obstet. Gynecol. 69 (1987) 57–60

Gleditsch, J. M.: Reflexzonen und Somatotopien als Schlüssel zu einer Gesamtschau des Menschen, 3. Aufl. WBV Biolog.-medizin. Verlagsges., Schorndorf 1988

Gleditsch, J. M.: Mundakupunktur. Ein Schlüssel zum Verständnis regulativer Funktionssysteme. 4. Aufl. WBV Biolog.-medizin. Verlagsges., Schorndorf 1988

Gleditsch, J. M.: Persönliche Mitteilungen

Hecker, U.: Arbeitsbuch Akupunktur. Hippokrates, Stuttgart 1992

Helms, J. M.: Acupuncture for the management of primary dysmenorrhea. Obstet. Gynecol. 69 (1987) 51–56

Janositz, P.: Magnesium für 60 Millionen Körperzellen. Frankfurter Rundschau, 12. 06. 1993

Jiao Shun-fa: Head Acupuncture. Shanxi Publishing House Beijing, China, 1982

König, G., Wancura, I.: Einführung in die chinesische Ohrakupunktur. 9. Aufl. Haug, Heidelberg 1989

König, G. Wancura, I.: Praxis und Theorie der Neuen Chinesischen Akupunktur, Bd I u. II. Maudrich, Wien 1979/1983

Kramer, F.: Lehrbuch der Elektroakupunktur. Haug, Heidelberg 1976

Kropej, H.: Systematik der Ohrakupunktur. 7. Aufl. Haug, Heidelberg 1993

Lange, G.: Akupunktur der Ohrmuschel, Diagnostik und Therapie. WBV Biolog.-medizin. Verlagsges., Schorndorf 1985

Malven, P. V., Bossut, D. F. B., Diekman, M. A.:

Effects of naloxone and electroacupuncture treatment of plasma concentrations of LH in sheep. J. Endocrinol. 101 (1984) 75–80
Maric, R.: Primena akupunkture u lecenju primarnih dismenoreja. Jugosl. Ginekol. Opstet. 24 (1984) 104–106
Marić-Oehler, W.: Persönliche Mitteilungen
Marx, H. G.: Medikamentenfreie Entgiftung von Suchtkranken – Bericht über den Einsatz der Akupunktur. Suchtgefahren 30 (1984)
Nogier, P. F. M.: Lehrbuch der Aurikulotherapie. Maisonneuve, Sainte-Ruffine 1969
Pothmann, R. (Hrsg.): Akupunktur-Repetitorium. Hippokrates, Stuttgart 1990
Richter K., Becke H.: Akupunktur, Tradition, Theorie, Praxis. 2. Aufl. Ullstein – Mosby, Berlin 1990
Smith, M. O. et al.: Acupuncture Treatment of Drug and Alcohol Abuse: 8 Years Experience Emphasizing Tonification Rather than Sedation. Veröffentlichung der Substance Abuse Division, Lincoln Hospital, New York 1982
Steinberger, A.: The treatment of dysmenorrhea by acupuncture. Amer. J. clin. Med. 71 (1981) 3743–3745
Strittmatter, B.: Lokalisation der übergeordneten Punkte auf der Ohrmuschel. In: Der Akupunkturarzt/Aurikulotherapeut, hrsg. von der Deutschen Akademie für Akupunktur und Aurikulomedizin e.V., München 1993
Stux, G., Stiller, N., Pomeranz, B.: Akupunktur – Lehrbuch und Atlas. 4. Aufl. Springer, Berlin 1993
Umlauf, R.: Zu den wissenschaftlichen Grundlagen der Aurikulotherapie. Dtsch. Z. f. Akupunkt. 3 (1988) 59–65
Voll, R.: Topographische Lage der Meßpunkte der Elektroakupunktur. ML-Verlag, Uelzen 1968
Vrbicky, K. W., Baumstark, J. S.: Evidents for the involvement of ß-endorphin in the human menstrual cycle. Feril. Steril. 38 (1982) 701–704
Weidig, W.: Neue Nadeln für Fixer. In: Partner Nr. 3, Magazin des Gesamtverbandes für Suchtkrankenhilfe im Diakonischen Werk der EKD, Kassel 1993
Wertsch G. J., Schrecke B. D.: Ohrakupunktur für die Praxis. 10. Aufl. WBV Biolog.-medizin. Verlagsges., Schorndorf 1991
Wühr, E.: Quintessenz der chinesischen Akupunktur und Moxibustion. Lehrbuch der chinesischen Hochschulen für Traditionelle Chinesische Medizin (Deutsche Ausgabe). Verlagsges. für Traditionell Chinesische Medizin, Kötzting 1988
Yamamoto, T., Marić-Oehler, W.: Yamamoto Neue Schädelakupunktur. Chun-Jo-Verlag, Freiburg 1991
Zeitler, J.: Einführung in die Schädelakupunktur. Haug, Heidelberg 1978

Sachverzeichnis

Installationshinweis für die beigefügte Diskette AkuWare 1.5

Um den einwandfreien Ablauf von AkuWare 1.5 zu gewährleisten, benötigen Sie einen IBM-kompatiblen Personal-Computer mit 80386 Prozessor, 3,5-Zoll-Laufwerk, ca. 1,5 Mbyte freiem Festplattenspeicher und ca. 400 Kbyte Arbeitsspeicher.

AkuWare 1.5 benötigt keine Mausunterstützung und ist einfach mit den Bildlauftasten (↑→←↓) zu bedienen.

AkuWare 1.5 kann sowohl von der Diskette, als auch von der Festplatte gestartet werden.

Diskettenlaufwerk unter MS-DOS

Für den Start von der Diskette

- wechseln Sie bitte auf das Diskettenlaufwerk mit **a:**
- und starten Sie dann die Software mit der Eingabe **AkuWare**.

Bitte beachten Sie, daß die Ablaufgeschwindigkeit der Software von der Diskette natürlich deutlich eingeschränkt ist gegenüber der Geschwindigkeit auf der Festplatte.

Für WINDOWS-Anwender ab Version 3.1

bietet sich folgende Alternative

1. Starten Sie WINDOWS.
2. Rufen Sie im Hauptmenü den Dateimanager auf.
3. Wählen Sie das Laufwerk „a" und starten Sie die Datei **„akuware.exe."**

Installation auf der Festplatte

Sollten Sie MS-WINDOWS benutzen, beenden Sie bitte MS-WINDOWS oder nutzen Sie den Befehl „MS-DOS-Eingabe", um auf die **DOS-Ebene** zu kommen.

1. Legen Sie die Diskette in das Laufwerk.
2. Wechseln Sie auf das Laufwerk a oder b mit dem Befehl **„a:"** oder **„b:"**
3. Bei Installation von **Laufwerk a:,** geben Sie bitte **„installa"** ein.
   Bei Installation von **Laufwerk b:,** geben Sie bitte **„installb"** ein.
4. Die Installation erfolgt dann automatisch auf dem Laufwerk „c" im Verzeichnis **AkuWare.**
5. Starten Sie das Programm mit dem Befehl **„AkuWare".**